Dr. med. Eberhard J. Wormer

Handbuch
Normalwerte

- **Laborwerte verstehen und richtig interpretieren**
- **Was sind Normalwerte?**
- **Was man zu Hause testen kann**
- **Was die Zahlen bedeuten**

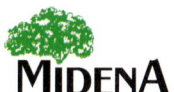

MIDENA

Inhalt

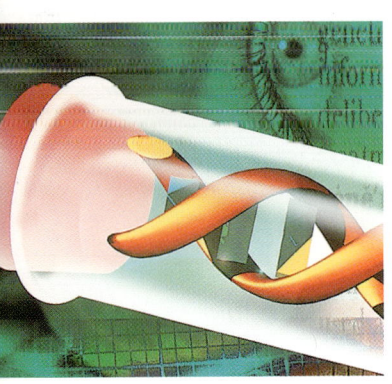

Nukleinsäuren sind als gedrehte Leitern ange-ordnet. In ihnen liegt die Erbin-formation der Körperzellen verschlüsselt vor.

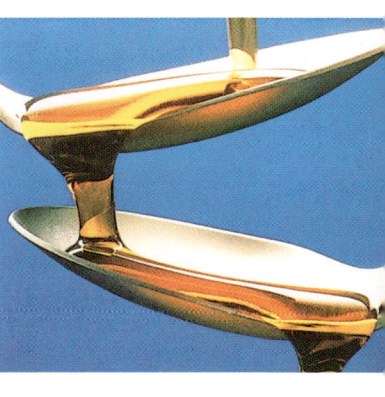

Diabetes mellitus ist der Fachbegriff für Zuckerkrankheit – die wörtliche Übersetzung lautet »honigsüßes Durchfließen«.

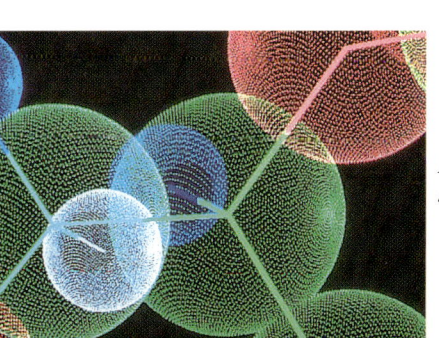

Insulin besteht aus zwei gekoppelten Aminosäurenketten. Hier ist die B-Kette dargestellt.

*Die Bauch-
speicheldrüse
produziert
Verdauungs-
enzyme, die über
einen langen Drü-
sengang in den
Darm gelangen.*

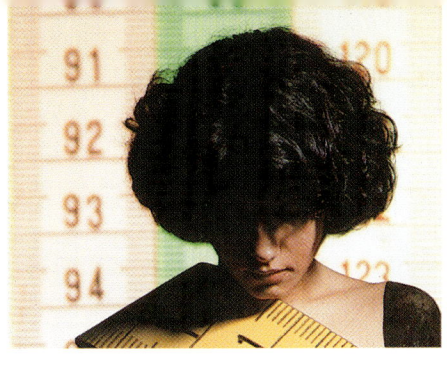

Der Body-Mass-Index (BMI) ist eine Kerngröße für das »gesündeste« Gewicht – und nicht für das Gewicht, das subjektiv die »beste« Figur ausmacht.

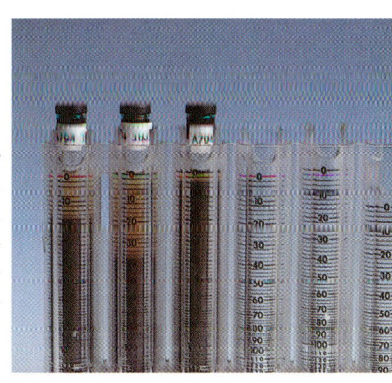

Zur Bestimmung der Blutkörperchensenkungsgeschwindigkeit (BSG) wird Blut in senkrecht aufgestellte Röhrchen gegeben.

Einleitung

Laboruntersuchungen gehören heutzutage zu den wichtigsten und am häufigsten veranlassten Maßnahmen während eines Arztbesuches. Die Analyse von nur einem Tropfen Blut oder Urin kann dem Arzt wertvolle Hinweise auf die Ursache einer Krankheit seines Patienten liefern, sie kann Auskunft über den Verlauf einer Therapie oder über die Wirksamkeit einer Behandlung geben.

Das Ergebnis der Laboruntersuchung sind die so genannten Laborwerte. Was verbirgt sich hinter diesen nackten Zahlen? Bei der Fülle messbarer Laborwerte und möglicher Interpretationen fällt die Antwort auf diese Frage gelegentlich selbst Ärzten und medizinischem Fachpersonal nicht leicht.

Laborwerte

Was verbirgt sich hinter den Zahlen und Zeichen eines Laborberichtes? In diesem Buch erfahren Sie es.

Verständliche Darstellung

Dieses Buch stellt die wichtigsten Laborwerte und ihre Deutungsmöglichkeiten in verständlicher Weise dar. Schwerpunkte sind häufig vorkommende Laboruntersuchungen von Blut-, Urin- und Stuhlproben, die der Arzt zur Orientierung über den allgemeinen Gesundheitszustand seines Patienten durchführen lässt. Darüber hinaus informiert dieser Leitfaden über Laborwerte, die für die Diagnose bestimmter Stoffwechselstörungen und -erkrankungen sowie Organerkrankungen eine Rolle spielen. Auch die zunehmend verbreiteten Testsysteme für zu Hause werden vorgestellt. Zusätzlich wird auf wichtige allgemeine Kenngrößen des Körpers wie das Körpergewicht, die Körpergröße sowie die Herzfrequenz und den Blutdruck eingegangen.

Sinnvolle Interpretation

Ob ein Mensch krank oder gesund ist, kann jedoch nicht nur anhand der Messwerte von Laboruntersuchungen beurteilt werden. Laborwerte unterliegen wie der Organismus ständiger Veränderung und geben in der Regel nur Aufschluss über den aktuellen Zustand. Vom Normalwert abweichende Laborwerte bedeuten nicht automatisch, dass der Betroffene krank ist – andererseits kann trotz normaler Laborwerte eine Krankheit vorliegen. Mit dem nötigen Basiswissen über die Bedeutung und sinnvolle Interpretation von Laborwerten erhält auch der medizinische Laie Einblicke in die Funktionsweise des Körpers. Labormedizin ist keine Geheimwissenschaft! Das vorliegende Buch möchte Ihnen zu diesem Thema verständliche Antworten anbieten.

November 1998
Dr. med. Eberhard J. Wormer

Benutzerhinweise

Dieses Buch soll nicht das Gespräch mit Ihrem Arzt ersetzen. Ganz im Gegenteil: Es soll Sie informieren und damit einen Beitrag für eine bessere Gesprächsgrundlage liefern. Man darf nicht vergessen, dass Laborwerte immer im Zusammenhang mit anderen medizinischen Befunden gesehen werden müssen und ihre Interpretation in der Regel nur von einem Arzt angemessen durchgeführt werden kann.

Das ist zu beachten

- Normalwerte beziehungsweise Normalbereiche werden in der medizinischen Literatur häufig unterschiedlich angegeben.
- Normalwerte werden teilweise in unterschiedlichen Einheiten angegeben. In diesem Buch werden die am häufigsten benutzten Einheiten verwendet.
- Normalwerte oder Normalbereiche unterscheiden sich von Labor zu Labor.
- Normalwerte können sich durch neue medizinische Erkenntnisse ändern oder unterschiedlich bewertet werden.
- Welche Laboruntersuchungen bei welchen Fragestellungen sinnvoll sind, wird in der medizinischen Literatur teilweise unterschiedlich beantwortet.
- Die in diesem Buch angegebenen Normalwerte entsprechen weitgehend dem neuesten Stand der Wissenschaft und beruhen hauptsächlich auf den Angaben des labormedizinischen Standard-

werkes »Labor und Diagnose« (1998) von Lothar Thomas, dem ich an dieser Stelle für kompetente Informationen zum Thema danken möchte.

Struktur der Kapitel

Die einzelnen Laborwerte werden in der Regel einheitlich nach folgender Gliederung behandelt:

Laborprobe Informationen über die Art oder Besonderheiten der erforderlichen Laborprobe

Normalwerte Die Laborwerte des Normalbereichs

Erhöhte/Verminderte Werte Informationen über Ursachen und Bedeutungen von erhöhten beziehungsweise verminderten Werten

Zustände und Erkrankungen mit erhöhten/verminderten Werten Informationen über mögliche Zustände und Erkrankungen mit erhöhten beziehungsweise verminderten Laborwerten

Interpretationshilfe und Hintergrundwissen

Dieses Buch soll in erster Linie eine Interpretationshilfe für Ihre Laborbefunde sein – möglicherweise dann, wenn Sie Ihren eigenen Laborbefund in Händen halten und den Sinn hinter den nackten Zahlen entdecken möchten. Darüber hinaus erhalten Sie wertvolle Informationen über die Zusammenhänge körperlicher Funktionen und Funktionsabläufe.

Die Grundlagen von Laboruntersuchungen

Bevor auf die Untersuchung einzelner Stoffe genauer eingegangen wird, ist es nötig, sich mit einigen Grundlagen der Labormedizin vertraut zu machen. So erfahren Sie in diesem Kapitel, in welchen Fällen der Arzt eine Laboruntersuchung anordnet und welche Proben dafür benötigt werden. Sie können nachlesen, wie die verschiedenen Proben gewonnen werden und was dabei zu beachten ist. Zu guter Letzt bekommen Sie Informationen, wie die Laborbefunde grundsätzlich bewertet werden sollten.

Der Weg zur ärztlichen Diagnose

Laboruntersuchungen und deren Ergebnisse, also die Laborbefunde, können wertvolle Hinweise auf den aktuellen Zustand des Körpers – Gesundheit oder Krankheit – liefern. Für seine Diagnose stützt sich der Arzt jedoch nicht nur auf Laborwerte, sondern hauptsächlich auf drei Maßnahmen:

Das ärztliche Gespräch mit dem Patienten Der Arzt fragt nach aktuellen Beschwerden, der Vorgeschichte einer Krankheit und anderen für den Arztbesuch ausschlaggebenden Gründen. Dieses erste Vorgespräch nennt man Anamnese.

Die ärztliche Untersuchung Der Arzt führt zunächst verschiedene einfache Untersuchungen – etwa Pulsmessung, Blutdruckmessung oder eine körperliche Untersuchung – durch.

Die Laboruntersuchung Der Arzt verordnet Laboruntersuchungen, die sich auf die Kontrolle des allgemeinen Körperzustandes oder Fragestellungen zu Organstörungen beziehungsweise den Verdacht auf bestimmte Krankheiten beziehen. Die Laborbefunde gehören zusammen mit den Ergebnissen anderer Untersuchungen für den Arzt zu den unverzichtbaren Mitteln, um zu einer Diagnose zu gelangen. Anhand der Laborbefunde wird häufig auch entschieden, welche zusätzlichen diagnostischen Verfahren wie Röntgen-, Ultraschall-, Endoskopie- oder Echokardiographie-Untersuchungen eingesetzt werden oder ob der Patient operationsfähig ist.

> **Laborbefund**
> Im Laborbefund sind die Ergebnisse aller Laboruntersuchungen aufgeführt.

Warum Laboruntersuchungen?

Laboruntersuchungen können für unterschiedliche Zielsetzungen nützlich sein:
- Zur Sicherung von Diagnosen
- Zur Verlaufskontrolle von Krankheiten
- Zur Verlaufskontrolle von Behandlungen
- In der Krankheitsvorsorgemedizin

Entsprechend der Fragestellung oder Zielsetzung wird der Arzt geeignete Laboruntersuchungen auswählen. Die Befunde werden zusammen mit den Ergebnissen der Patientenbefragung sowie der körperlichen und apparativen Untersuchungen beurteilt. Laborwerte geben Auskunft über die normale oder veränderte Beschaffenheit von Körperflüssigkeiten oder -geweben. Die Messwerte von Laboruntersuchungen kennzeichnen den Gesundheitszustand des gesamten Organismus, aber auch den Zustand einzelner Organe oder Organsysteme.

Laborwerte und Normalwerte

Laborwerte können als normal, krankhaft verändert oder nicht beurteilbar (unbestimmt) im Vergleich zu Normalwerten eingestuft werden.

Wann Laboruntersuchungen?

Laboruntersuchungen sind heute fast selbstverständlicher Bestandteil der medizinischen Basisversorgung. Der Arzt wird in der Regel immer dann Laboruntersuchungen durchführen lassen, wenn ein Patient das erste Mal seine Praxis aufsucht, wenn unklare Beschwerden vorliegen, ein Verdacht auf eine körperliche Erkrankung besteht, der Therapie- oder Krankheitsverlauf kontrolliert werden muss sowie im Rahmen der jährlichen beziehungsweise zweijährlichen Gesundheitsuntersuchung.

Gesundheitsuntersuchungen Jeder Krankenversicherte kann einmal jährlich beziehungsweise ab dem 35. Lebensjahr alle zwei Jahre beim Arzt einen Gesundheits-Checkup durchführen lassen. Diese Gesundheitsuntersuchung umfasst die Befragung des Patienten in Bezug auf die wichtigsten Körperfunktionen, eine körperliche Untersuchung sowie Laboruntersuchungen des Blutserums (Cholesterin, Zucker, Harnsäure und Kreatinin) und des Urins (Eiweiß, Zucker, rote und weiße Blutkörperchen, Blutfarbstoff und Nitrit). Arzt und Patient erhalten mit Hilfe dieses Kontrollprogramms einen guten Überblick über den aktuellen Zustand der wichtigsten Körperfunktionen.

Kontrolluntersuchungen Wenn bekannt ist, dass ein Patient an einer Erkrankung leidet oder bestimmte Arzneimittel einnehmen muss, kann mit Hilfe von Laborwertbestimmungen der

Krankheitsverlauf beurteilt werden. Blutuntersuchungen können auch zeigen, ob ein Arzneimittel richtig dosiert und wirksam ist – oder überhaupt eingenommen wurde. Darüber hinaus kann auch ein bestehender Impfschutz im Labor nachgewiesen werden.

Notfall und Operationstauglichkeit In Notfallsituationen geben bestimmte Laborwerte (Elektrolyte, Blutgase, kleines Blutbild) wichtige Hinweise auf den Zustand des Patienten und weitere erforderliche Maßnahmen. Vor jeder Operation werden Laboruntersuchungen durchgeführt, um mögliche Risikofaktoren oder Vorerkrankungen zu erkennen. Insbesondere sind Informationen über das Gerinnungssystem des Patienten wichtig, damit es während der Operation nicht zu Blutungskomplikationen kommt.

- Blutproben werden durch Anstechen (Punktion) einer Vene oder Arterie sowie von Haargefäßen (Kapillarblut) gewonnen. Laborwerte werden jedoch nicht im so genannten Vollblut, sondern in speziell vorbereiteten Blutproben bestimmt:
- Blutplasma ist Blut, bei dem Zellbestandteile durch Schleudern (Zentrifugation) entfernt wurden.
- Blutserum ist Blut, bei dem durch Gerinnung und Schleudern (Zentrifugation) Blutgerinnungsstoffe und Zellbestandteile entfernt wurden.
- In der ärztlichen Praxis werden unterschiedlich gewonnene Urinproben benutzt: Spontanurin, Mittelstrahlurin und 24-Stunden-Sammelurin.
- Stuhlproben werden in der Regel mit Hilfe eines kleinen Spatels auf ein Testbriefchen aufgetragen.

Außer Blut-, Urin- und Stuhlproben werden gelegentlich noch andere körpereigene Untersuchungsmaterialien benötigt – etwa Speichel, Magensaft oder Gewebeproben.

> **Wiederholte Laboruntersuchung**
>
> Die wiederholte Bestimmung von Laborwerten kann dann sinnvoll sein, wenn Messfehler ausgeschlossen werden sollen, ein krankhafter Befund bestätigt werden muss oder Therapiebeziehungsweise Krankheitsverlaufskontrollen nötig sind.

Das Untersuchungsmaterial

In etwa 90 Prozent der Fälle dienen Blut und Urin als Untersuchungsmaterial für Laboranalysen.

Seltener benötigtes Untersuchungsmaterial

- Fruchtwasser
- Gallenflüssigkeit
- Gehirn-Rückenmarksflüssigkeit

Das Recht des Patienten

Patienten haben ein grundsätzliches Recht, vom Arzt über geplante Maß nahmen und Eingriffe sowie deren Vorteile und Risiken ausreichend informiert zu werden – dies gilt prinzipiell auch für eine normalerweise harmlose Blutentnahme. Für jeden ärztlichen Eingriff ist eine mündliche oder schriftliche Einwilligung des Patienten erforderlich.

- Gelenkflüssigkeit
- Knochenmark
- Körpergewebe
- Magensaft
- Speichel
- Sperma
- Zwölffingerdarmsaft

Laborprobengewinnung

Das für eine Laboranalyse geeignete Probenmaterial kann auf unterschiedliche Weise gewonnen werden. Die verschiedenen Verfahren erfordern zudem – je nachdem, wo und wie die Laborproben gewonnen werden müssen – auch unterschiedliche Vorbereitung und Begleitmaßnahmen.

Blutabnahme Am häufigsten wird venöses, dunkelrotes (sauerstoffarmes) Blut aus einem Blutgefäß in der Ellenbeuge mit Hilfe einer dünnen Kanüle entnommen. Gelegentlich wird Kapillarblut benötigt, wobei meist das Ohrläppchen oder die Fingerkuppe mit einer kleinen Lanzette punktiert werden. Arterielles, hellrotes (sauerstoffreiches) Blut wird in der Regel nur in einer Klinik entnommen.

Urinproben Urin wird am häufigsten mit einem Teststreifen untersucht. Dazu wird in der Regel morgendlicher Spontanurin – und zwar die zeitlich mittlere Portion der gesamten Urinmenge, der so genannte Mittelstrahlurin – in einem speziellen sterilen Gefäß aufgefangen. Für manche Untersuchungen muss die gesamte Urinmenge während 24 Stunden (8 Uhr morgens bis 8 Uhr am nächsten Tag) gesammelt werden.

Stuhlproben Eine Stuhlprobe dient am häufigsten zum Nachweis von für das Auge unsichtbarem (okkultem) Blut. Auf spezielle Briefchen mit Testfeldern wird an drei aufeinander folgenden Tagen mit einem Spatel eine winzige Stuhlprobe aufgetragen. Größere Stuhlproben werden in spezielle Gefäße gefüllt.

Seltenere Laborproben

Abstrich Über Haut- und Schleimhautoberflächen wie etwa die Mundschleimhaut oder die Muttermundoberfläche wird mit einem Wattestäbchen gestrichen, wobei sich

Bakterien, Pilze, Körperzellen und anderes Material ablösen, das anschließend analysiert werden kann.

Auswurf Verdickte zähe Flüssigkeit, die aus den Lungen heraus nach oben befördert wird, bezeichnet man als Auswurf (Sputum), der beim Abhusten in einem Gefäß aufgefangen wird.

Knochenmark Knochenmarksproben werden in der Regel nur in einer Klinik entnommen, wobei mit Hilfe einer Nadel, die am hinteren Beckenkamm eingestochen wird, Knochenmarkszellen abgesaugt werden.

Körperflüssigkeiten Außer Blut und Urin ist gelegentlich die Entnahme anderer Körperflüssigkeiten wie Gehirn-Rückenmarksflüssigkeit (Liquor), Gelenkflüssigkeit (Synovia) oder Fruchtwasser für eine Laboranalyse erforderlich.

Körpergewebe Die Entnahme von Gewebe mit Hilfe von Nadeln oder Stanzen (Biopsie) kann an unterschiedlichen Körperstellen vorgenommen werden. Im Körperinneren wird das Gewebe mit Hilfe eines Endoskopes und eingeführten kleinen Zangen entnommen.

Magensaft Magen- und Zwölffingerdarmsaft (Duodenalsaft) werden mit Hilfe eines dünnen Plastikschlauchs (Sonde), der über Nase oder Mund bis zum Magen beziehungsweise Zwölffingerdarm vorgeschoben wird, gewonnen. Die Analysen können über die Magen-, Darm-, Bauchspeicheldrüsen- und Gallenblasenfunktion Auskunft geben.

Speichel Um eine Speichelprobe zu gewinnen, muss eine festgelegte Zeit lang auf einer speziellen Watterolle gekaut werden.

Sperma Die Untersuchung von Sperma ist vor allem bei fraglicher Fruchtbarkeit sinnvoll. Spermaflüssigkeit, das so genannte Ejakulat, wird durch Masturbation gewonnen.

Laborprobenanalyse

Wenn geeignete Laborproben gewonnen und in ein Labor zur Analyse geschickt wurden, gibt es zahlreiche unterschiedliche Methoden zur Bestimmung der Laborwerte, je nach Probenmaterial und Fragestellung.

Beurteilung nach Augenschein Oftmals geben schon die Farbe oder Trübungen der Probe – etwa bei Blut oder Urin – Hinweise auf krankhafte Veränderungen.

Laborchemische Analyse Vor allem zur Analyse von Körperflüssigkeiten wie Blut (hämatologische Verfahren) werden in der Regel chemische Analysemethoden benutzt.

> ### Laborproben
> Nahezu alle Gewebe und Flüssigkeiten des Körpers können im Labor untersucht werden. In der Regel reichen jedoch Venenblut-, Urin- und Stuhlproben aus.

Häufig müssen flüssige Laborproben zentrifugiert und mit Zusatzstoffen (etwa zur Hemmung von Gerinnungsvorgängen) versetzt werden. Auch bei den bekannten Teststreifen werden chemische Reaktionen (Farbreaktionen) zur groben Orientierung über bestimmte Labormessgrößen benutzt.

Elektrophorese Die so genannte Serum-Elektrophorese wird hauptsächlich zur Beurteilung von Eiweißkörpern im Blut benutzt. Entsprechend ihrer Größe wandern dabei Eiweißstoffe in einem flüssigen Medium, das einem elektrischen Feld ausgesetzt ist, mit unterschiedlicher Geschwindigkeit, wobei Rückschlüsse auf die Beschaffenheit und Verteilung einzelner Eiweißkörper gezogen werden können.

Mikroskopische Analyse Unter dem Mikroskop können vor allem Zellen, Zellbestandteile, Mikroorganismen und Gewebeproben beurteilt werden.

Mikrobiologische Analyse Um möglicherweise vorliegende infektiöse Erreger wie Bakterien oder Pilze nachweisen zu können, werden mikrobiologische Untersuchungen durchgeführt, wobei Laborprobenmaterial auf so genannte Nährböden aufgebracht wird.

> **Spezielle Verfahren**
> Neben den hier aufgeführten gibt es noch zahlreiche andere laboranalytische Verfahren und Methoden, auf die jedoch nicht weiter eingegangen wird.

Genanalysen Insbesondere bei Fragestellungen in Bezug auf Erbkrankheiten oder fraglicher Vaterschaft – neuerdings auch in der Kriminalistik – werden Genanalysen (DNA-Analyse) durchgeführt.

Immunologische Analysen Zur genaueren Beurteilung der Funktionen des Immunsystems stehen spezielle und genauere immunologische Laboranalyseverfahren zur Verfügung.

Was sind »Normalwerte«?

Laborwerte haben erst dann eine sinnvolle Bedeutung, wenn geklärt ist, was unter einem »normalen« beziehungsweise krankhaft veränderten Messwert zu verstehen ist. Um zu solchen Normalwerten zu kommen, müssen die Messwerte bei einem repräsentativen Querschnitt der »gesunden« Bevölkerung ermittelt werden. Aus diesen Messwerten wird dann ein Durchschnittswert festgelegt, der als Norm- oder Normalwert gilt. Heute benutzt man in der Fachliteratur häufig den Begriff »Referenzwert«, der dieselbe Bedeutung hat.

Normalwertbereich oder Normalbereich Der Begriff »Normalwert« ist etwas unglücklich gewählt, da er eine allge-

Normalwert = Referenzwert	**Normalbereich** = Referenzbereich

Testergebnis »positiv« = der gesuchte Stoff ist vorhanden
Testergebnis »negativ« = der gesuchte Stoff ist nicht vorhanden

meingültige Definition von »Normalität« voraussetzt, die nicht existiert. Deshalb spricht man besser vom Normalbereich oder Referenzbereich – was bedeutet, dass bei 95 Prozent der gesunden Menschen das Laboranalyseergebnis in diesem Bereich liegt und dass bei fünf Prozent aller Menschen das Testergebnis nicht in diesem Bereich liegt, ohne dass eine Krankheit vorliegt. Laborwertveränderungen werden demnach mit den »normalen« Laborwerten einer gesunden Bevölkerung verglichen und beurteilt – die Normalwerte dienen in diesem Sinne als Vergleichsgrundlage einer Laborwertbeurteilung.

> ### Krank oder gesund?
> Es gibt keine allgemeingültige Aussage darüber, ob ein Laborwert »krank« oder »gesund« bedeutet!

Grenzwertbereich Bei den meisten Laborwerten gibt es obere und untere Grenzwerte, die noch im Normalbereich liegen.

Positiv-Negativ-Wert Bei manchen Laborwerten ist nur die Frage von Bedeutung, ob ein gesuchter Stoff vorhanden ist oder nicht. Ist dieser Stoff nachweisbar, gilt das Testergebnis als »positiv«, ist er nicht vorhanden, spricht man von einem »negativen« Testergebnis. Häufig ist ein »positives« Testergebnis für den Betroffenen ungünstig, da es eine krankhafte Veränderung signalisiert.

Normalbereich-Veränderungen Fortschritte in der medizinischen Wissenschaft, neue Forschungsergebnisse und Erkenntnisse führen gelegentlich dazu, dass der bis dahin gültige Normalbereich korrigiert beziehungsweise verändert werden muss. Dies war in letzter Zeit vor allem bei den Cholesterinwerten der Fall.

Fehlwerte Laborwerte können aus mehreren Gründen falsch oder fehlerhaft sein. Dies kann auf Fehler bei der Vorbereitung des Patienten, bei der Probenentnahme oder bei der Laboranalyse zurückgehen.

Welche Einheiten haben Laborwerte?

Laborwerte werden in den unterschiedlichsten Maßeinheiten angegeben. Einheiten werden meist mit Buchstabenkombinationen, zum Beispiel »mg/l«

Strenge Qualitätskontrollen

In der Regel unterliegen medizinische Labors strengen und umfangreichen Qualitätskontrollen. Häufig werden Laborwerte mehrfach und von verschiedenen Personen kontrolliert, um falschen Ergebnissen vorzubeugen.

(Milligramm pro Liter) abgekürzt, die hinter den gemessenen Zahlenwert gestellt werden. Eine »Einheit« oder besser »Maßeinheit« entspricht am häufigsten einer Gewichts-, Flüssigkeits- oder Zeitmaßeinheit – beispielsweise Gramm oder Liter oder Sekunde. Die Einheit gibt an, wie hoch die gesuchte Stoffmenge ist, die im Vergleich zu einer bestimmten Stoffmenge gemessen wurde.

So bedeutet 50 g/l, dass 50 Gramm des gesuchten Stoffes in einem Liter Flüssigkeit gemessen wurden.

Es gibt aber auch Einheiten, die Aktivität von bestimmten Stoffen, in der Regel von Enzymen, angeben – beispielsweise »Einheiten pro Liter« (U/l – U = engl. unit). Die Einheit gibt an, wie schnell ein Enzym eine bestimmte Substanz verändern kann. Die Stoffmengen-Einheit »mol« entspricht dem Molekulargewicht in Gramm und gibt die Zahl der Teilchen an, die in einem Liter einer Flüssigkeit enthalten sind.

Vor der Maßzahl mit nachfolgender Einheitsangabe können Größer-Kleiner-Zeichen stehen:

- » > « bedeutet »größer als« der nachfolgende Wert
- » < « bedeutet »kleiner als« der nachfolgende Wert
- »≥« bedeutet »größer als oder gleich« der nachfolgende Wert
- »≤« bedeutet »kleiner als oder gleich« der nachfolgende Wert

Zwischen Maßeinheitsangaben steht häufig das Zeichen »/« (etwa bei »g/l«), was »pro« bedeutet: In diesem Sinne wird »g/l« als »Gramm pro Liter Flüssigkeit« gelesen.

Einflüsse auf Laborwerte

Zusammenhänge sehen

Ein einzelner Laborwert kann niemals Grundlage einer Diagnose sein und sollte deshalb niemals überbewertet werden!

Das Ergebnis von Laboruntersuchungen kann durch zahlreiche, häufig individuelle Faktoren beeinflusst oder verändert werden, die jeweils zu berücksichtigen sind.

Geschlecht Zahlreiche Laborwerte unterscheiden sich grundsätzlich bei Männern und Frauen. Dieser Unterschied betrifft etwa bestimmte Blut- und

Die häufigsten Einheiten und ihre Abkürzungen

Gewichts-Einheiten

g	=	Gramm
mg	=	Milligramm = 0,001 Gramm (10^{-3} Gramm)
µg	=	Mikrogramm = 0,001 Milligramm (10^{-6} Gramm)
ng	=	Nanogramm = 0,001 Mikrogramm (10^{-9} Gramm)
pg	=	Pikogramm = 0,001 Nanogramm (10^{-12} Gramm)
fg	=	Femtogramm = 0,001 Pikogramm (10^{-15} Gramm)

Flüssigkeits-Einheiten

l	=	Liter
dl	=	Deziliter = 0,1 Liter (10^{-1} Liter)
ml	=	Milliliter = 0,001 Liter (10^{-3} Liter)
µl	=	Mikroliter = 0,001 Milliliter(10^{-6} Liter)
nl	=	Nanoliter = 0,001 Mikroliter (10^{-9} Liter)
pl	=	Pikoliter = 0,001 Nanoliter (10^{-12} Liter)
fl	=	Femtoliter = 0,001 Pikoliter (10^{-15} Liter)

Längen-Einheiten

m	=	Meter
cm	=	Zentimeter = 0,01 Meter
mm	=	Millimeter = 0,001 Meter (10^{-3} Meter)
µm	=	Mikrometer = 0,001 Millimeter (10^{-6} Meter)

Flächen-Einheiten

m^2	=	Quadratmeter
cm^2	=	Quadratzentimeter = 0,0001 Quadratmeter
mm^2	=	Quadratmillimeter = 0,000001 Quadratmeter (10^{-6} Quadratmeter)
$µm^2$	=	Quadratmikrometer = 0,000001 Quadratmillimeter (10^{-12} Quadratmeter)

Raum-Einheiten

m³	=	Kubikmeter
cm³	=	Kubikzentimeter = 0,000001 Kubikmeter
mm³	=	Kubikmillimeter = 0,000000001 Kubikmeter (10^{-9} Kubikmeter)
µm³	=	Kubikmikrometer = 0,000000001 Kubikmillimeter (10^{-18} Kubikmeter)

Aktivitäts-Einheiten

U	=	Units = Maßzahl für Enzymaktivität
mU	=	Milliunits = Maßzahl für Enzymaktivität

Stoffmengen-Einheiten

mol	=	Mol = Maßzahl für Stoffmenge
mmol	=	Millimol = 0,001 Mol
µmol	=	Mikromol = 0,001 Millimol (10^{-6} Mol)
nmol	=	Nanomol = 0,001 Mikromol (10^{-9} Mol)
pmol	=	Pikomol = 0,001 Nanomol (10^{-12} Mol)
fmol	=	Femtomol = 0,001 Pikomol (10^{-15} Mol)

Prozent-Einheit

%	=	Prozent = Anteil im Vergleich zur Gesamtmenge (= 100 %)

Internationale Einheiten

IE	=	Internationale Einheit

Zeit-Einheiten

s	=	Sekunde
min	=	Minute
h	=	Stunde

Einheitsangaben sind Abkürzungen von Messgrößen und vereinfachen den Umgang mit Laborwerten.

Hormonwerte oder den Cholesterinspiegel. Der Unterschied im Körperbau der Geschlechter mit unterschiedlichen Körpergewichten und -größen kommt auch in unterschiedlichen Normalwerten zum Ausdruck.

Alter Die Organfunktionen verändern sich während des Alterungsprozesses oder sie lassen nach, und der Körper baut ab. Dementsprechend verändern sich auch die Normalwerte. Vor allem ab etwa dem 50. Lebensjahr steigen zahlreiche Laborwerte, die für Organfunktionen (Niere, Bauchspeicheldrüse) oder für Stoffwechselvorgänge (Zucker, Cholesterin) kennzeichnend sind, an. Bei Kindern gelten häufig für einzelne Altersstufen bis zum Abschluss der Wachstumsphase gesonderte Laborwerte.

Ernährung Die Menge und Zusammensetzung der aufgenommenen Nahrungsmittel sowie der zeitliche Abstand nach einer Mahlzeit können Laborwerte deutlich verändern. Die Blutabnahme erfolgt deshalb meist standardisiert nach einer zwölfstündigen Nahrungspause – also nüchtern.

Arzneimittel Bestimmte Medikamente können manche Laborwerte beeinflussen oder verfälschen. Der Arzt sollte dies bei der Bewertung des

---

Mitarbeit des Patienten

Der Patient sollte sich an die Anweisungen des Arztes halten und dessen Fragen gewissenhaft beantwortet. Nur dann kann der Arzt die Laborergebnisse richtig auswerten.

Befundes berücksichtigen und den Patienten fragen, ob und welche Arzneimittel er zur Zeit einnimmt.

Alkohol und Drogen Durch Alkoholgenuss können vor allem die Leberwerte im Blut sowie die Harnsäure-, Blutzucker- und Triglyzeridwerte abnorm erhöht sein. Drogenkonsum lässt häufig die Leberwerte ansteigen.

Körperlage Einige Blutwerte können bei unterschiedlichen Körperlagen (Liegen, Sitzen, Stehen) unterschiedlich ausfallen. Blut sollte deshalb beim Arzt immer in derselben Körperlage entnommen werden.

Körperliche Belastung Körperliche Belastungen oder sportliche Aktivitäten, die weniger als drei Stunden zurückliegen, können das Ergebnis von Laboruntersuchungen verfälschen.

Tageszeit Viele Körpervorgänge und Funktionen von Organen unterliegen rhythmischen Schwankungen, das heißt, der Organismus ist zu unterschiedlichen Tageszeiten unterschiedlich aktiviert (zirkadiane Biorhythmen). Laboruntersuchungen sollten deshalb zu festgelegten Tageszeiten vorgenommen werden.

Probenentnahme Eine fehlerhafte oder unsachgemäße Entnahmetechnik kann Laborwerte gleichfalls verfälschen oder die Proben ganz unbrauchbar machen – wenn etwa bei der Blutabnahme vergessen wurde, der Laborprobe gerinnungshemmende Mittel hinzuzufügen, die Armvenen zu lange gestaut waren oder beim Aufziehen der Spritze mit Blut mit zu starkem Druck gearbeitet wurde.

Probentransport Bestimmte Laborproben müssen speziell gelagert oder in bestimmten Gefäßen und einer bestimmten Verpackung transportiert werden – manche Laborproben müssen etwa gekühlt oder möglichst erschütterungsfrei befördert werden.

Laborbedingungen

Die Messwerte können bei verschiedenen Untersuchungslabors geringfügig von den Normalwerten abweichen. Gelegentlich verursacht auch ein defektes Messgerät falsche Laborwerte.

Momentaufnahmen

Laborwerte sind Momentaufnahmen der Körperfunktionen zum Zeitpunkt der Probenentnahme – Laborwerte sagen deshalb nur etwas über den aktuellen Zustand aus.

Wie zuverlässig sind Laborwerte?

Ihr Arzt wird Sie und Ihre Beschwerden vermutlich recht gut kennen. Er wird auch in der Regel wissen, ob ein Laborbefund zu einem Beschwerdebild passt oder nicht. Sollten ein oder mehrere stark von der Norm abweichende Laborergebnisse vorliegen, wird er meist eine erneute Überprüfung dieser Werte veranlassen. Trotz moderner Analysetechniken gibt es bei Laborwertbestimmungen keine absolute Sicherheit, dass die ermittelten Werte auch richtig sind. Bei bis zu zehn Prozent der Laboranalysen muss mit falschen Ergebnissen gerechnet werden. Aus diesem Grund sollten Laborwerte immer nur im Zusammenhang mit anderen Untersuchungsbefunden gesehen werden.

Qualitätskontrolle im Labor

Um die Richtigkeit und Zuverlässigkeit von Laboruntersuchungen möglichst sicherzustellen, müssen medizinische Laboratorien fortlaufende Maßnahmen zur Qualitätskontrolle durchführen und die Messgenauigkeit von Analysegeräten überprüfen. Die Messgenauigkeit von Laborwerten wird meist mit Hilfe industriell genormter Kontrollproben geprüft. Darüber hinaus unterziehen sich die Labors einer ständigen Selbstprüfung (interne Qualitätskontrolle) und nehmen regelmäßig an Ringversuchen mit anderen Labors (externe Qualitätskontrolle) teil. Hierbei werden die Richtigkeit der Analysen überwacht sowie die Qualität und Funktion der Reagenzien kontrolliert, wodurch Störungen der Analyse erkannt und korrigiert werden können.

UMWELTMEDIZINISCHES LABOR MÜNCHEN
Alphagen GmbH
Bayerstr. 53, 80336 München, Tel.: 089/5 43 08-194

Arzt	Arzt-Pat. Nr:	B0001234
Dr. med. Hans Heilmann Wohlgemuthplatz 9 99999 Irgendwo	Tagesnr: Eingangsdatum: Ausgangsdatum:	1234-12345 01/01/99 02/02/99
	Endbefund	15/02/99 Seite 1

Patient: Ulrich Unwohl	Geb.-Datum	Geschlecht	Krankenkasse	

ANALYSE	ERGEBNIS	EINHEIT	Normalwerte	
GROSSES BLUTBILD	.			
KLEINES BLUTBILD	.			
Erythrozyten	5.14	/pl	4.5 - 5.9	
Hämoglobin	15.5	g/dl	14 - 18	
HBE (MCH)	30.1	pg	27 - 32	
MCV	88.8	fl	82 - 101	
Hämatokrit	45.7	%	36 - 52	
MCHC	33.9	g/dl	32 - 36	
RDW (Ery)	12.9	%	11.5 - 14.5	
Thrombozyten	157	TSND/µl	140 - 400	
Leukozyten	4.4	/nl	4.0 - 10.0	
DIFFERENTIALBLUTBILD	.			
Segmentkernige	62	%	40 - 80	
Lymphozyten	27	%	20 - 52	
Monozyten	7	%	2 - 12	
Basophile	0	%	bis 1	
Eosinophile	4	%	bis 5	
Eosinophile (absolut)	0.20	/nl	0.0 - 0.55	
GPT	10	U/l	bis 23	
GGT	14	U/l	6 - 28	
Alkalische Phosphatase	89	U/l	70 - 175	
Amylase (S)	76	U/l	20 - 120	
Lipase	■ 26	U/l	30 - 190	
Natrium	142	mmol/l	135 - 144	
Kalium	4.3	mmol/l	3.7 - 5.7	
Calcium	2.29	mmol/l	2.15 - 2.60	
Eisen	86	µg/dl	35 - 168	
Magnesium (AAS)	0.91	mmol/l	0.73 - 1.05	
Blutzucker nü	■ 50	mg/dl	55 - 115	
Hb A1c	■ 6.5	%	< 6.0	

NORMAL (Nichtdiabetiker)	4.0 - 5.4 % (Immunoassay)	
DIABETES-Einstellung Gut	5.5 - 6.5 "	
Verbesserungsbedürftig	6.6 - 7.5 "	
Schlecht	< 7.5	

Cholesterin	■ 203	mg/dl	120 - 200	
Triglyceride	■ 225	mg/dl	74 - 172	
HDL-Cholesterin	36	mg/dl	> 35	
LDL-Cholesterin (rechn)	122	mg/dl	bis 170	

Richtwerte LDL > 200 mg/dl : Risiko s e h r h o c h
>170 " : Risiko h o c h
>135 " : Risiko erhöht bei Hypertonie/Rauchen/Diabetes/ familiärer KHK-Disposition/HDL-Chol <35 mg/dl
> 100 " : Risiko e r h ö h t bei manifester KHK !!
Weitere unabh. KHK-Risiken.   Lipoprotein (a), Homocystein, Fibrinogen
Consensus Am. Coll. Cardiology 3/1997; Dt. Ges. Kardiologie 4/1997 !

Dr. med.	Tagesnr: *1234-12345*	Arzt-Pat. Nr: *B0001234*	*15/02/99*
Hans Heilmann	Patient: Ulrich Unwohl		
			Seite 2

ANALYSE	ERGEBNIS	EINHEIT	Normalwerte	
Kreatinin	1.34	mg/dl	0.6 – 1.4	■

Bei grenzwertig hohem bis erhöhtem Kreatinin empfiehlt sich die Bestimmung von CYSTATIN C (0.5ml S) für die spezifischere und sensitivere Beurteilung der GFR.

Harnstoff	■ 51	mg/dl	10 – 50	■
Harnsäure	■ 7.35	mg/dl	2.0 – 7.0	■
Transferrin (turbid.)	270	mg/dl	200 – 360	
Transferrin-Sättigung	22.6	%	16 – 45	
CEA	1.9	ng/dl	< 4.5	
PSA (BM)	0.66	ng/ml	Alter ?	

```
                Gesamt PSA-Referenzwerte:
                Alter:    < 40 Jahre:    0 – 1.3  ng/ml
                         40 – 50   "  :   0 – 2.0   "
                         50 – 60   "  :   0 – 3.0   "
                         60   70   "  :   0 – 4.0   "
                              > 70  "  :   0 – 4.5   "
```

ELEKTROPHORESE	.			
Gesamteiweiß	71	g/l	60 – 82	■
Albumin	68.0	%	56.0 – 68.0	■
Alpha-1-Globulin	3.0	%	2.0 – 5.0	■
Alpha-2-Globulin	6.7	%	6.0 – 10.0	■
Beta-Globulin	9.3	%	8.0 – 14.0	■
Gamma-Globulin	13.0	%	11.0 – 19.0	■
GRAPHIK				

Serum-Elektrophorese

Albumin α_1- α_2- β- γ-Globulin

Dieser Muster-Laborbefundbogen enthält eine Vielzahl von Laborwerten (von der Norm abweichende Laborbefunde sind mit einem schwarzen Kästchen gekennzeichnet). Alle in diesem Befundbogen genannten Laborwerte werden in diesem Buch erläutert.

Die Untersuchung von Blut, Urin und Stuhl

Für die meisten Labortests wird Blut und Urin als Untersuchungsmaterial benötigt. Das Blut transportiert eine Vielzahl von teilweise lebensnotwendigen Stoffen durch unseren Körper, und im Urin werden Abfallstoffe ausgeschieden. Analysiert man die Inhaltsstoffe dieser Flüssigkeiten, kann man leicht feststellen, ob die Zustände im Körper »normal« sind oder ob Abweichungen bestehen, die sich möglicherweise in gesundheitlichen Störungen äußern. Blutungen im Bereich des Verdauungskanals, die auf ernsthafte Erkrankungen hinweisen können, zeigen sich am Stuhl. Darum sind Stuhlproben ebenfalls häufig zur Untersuchung erforderlich.

Blut

Blut ist nicht nur eine rote Körperflüssigkeit, die etwa bei Verletzungen als Blutung sichtbar wird, sondern es ist eine lebenswichtige Flüssigkeit mit vielfältigen Eigenschaften, die uns nährt und schützt. Da Blut fast jeden Winkel und alle Organe unseres Körpers erreicht, ist es für laborchemische Untersuchungen besonders gut geeignet. Mit mikroskopischen und klinisch-chemischen Verfahren ist es möglich, die Zellen und anderen Bestandteile des Blutes zu beobachten und zu beurteilen sowie Aussagen über die verschiedenen Organfunktionen zu machen. Ein einziger Tropfen Blut, der im Labor untersucht wird, kann wertvolle Hinweise auf mögliche Gesundheitsstörungen oder Erkrankungen geben. Aus diesem Grund wird bei einem ersten Gesundheits-Checkup beim Arzt Blut entnommen und im Labor analysiert. Die Basisuntersuchungen des Blutes umfassen das kleine Blutbild, das Differentialblutbild, die Blutkörperchensenkungsgeschwindigkeit (Blutsenkung) und die Blutgerinnung.

> **Hämatologie**
>
> Das medizinische Spezialgebiet, das sich bevorzugt mit dem Blut und den Blutkrankheiten befasst, heißt Hämatologie.

Lebenselixier Blut

Blut ist der Saft des Lebens. Es weist zahlreiche Inhaltsstoffe und Eigenschaften auf, die unabdingbar notwendig sind, um die biologischen Funktion des Menschens zu erhalten. Als hoch entwickeltes Lebewesen besitzt der Mensch auch ein komplexes Transportsystem für den Lebenssaft – das Gefäßsystem. Alle Organe müssen mit Blut versorgt werden und optimal durchblutet sein, damit sie ohne Störung funktionieren können.

Erwachsene besitzen im Durchschnitt fünf Liter Blut, das im Kreislauf der Blutgefäße fließt. In jeder Minute pumpt das Herz diese Menge Blut durch den Körper. Vom Herz fließt das Blut mit hohem Druck durch das arterielle Gefäßsystem im gesamten Körper. Es erreicht mit niedrigerem Druck über die Venen wieder das Herz und die Lungengefäße, wo es mit Sauerstoff angereichert wird – und fließt dann erneut vom Herz angetrieben durch den Körper. In jeder Sekunde unseres Lebens kreist das Blut in unseren Adern, ohne Unterbrechung. Wenn wir uns körperlich anstrengen, kann die Pumpleistung des Herzens sogar auf bis zu 30 Liter pro Minute oder mehr ansteigen.

Blutdruck

Als Blutdruck gilt die Kraft, die das Blut auf die Wände der Blutgefäße ausübt. Diese Kraft kann unterschiedlich groß sein: Im arteriellen Gefäßsystem (Hochdrucksystem), den Schlagadern, ist der Blutdruck höher als im venösen Gefäßsystem (Niederdrucksystem). Der Blutdruck wird durch die Pumparbeit des Herzens erzeugt. Der Blutdruck ist da-

rüber hinaus von der mit jedem Herzschlag ausgeworfenen Blutmenge (Schlagvolumen), mit der im Kreislaufsystem befindlichen Blutmenge (Blutvolumen) und von der Beschaffenheit der Blutgefäße abhängig. Mit Blutdruckmessgeräten, auch zur Blutdruckselbstmessung, wird der arterielle Blutdruck in den Schlagadern bestimmt.

Bei der Blutdruckmessung unterscheidet man zwei Messwerte:

Systolischer Blutdruckwert Dieser höhere Druckwert entspricht dem Moment, in dem sich der Herzmuskel zusammenzieht, wobei das Blut in die Schlagadern gepresst wird. Der systolische Blutdruck beträgt beim gesunden Erwachsenen 120 mmHg (Millimeter Quecksilbersäule).

Diastolischer Blutdruckwert Dieser niedrigere Druckwert entspricht dem Moment, in dem sich der Herzmuskel entspannt, wobei kein Blut in die Schlagadern gepresst wird. Der diastolische Blutdruck beträgt beim gesunden Erwachsenen 80 mmHg (Millimeter Quecksilbersäule).

Die Blutdruckmessung beziehungsweise Blutdruckselbstmessung wird in eigenen Kapiteln behandelt (→ Seite 247 und 251/252).

Blutzellen

Fast die Hälfte aller Blutbestandteile im gesamten Blutvolumen sind Zellen beziehungsweise Blutkörperchen. Die andere Hälfte des Blutvolumens ist eine gelbliche Flüssigkeit, das Blutplasma, das hauptsächlich aus Wasser besteht und darin zahlreiche gelöste Nährstoffe wie Eiweiß, Zucker, Fette, Salze, Hormone und Mineralstoffe enthält. Wir besitzen rote Blutkörperchen, weiße Blutkörperchen und Blutplättchen.

Rote Blutkörperchen
Die roten Blutkörperchen (Erythrozyten) transportieren Sauerstoff und Kohlendioxid. Etwa vier bis sechs Milliarden rote Blutkörperchen befinden sich in einem Kubikzentimeter gesundem Blut. Neue Erythrozyten werden im Knochenmark gebildet und leben ungefähr 90 bis 120 Tage im Blutkreislauf. Rote Blutkörperchen sind sehr elastisch und gut verformbar, und sie erreichen deshalb auch die entlegensten Winkel des Körpers.

Weiße Blutkörperchen Die weißen Blutkörperchen (Leukozyten) übernehmen Abwehrfunktionen für das Immunsystem. Zu den Leukozyten gehören die Granulozyten, die Lymphozyten und Monozyten. Es handelt sich um spezialisierte Zellen mit unterschiedlichen Abwehraufgaben und unterschiedlicher Lebensdauer. Auf etwa 650 rote kommt ein weißes Blutkörperchen.

Blutplättchen Die Blutplättchen (Thrombozyten) sind Zellen mit einer wesentlichen Funktion für die Blutgerinnung. Blutplättchen leben etwa fünf bis acht Tage und stammen von bestimmten Knochenmarkszellen ab.

Blut

Blut ist eine Körperflüssigkeit, die aus festen Bestandteilen, den Blutzellen, und einer Flüssigkeit, dem Blutplasma, zusammengesetzt ist.

Zusammensetzung des Blutes

Blut besteht zu etwa 42 Prozent aus Feststoffen (Blutzellen oder Blutkörperchen):
- Rote Blutkörperchen (Erythrozyten)
- Weiße Blutkörperchen (Leukozyten)
- Blutplättchen (Thrombozyten)

Zu etwa 58 Prozent besteht Blut aus Flüssigkeit (Blutplasma):
- 90 Prozent Wasser
- 8 Prozent Eiweißstoffe
- 2 Prozent Fettstoffe, Gerinnungsstoffe, Salze, Mineralstoffe, Spurenelemente, Zucker, Hormone, Enzyme, Vitamine

Blutplasma = alle flüssigen Blutbestandteile
Blutserum = alle flüssigen Blutbestandteile ohne Gerinnungsstoffe

Aufgaben des Blutes

- Transportfunktion: Sauerstoff-, Kohlendioxid- und Nährstofftransport
- Blutgerinnung: Wundheilung und Schutz vor Blutverlusten
- Körpertemperatur: Erhaltung der Körperwärme (gleichmäßige Körpertemperatur von 36,5 °C)

- Abwehrfunktion: Bekämpfung von Infektionen, Ausscheidung von Giftstoffen und schädlichen Substanzen
- Flüssigkeitshaushalt: Erhaltung des Flüssigkeitsgleichgewichts im Körper

Blutstoffe und Sauerstoff

Im Darm nimmt das Blut zahlreiche Nährstoffe auf, die aus der Nahrung gewonnen wurden. Im Gefäßsystem erreichen diese Nährstoffe dann alle Organe. Die wichtigsten vom Blut transportierten Nährstoffe sind Zucker, Fettstoffe, Eiweißbausteine (Aminosäuren), Vitamine und Mineralstoffe. Das Blut befördert auch bestimmte Signalstoffe (Hormone), Abwehrstoffe und Stoffe für die Blutgerinnung. Der wichtigste Blutstoff ist jedoch der Sauerstoff, der als Energielieferant im ganzen Körper gebraucht wird. Die sauerstoffarmen roten Blutzellen erreichen über die Venen den Lungenkreislauf, den so genannten kleinen Kreislauf, und nehmen in den Lungen den aus der Atemluft stammenden Sauerstoff auf. Zugleich wird Kohlendioxid, das »Abgas« des Körpers, vom venösen Blut an die Lungen abgegeben und dann ausgeatmet. Der Körper benötigt Sauerstoff zur Energiegewinnung. Ohne Sauerstoff ist Leben für den Menschen nicht möglich.

Die Blutentnahme

Die richtige Technik bei der Blutentnahme ist die Voraussetzung für aussagekräftige Laborwerte. Wenn in der Arztpraxis routinemäßig Blut abgenommen wird, kann es zu zahlreichen Fehlern kommen, die die Laboranalyse verfälschen können. Deshalb ist die Beobachtung einiger Standardbedingungen wichtig. Am häufigsten wird Blut aus Venen oder Haargefäßen als Untersuchungsmaterial benötigt. Sauerstoffreiches arterielles Blut, das man zur Bestimmung des Sauerstoff- und Kohlen-

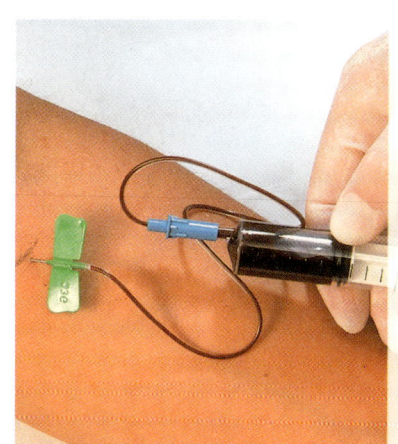

Die richtige Blutentnahme ist die wichtigste Voraussetzung für korrekte und zuverlässige Ergebnisse von Laboruntersuchungen.

dioxidgehaltes sowie des pH-Wertes benötigt, wird in der Regel nur in der Klinik entnommen.

Venenblut

Für eine korrekte Blutentnahme sollten folgende Vorbedingungen gegeben sein:

- Die Blutentnahme sollte zwischen 7 Uhr und 9 Uhr morgens stattfinden.
- Der Patient sollte nüchtern sein, das heißt, er darf 12 bis 14 Stunden nichts gegessen haben.
- Der Patient sollte während der letzten 24 Stunden keinen Alkohol konsumiert haben.
- Der Patient sollte während der letzten drei Tage keine anstrengenden körperlichen Aktivitäten ausgeführt haben.
- Der Patient sollte direkt vor der Blutentnahme mindestens fünf Minuten ruhen.

Zur Blutentnahme sind alle oberflächlichen Venen der Ellenbeuge, des Unterarms oder des Handrückens geeignet. In der Regel werden die gut zugänglichen Venen in der Ellenbeuge benutzt. In vielen Arztpraxen wird das Blut dem sitzenden Patienten entnommen, oft gibt es dafür einen speziellen Stuhl mit einer besonders praktischen Armauflage.

Blaue Flecken vermeiden

Wenn man nach der Blutentnahme mit einem Tupfer einige Minuten kräftig auf die Einstichstelle drückt und den Arm dabei leicht anhebt, kann man blauen Flecken wirksam vorbeugen – der Arm sollte keinesfalls gebeugt oder abgewinkelt werden!

So wird die Blutentnahme in der Regel durchgeführt:

- Zunächst wird die entsprechende Ellenbeuge mit einem Alkoholtupfer kurz desinfiziert.
- Am Oberarm wird ein Stauschlauch oder -riemen angelegt, wodurch sich die Venen mit Blut füllen und vom Arzt getastet werden können.
- Anschließend wird mit einer Nadel (Kanüle), auf die eine Spritze aufgesetzt ist, in die Vene eingestochen (Venenpunktion).
- Wenn die Vene korrekt getroffen wurde, wird der Stauschlauch am Oberarm sofort gelöst und das Blut mit der Spritze langsam aufgezogen. Gelegentlich werden mehrere Spritzen nacheinander auf die Kanüle gesetzt und mit Blut gefüllt, um später verschiedene Blutuntersuchungen durchführen zu können.
- Nach der Blutentnahme zieht der Arzt die Nadel aus der Armvene, wobei er gleichzeitig mit einem Tupfer auf die Einstichstelle drückt.
- Der Patient kann danach selbst einige Minuten kräftig mit diesem Tupfer auf die Entnahmestelle drücken und den Arm dabei leicht anheben. So ist die Einstichstelle anschließend kaum mehr zu sehen.

Vermeidbare Fehler bei der Blutentnahme

- Blut sollte nicht durch Öffnen und Schließen der Faust in die Vene gepumpt werden! – Pumpen mit der Faust führt zum Anstieg der Kalium-Werte.
- Die Spritze sollte bei der Blutentnahme nicht zu stark und ohne Unterbrechung gleichmäßig und sanft aufgezogen werden.

- Das Blut sollte nicht länger als 30 Sekunden am Oberarm gestaut werden! – Eine zu lange Blutstauung führt bei zahlreichen Laborwerten zu falsch-hohen Ergebnissen.
- Es sollten nur scharfe Kanülen verwendet werden.
- Die Blutprobe sollte nicht zu stark geschüttelt werden.

Kapillarblut

Blut aus kleinen haarfeinen Blutgefäßen (Kapillargefäße) wird beispielsweise zur Bestimmung des Blutzuckers oder der Blutungszeit benötigt. Kapillarblut wird in der Regel an der Fingerkuppe oder am Ohrläppchen entnommen. Im Unterschied zu Venenblutproben müssen Kapillarblutproben sofort untersucht werden. Kapillarblut enthält Blut aus Arteriolen und Venolen sowie Zellflüssigkeit – dies ist der Hauptgrund für unterschiedliche Laborwerte bei Venen- beziehungsweise Kapillarblut. Das Kapillarblut wird mit folgender Methode entnommen:

- Die Haut wird mit einem Alkoholtupfer desinfiziert.
- Mit einer Lanzette, einem winzigen Messerchen, wird wenige Millimeter tief in die Haut eingestochen.
- Die ersten austretenden Blutstropfen werden mit einem Mulltupfer abgewischt.
- Die anschließend austretenden Bluts-

tropfen werden mit einem feinen Glasröhrchen aufgesogen.
- Mit einem Mulltupfer drückt man kurze Zeit auf die Einstichstelle.

Blutproben für das Labor

Damit entnommenes Blut im Labor untersucht werden kann, müssen der Blutprobe bestimmte Stoffe zugesetzt werde, die die Blutgerinnung verhindern. Folgende Zusatzstoffe werden sehr häufig benutzt:

Ethylendiamintetraessigsäure (EDTA) wirkt gerinnungshemmend. EDTA-Blut wird meist zur Erstellung eines Blutbildes benötigt.

Heparin ist ein natürlicher Stoff zur Blutgerinnungshemmung.

Citrat verhindert die Blutgerinnung. Citrat-Blut braucht man, um die Blutgerinnung zu bestimmen.

Meist sind die Röhrchen mit solchen Zusatzstoffen bereits vorbehandelt. Um zu verhindern, dass Blutproben verwech-

Laborbefunde des kleinen Blutbildes

- ■ Anzahl der roten Blutkörperchen (Erythrozytenzahl)
- ■ Blutfarbstoff (Hämoglobin)
- ■ Messwerte zur Formbeurteilung der roten Blutkörperchen (Erythrozytenindizes): MCV, MCH, MCHC, RDW
- ■ Anteil aller festen Blutbestandteile am Gesamtblut (Hämatokrit)
- ■ Anzahl der weißen Blutkörperchen (Leukozyten)
- ■ Anzahl der Blutplättchen (Thrombozyten)

selt werden, müssen diese richtig gekennzeichnet und beschriftet werden, mit dem Namen des betreffenden Patienten oder auch bestimmten Fragestellungen. Darüber hinaus trägt der Arzt auf einem Laboranforderungsschein die gewünschten Blutuntersuchungen ein. Anschließend werden die Blutprobenröhrchen in ein Labor zur Analyse gebracht.

Der Laborbefund

Sind die Blutproben ausgewertet, bekommt der Arzt vom Labor einen so genannten Laborbefund. Im Laborbefundbogen sind die aktuellen Laborwerte eingetragen. Der Arzt sollte dann mit seinem Patienten ein Gespräch führen, das auf Fragestellungen oder Unklarheiten im Zusammenhang mit den Laborwerten eingeht.

Laborbefunde sind wichtige Patientenunterlagen, die der Arzt zusammen mit anderen Unterlagen sorgfältig aufbewahrt. Lassen Sie sich Ihren Laborbefund von Ihrem Arzt erklären – oder lassen Sie sich eine Kopie davon geben und versuchen Sie selbst, Ihre Laborwerte zu deuten. Die Laborwerte in diesem Buch werden in ähnlicher Reihenfolge abgehandelt, wie sie auf Ihrem Befundbogen auftauchen (vgl. Abbildungen auf Seite 20/21).

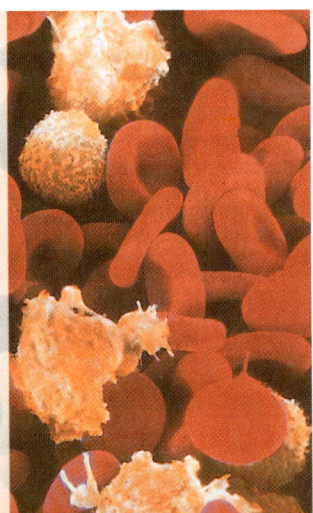

Die hier, zwischen zahlreichen roten Blutkörperchen (Erythrozyten), gelblich dargestellten weißen Blutkörperchen (Leukozyten) sind für Blutbild-Laboruntersuchungen von besonderer Bedeutung.

Das kleine Blutbild

Bestandteil jeder Erstuntersuchung von Blutproben ist die Anfertigung des »kleinen Blutbildes«. Das »große Blutbild« oder »Differentialblutbild« umfasst alle Laboruntersuchungen des kleinen Blutbildes sowie spezielle Untersuchungen der weißen Blutkörperchen.

Rote Blutkörperchen (Erythrozyten)

Rote Blutzellen, die Erythrozyten (gr.: erythros = rot, kytos = Zelle) werden im Knochenmark gebildet, besitzen keinen Zellkern und haben eine Lebensdauer von etwa 120 Tagen. Für ihre Erzeugung werden eine Reihe von Substanzen benötigt, wie zum Beispiel Eisen, Vitamin B12 und Folsäure. Sind die Blutkörperchen verbraucht, werden sie hauptsächlich in der Milz »aussortiert« und in ihre Bestandteile zerlegt, die dann nach Bedarf wieder verwendet werden.

Jeder gesunde Erwachsene verfügt über ungefähr 30 000 Milliarden Erythrozyten. Hauptaufgabe der roten Blutkörperchen ist der Sauerstofftransport im Körper. Mit der Bestimmung der Erythrozytenzahl können Störungen der Blutbildung erfasst werden. Die Erythrozytenzahl allein hat jedoch keine diagnostische Aussagekraft – erst im Zusammenhang mit anderen Blutmesswerten kann die aktuelle Anzahl der roten Blutkörperchen richtig gedeutet werden.

Erhöhte Werte

Zu viele rote Blutkörperchen im Blut gelten als Hinweis auf eine Polyglobulie, können aber auch auf eine Polyzythämie (Erhöhung der Anzahl aller Blutzellen) hindeuten. Beide Zustände gehen häufig darauf zurück, dass der Körper zu wenig Sauerstoff bekommt, was beispielsweise bei einem Aufenthalt in großen Höhenlagen oder beim Rauchen der Fall ist. Eine Polyglobulie tritt seltener auf als eine Blutarmut (Anämie) und kann zahlreiche Ursachen haben.

Zustände und Erkrankungen mit erhöhter Erythrozytenzahl
- Polyglobulie
- Polyzythämie
- Aufenthalt in großen Höhenlagen und Höhensport-Training
- Hochleistungssport
- Schwangerschaft
- Herz- und Lungenerkrankungen
- Knochenmarkerkrankungen
- Rauchen

Normalwerte – Erythrozyten

Frauen	4,1–5,1 Millionen/µl	Männer	4,5–5,9 Millionen/µl
Kinder			
1,5–3 Jahre	3,7–5,3 Millionen/µl	13–16 Jahre (weibl.)	4,1–5,1 Millionen/µl
4–9 Jahre	3,9–5,1 Millionen/µl	13–16 Jahre (männl.)	4,2–5,6 Millionen/µl
10–12 Jahre	4,1–5,2 Millionen/µl		

Laborprobe: Venenblut

Verminderte Werte

Zu wenig rote Blutkörperchen im Blut gelten als Hinweis auf eine Blutarmut (Anämie).

Zustände und Erkrankungen mit verminderter Erythrozytenzahl

- Blutarmut (Anämie)
- Innere oder äußere Blutung mit Erythrozytenverlust – etwa bei chronischer Magen-Darm-Blutung oder häufiger und verlängerter Menstruationsblutung
- Gestörte oder mangelhafte Erythrozytenproduktion (Eisen- oder Vitaminmangel)
- Erythrozytenabbau im Organismus
- Erythrozytenzerstörung im Körper
- Mangel- oder Fehlernährung

Blutfarbstoff (Hämoglobin)

Der rote Blutfarbstoff in Erythrozyten wird als Hämoglobin (Hb) bezeichnet und entspricht mehr als 90 Prozent des Gewichts der Erythrozyten. Im Labor wird die Summe aller Blutfarbstoffe (Hämoglobinderivate) gemessen. Hämoglobin besteht aus eiweiß- und eisenhaltigen Bestandteilen und ist für den Sauerstofftransport im Körper zuständig: Es nimmt den Sauerstoff aus der Atemluft in den Lungen auf, gibt diesen an die Körpergewebe ab und nimmt im Austausch Kohlendioxid auf. Sauerstoffreiches Blut (in Arterien) ist hellrot, und sauerstoffarmes Blut (in Venen) ist dunkelrot.

Wenn rote Blutkörperchen zerfallen oder abgebaut werden, wird der Blutfarbstoff freigesetzt und zu Gallenfarbstoffen, Eisen und Globin umgebaut.

Erhöhte Werte

Erhöhte Hämoglobinwerte gelten wie die erhöhte Erythrozytenzahl als Hinweis auf eine Polyglobulie oder Polyzythämie. Häufige Ursache ist auch hier ein verringertes Sauerstoffangebot an den Körper, das äußerer oder innerer Herkunft sein kann. Darum können der Aufenthalt in großen Höhenlagen und Rauchen zu erhöhten Hämoglobinwerten führen.

Normalwerte – Hämoglobin

Frauen	12,3–15,3 g/dl	**Kinder** (bis 12 Jahre)	10–15 g/dl
Männer	14,0–17,5 g/dl	**Säuglinge**	15–25 g/dl

Laborprobe: Venenblut; mindestens 12-stündige Alkohol- und Nikotinabstinenz; intensive Sonnenbestrahlung meiden

Zustände und Erkrankungen mit erhöhten Hämoglobinwerten

- Polyglobulie
- Polyzythämie
- Aufenthalt in großen Höhenlagen und Höhensport-Training
- Hochleistungssport
- Schwangerschaft
- Chronische Herz- und Lungenerkrankungen
- Knochenmarkerkrankungen
- Rauchen
- Arzneimittel (Carbamazepin, Furosemid)

Verminderte Werte

Verminderte Hämoglobinwerte gelten wie die verminderte Erythrozytenzahl als Hinweis auf eine Blutarmut (Anämie).

Zustände und Erkrankungen mit verminderten Hämoglobinwerten

- Blutarmut (Anämie)

- Innere oder äußere Blutung mit Erythrozytenverlust – etwa bei chronischer Magen-Darm-Blutung oder häufiger und verlängerter Menstruationsblutung
- Gestörte oder mangelhafte Erythrozytenproduktion (Eisen- oder Vitaminmangel)
- Erythrozytenabbau oder -zerstörung im Organismus
- Mangel- oder Fehlernährung
- Arzneimittel (Acetylsalicylsäure, Chinin, Erythromycin, Phenobarbital, Methyldopa)

Hämoglobin-Grenzwerte für Blutarmut (Anämie)

Säuglinge 10–12 Wochen	9 g/dl
Kinder 6 Monate bis 6 Jahre	11 g/dl
6–14 Jahre	9 g/dl
Schwangere	10,5–11 g/dl
Frauen	12 g/dl
Männer	13 g/dl

Hämatokrit

Der Hämatokrit (Hk) gibt den Anteil aller festen Blutbestandteile im Gesamtblut an. Feste Blutbestandteile sind rote und weiße Blutkörperchen sowie Blutplättchen. Der flüssige Bestandteil ist das nach der Zentrifugation der Blutprobe verbleibende Blutplasma. Das Gesamtblut besteht aus Blutplasma und allen Blutkörperchen. Der Hämatokrit ist insbesondere für die Diagnose einer Blutarmut von Bedeutung.

Erhöhte Werte

Zu hohe Hämatokritwerte bedeuten, dass die roten Blutzellbestandteile (Erythrozytenmasse) im Blut vermehrt vorhanden sind oder dass die flüssigen Bestandteile im Blut vermindert sind. Die Blutzellmasse des Körpers umfasst die Gesamtmenge der roten Blutkörperchen. Frauen haben normalerweise eine rote Blutzellmasse von 17 bis 23 Milliliter pro Kilogramm Körpergewicht und Männer

Normalwerte – Hämatokrit

Frauen	34,7–44,7 %	**Männer**	36,0–48,2 %
Neugeborene	49–71 %		
Kinder			
3–7 Wochen	36–46 %	6–8 Jahre	32–41 %
10–12 Monate	35–43 %	10–13 Jahre	34–44 %
4–5 Jahre	32–40 %		

Laborprobe: Venenblut; Zentrifugation der Blutprobe; Laborprobe muss innerhalb von 24 Stunden verarbeitet werden

eine rote Blutzellmasse von 20 bis 36 Milliliter pro Kilogramm Körpergewicht.

Rote Blutzellbestandteile (Erythrozytenmasse) sind im Blut vermehrt bei Polyglobulie und Polyzythämie.

Flüssige Bestandteile sind im Blut (Plasmavolumen) vermindert bei Austrocknung des Körpers durch ungenügende Flüssigkeitszufuhr (Kleinkinder, alte Menschen), bei Wasserverlust des Körpers (Schwitzen), bei Durchfall und Erbrechen und bei gestörtem Durstmechanismus.

Zustände und Erkrankungen mit erhöhtem Hämatokrit

- Neugeborene
- Risiko für eine nicht-insulinpflichtige Zuckerkrankheit (Diabetes mellitus Typ II)
- Risiko für eine koronare Herzkrankheit (KHK)
- Erythrozytenvermehrung nach einer Organtransplantation

- Risiko für einen Schlaganfall
- Polyglobulie durch Sauerstoffmangel im Körpergewebe
- Polycythaemia vera (Blutbildungsstörung)

Verminderte Werte

Verminderte Hämatokritwerte bedeuten, dass die festen Bestandteile im Blut vermindert vorliegen, wobei in der Regel auch die roten Blutkörperchen und die Blutfarbstoffwerte vermindert sind. Dies ist vor allem für die Diagnose einer Blutarmut von Bedeutung. Ist die rote Blutzellmasse normal und das Plasmavolumen erhöht, spricht man von einer Pseudoanämie.

Zustände und Erkrankungen mit vermindertem Hämatokrit

- Schwangerschaft
- Leistungssportler
- Blutverlust
- Vermehrtes Plasmavolumen

Formbeurteilung der Erythrozyten

Messwerte, die eine Beurteilung von Formveränderungen (Morphologie) wie der Größe der roten Blutkörperchen erlauben, werden »Erythrozytenindizes« genannt. Diese Erythrozytenindizes können nur dann bestimmt werden, wenn die Werte des Blutfarbstoffs (Hämoglobin), der Hämatokrit und die Erythrozytenzahl bekannt sind. Die Formbeurteilung der roten Blutkörperchen ist zur genauen Diagnose einer Blutarmut von Bedeutung. Folgende vier Erythrozytenindizes werden gemessen:

MCV = Mittleres Zellvolumen. Dieser Messwert gibt das Verhältnis der flüssigen Bestandteile im Erythrozyten an: MCV = Hämatokrit geteilt durch die Anzahl der roten Blutkörperchen pro Liter.

MCH = Mittlerer zellulärer Hämoglobingehalt. Dieser Messwert gibt den mittleren Blutfarbstoffgehalt des roten Blutkörperchens an: MCH = Blutfarbstoff geteilt durch die Erythrozytenzahl.

MCHC = Mittlere zelluläre Hämoglobinkonzentration. Dieser Messwert sagt etwas über die Fließeigenschaften und Zähigkeit (Viskosität) des roten Blutkörperchens aus: MCHC = Blutfarbstoffkonzentration geteilt durch den Hämatokrit.

Normalwerte – MCV, MCH, MCHC, RDW				
MCV	*Erwachsene*	80–96 μm³		
	Kinder			
	1,5–3 Jahre	73–101 μm³	13–16 Jahre	79–92 μm³
	4–12 Jahre	77–89 μm³		
MCH	*Erwachsene*	28–33 pg/Zelle		
	Kinder			
	1,5–3 Jahre	23–31 pg/Zelle	13–16 Jahre	26–32 pg/Zelle
	4–12 Jahre	25–31 pg/Zelle		
MCHC	*Erwachsene*	33–36 g/dl		
	Kinder			
	1,5–3 Jahre	26–34 g/dl	13–16 Jahre	32–36 g/dl
	4–12 Jahre	32–36 g/dl		
RDW		15,8 ± 2,9 %		
Laborprobe: Venenblut				

RDW = Erythrozytenverteilungsbreite. Die Messwerte werden grafisch dargestellt und zeigen die Verteilung des mittleren Zellvolumens von roten Blutkörperchen in einer Blutprobe.

Normale Werte

Die Erythrozytenindizes können beim gesunden Menschen, aber auch bei zahlreichen Erkrankungen im Normalbereich sein.

Zustände und Erkrankungen mit normalen Erythrozytenindizes
MCV
- Blutarmut durch Immunstörung
- Blutarmut bei Erkrankung kleiner Gefäße (Mikroangiopathie)

MCH
- Blutarmut bei chronischen Erkrankungen (Entzündungen, Tumorerkrankungen)

MCHC
- Verschiedene Formen von Blutarmut

Erhöhte Werte

Veränderungen der Erythrozytenindizes sind für die Diagnose bestimmter Formen von Blutarmut bedeutsam. Bei erhöhter MCV befinden sich überwiegend rote Blutkörperchen im Blut, die größer sind als normal. Dies gilt als Hinweis auf eine so genannte makrozytäre (gr.: makros = groß) Anämie, die etwa bei chronischem Alkoholkonsum vorkommen kann. Je höher die MCHC ist, desto höher ist die Zähigkeit der roten Blutkörperchen. Je höher die MCH ist, desto träger fließt das

Blut. Sehr hohe RDW-Werte kommen vor allem bei akuter Blutarmut durch Zerfall oder Abbau der roten Blutkörperchen vor.

Zustände und Erkrankungen mit erhöhten Erythrozytenindizes
MCV
- Behandlung einer Eisenmangelanämie
- Rauchen
- Leberzirrhose
- Alkoholismus
- Vitamin-B12-Mangel
- Folsäuremangel

MCH
- Vitamin-B12-Mangel
- Folsäuremangel
- Behandlung einer Eisenmangelanämie

MCHC
- Erbliche Erkrankung der roten Blutkörperchen (Sphärozytose)

Verminderte Werte

Bei verminderter MCV befinden sich überwiegend rote Blutkörperchen im Blut, die kleiner sind als normal. Dies gilt als Hinweis auf eine so genannte mikrozytäre (gr.: mikros = klein) Anämie, die etwa bei chronischem Blutverlust, bei Vitamin- oder Eisenmangel vorkommen kann.

Zustände und Erkrankungen mit verminderten Erythrozytenindizes
- Eisenmangel
- Kupfermangel
- Vitamin-B6-Mangel
- Blutarmut (Anämie)

Weiße Blutkörperchen (Leukozyten)

Leukozyten (gr.: leukos = weiß, kytos = Zelle) sind größer als rote Blutkörperchen (Erythrozyten), enthalten keinen Blutfarbstoff und erscheinen deshalb weiß. Im Gegensatz zu Erythrozyten besitzen sie einen Zellkern. Weiße Blutkörperchen gibt es in drei unterschiedlich geformten Zelltypen. Die Zellkerne der weißen Blutkörperchen können verschieden aussehen und im Labor durch Färbung unterschiedlich dargestellt werden. Weiße Blutkörperchen sind vor allem für die körpereigenen Abwehrfunktionen zuständig, es herrscht strenge Aufgabenteilung:

Lymphozyten und Monozyten versuchen fremde Organismen, Fremdstoffe und Eindringlinge wie Bakterien oder Pilze zu identifizieren oder werden durch starke körperliche und psychische Belastungen in Alarmbereitschaft versetzt. Diese Leukozyten-Gruppe ist die »Gesundheitspolizei« des Körpers.

Granulozyten und Makrophagen (Phagozyten) versuchen die aufgespürten Eindringlinge zu »eliminieren«, indem sie sie »auffressen«.

Ohne diese Gesundheitspolizei wäre der menschliche Organismus nicht überlebensfähig. Weiße Blutkörperchen sind für die Immunfunktion des Körpers und zur Abwehr von Entzündungen äußerst wichtig. Bei der Leukozytenzählung im Labor werden nur die im Blut zirkulierenden weißen Blutzellen erfasst – nicht die in Ruhestellung an den Gefäßwänden befindlichen Leukozyten. In der Regel ist die ausschließliche Bestimmung der Leukozytenzahl im Blut wenig aussagekräftig, weshalb meist ergänzend ein Differentialblutbild erstellt wird.

Erhöhte Werte

Die Leukozytenzahl im Blut steigt am häufigsten an, wenn der Körper mit infektiösen oder entzündlichen Erkrankungen

Die Blutzellen der Leukozyten-Gesundheitspolizei

- ■ Granulozyten
  - • Stabkernige neutrophile (unreife) Granulozyten
  - • Segmentkernige neutrophile (reife) Granulozyten
  - • Eosinophile Granulozyten (binden saure Farbstoffe)
  - • Basophile Granulozyten (binden basische Farbstoffe)
- ■ Lymphozyten
- ■ Monozyten
- ■ Makrophagen (bewegliche Fresszellen)
- ■ Histiozyten (ortsständige Fresszellen im Gewebe)

Normalwerte – Leukozyten

Erwachsene	4400–11 300 Leukozyten/µl		
Kinder			
Neugeborene	8000–30 000 Leukozyten/µl	4 Jahre	5500–15 500 Leukozyten/µl
1 Monat	5000–19 500 Leukozyten/µl	10 Jahre	4500–13 500 Leukozyten/µl
2 Jahre	6000–17 000 Leukozyten/µl		

Laborprobe: Venenblut; die Blutprobe muss innerhalb von 24 Stunden, ein Blutausstrich innerhalb von 3 Stunden verarbeitet werden; körperliche Belastung, Erschöpfung und psychischen Stress vermeiden; morgendliche Blutentnahme sinnvoll

zu kämpfen hat. Darüber hinaus können schwere Schock- oder psychische Stresszustände zu einem deutlichen Anstieg der Anzahl weißer Blutkörperchen führen. Sehr stark erhöhte Leukozytenzahlen treten vor allem bei Blutkrebserkrankungen, so genannten Leukämien, auf, die häufig durch schädliche radioaktive Strahlungsbelastung entstehen. Dabei kommt es zu einer unkontrollierten Produktion von Leukozytenvorstufen im Knochenmark. Ohne Behandlung werden lebenswichtige Körperfunktionen wie die Abwehrfähigkeit, die Blutgerinnung und der Sauerstoffaustausch schwer beeinträchtigt. Mit weiteren Laboruntersuchungen kann die Art der Leukämie herausgefunden werden.

Zustände und Erkrankungen mit erhöhter Leukozytenzahl

- Bakterielle Infektionen (allgemein und lokalisiert)
- Entzündungen
- Emotionale Erregungszustände (psychischer Stress)
- Hochleistungssport
- Schwangerschaft
- Schock-Syndrom
- Herzinfarkt (Gewebenekrosen)
- Bösartige Tumorerkrankungen
- Akuter Blutverlust
- Drüsenerkrankungen
- Hormonüberdosierung (Kortison, Schilddrüsen-, Nebenschilddrüsenhormone)
- Vergiftungen
- Erkrankungen des zentralen Nervensystems
- Impfreaktionen
- Krebserkrankungen der weißen Blutkörperchen (Leukämien)
- Bindegewebiger Knochenmarksumbau (Myelofibrose)
- Polycythaemia vera (Blutbildungsstörung)
- Chronische Belastung mit den Umweltschadstoffen PCP und PCB

- Arzneimittel (Erythromycin-Antibiotika, Antibabypille)

Verminderte Werte

Bei sehr schweren bakteriellen oder viralen Infektionen sowie bei Schädigung des Knochenmarks kann die Leukozytenzahl im Blut vermindert sein – dies gilt als Ausdruck zunehmender Erschöpfung des körpereigenen Abwehrsystems, einer Immunschwäche.

Zustände und Erkrankungen mit verminderter Leukozytenzahl
- Bakterielle Infektionen (Typhus oder Paratyphus)
- Bakterielle Infektionen mit Blutvergiftung (Sepsis)
- Virusinfektionen
- Immunschwäche
- Knochenmarksschäden (Strahlung, Zell-, Umweltgifte, Schwermetalle)
- Bindegewebserkrankungen (Kollagenosen, Autoimmunerkrankungen)
- Therapie der chronischen Gelenkentzündung (Polyarthritis) mit Methotrexat
- Milzüberfunktion (Hypersplenie-Syndrom)
- Mangel an Mikronährstoffen (Vitamine, Spurenelemente, Mineralstoffe, Fett-, Aminosäuren)
- Lymphzellen-Wucherungen (Lymphogranulomatose)

- Benzolbelastung
- Radioaktive Strahlung
- Arzneimittel (Acetylsalicylsäure, Zytostatika, Kortison, Penicillin-Antibiotika, Methyldopa)
- Allgemeine Erschöpfung

Das Differential-blutbild

Weiße Blutkörperchen (Leukozyten) setzen sich aus unterschiedlich geformten Zelltypen mit unterschiedlichen Abwehrfunktionen zusammen. Damit genauere Aussagen über bestimmte Erkrankungen oder Zustände, die mit Veränderungen der weißen Blutkörperchen verbunden sind, gemacht werden können, wird ein so genanntes Differentialblutbild (»weißes Blutbild«) angefertigt.

> **Differentialblutbild**
> Das Differentialblutbild gibt genauere Auskunft über Veränderungen der Leukozyten.

Die Untersuchung wird mit einem Mikroskop durchgeführt, wobei ein luftgetrockneter, speziell gefärbter Blutausstrich auf einem Objektträger beurteilt wird. Ziel der Untersuchung ist die Bestimmung der prozentualen Anteile der verschiedenen Leukozytenarten bezogen auf eine Stichprobe von 100 weißen Blutkörperchen. Veränderungen im Differentialblutbild können die Anzahl und Gestalt (Morphologie) der unterschiedlichen Leukozyten betreffen.

Die Zellgruppen der Leukozyten

Für das Differentialblutbild sind drei Zellgruppen weißer Blutkörperchen von Bedeutung:

Granulozyten Diese Gruppe von Leukozyten enthält granulierte Substanzen im Zellinneren, wobei entsprechend der Reaktion auf Farbstoffe und der Zellkernform verschiedene Granulozyten vorkommen: Basophile Granulozyten, die basische Farbstoffe binden, eosinophile Granulozyten, die saure Farbstoffe binden, und neutrophile Granulozyten, die neutrale Farbstoffe binden und als stab- oder segmentkernige Formen vorkommen. Granulozyten spielen vor allem bei Entzündungsreaktionen, Allergien und Parasiteninfektionen eine wichtige Rolle.

Monozyten, Makrophagen und Histiozyten Monozyten sind die größten weißen Blutkörperchen und können sich in spezialisierte bewegliche Fresszellen (Makrophagen) oder ortsständige Fresszellen in Geweben (Histiozyten) verwandeln. Diese Leukozytengruppe ist für die Entfernung von körperfremdem Material zuständig.

Lymphozyten Lymphozyten sind spezialisierte Zellen des körpereigenen Abwehrsystems (Immunsystem), die vor allem bei Virusinfektionen, Pfeifferschem Drüsenfieber (infektiöse Mononukleose) und chronisch lymphatischer Leukämie Formveränderungen aufweisen können.

Neutrophile Granulozyten umfassen den größten Teil der weißen Blutkörperchen im normalen Blutbild und sind vor allem während der ersten Phase einer Entzündung vermehrt im Blut zu finden. Ist die

Normalwerte – Differentialblutbild

Segmentkernige neutrophile Granulozyten	46–66 %
Stabkernige neutrophile Granulozyten	2–8 %
Eosinophile Granulozyten	1–5 %
Basophile Granulozyten	0–1 %
Lymphozyten	20–40 %
Monozyten	2–10 %

Laborprobe: Venenblut; die Blutprobe muss innerhalb von 24 Stunden, der Blutausstrich innerhalb von 3 Stunden verarbeitet werden; mikroskopische Untersuchung des Blutausstrichs; körperliche Belastung, Erschöpfung und psychischen Stress vermeiden; prinzipiell morgendliche Blutentnahme sinnvoll

Anzahl der neutrophilen Granulozyten erhöht (Neutrophilie), entspricht dies einer erhöhten Leukozytenzahl (Leukozytose). Der Anteil bestimmter Kernformen der weißen Blutkörperchen (stab- oder segmentkernför-mig) im Differenti-alblutbild kann zusätz-lich zur Sicherung bestimmter Diagnosen benutzt werden – man spricht dann von einer »Kernverschiebung« beziehungsweise einer »Links- oder Rechtsverschiebung«. Entwickelt sich eine Linksverschiebung zurück, wird dies in der Regel als Zeichen dafür gedeutet, dass eine Erkrankung abheilt.

> **Granulozyten**
> Eine veränderte Granulozytenanzahl kann auf Infektionen und entzündliche Prozesse im Körper hinweisen.

Erhöhte Werte

Neutrophile Granulozyten treten vor allem bei entzündlichen Prozessen im Körper vermehrt im Blut auf, wobei sie gezielt am Entzündungsort aktiv werden. Wenn der Anteil an eosinophilen Granulozyten erhöht ist, ist dies ein Kennzeichen für eine Auseinandersetzung des Körpers mit Allergenen oder Parasiten. Auch basophile Granulozyten spielen eine wichtige Rolle bei allergischen Reaktionen.

Zustände und Erkrankungen mit einem erhöhten Anteil von *neutrophilen* Granulozyten
- Körperliche Arbeit
- Körperlicher und psychischer Stress
- Normale Entbindung
- Bakterielle Infektionen
- Pilz-, Parasiten- und Virusinfektionen
- Neugeborenen-Blutvergiftung (neonatale Sepsis)
- Chronisch-entzündliche Erkrankungen
- Stoffwechselkrankheiten (Diabetes-, Gicht-, Leber-Koma)
- Vergiftungen
- Akuter Blutverlust
- Bösartige Tumorerkrankungen
- Blutkrebs (chronisch myeloische Leukämie)
- Knochenmarkerkrankung (Myelofibrose)
- Polycythaemia vera (Blutbildungsstörung)
- Nach Entfernung der Milz

Zustände und Erkrankungen mit einem erhöhten Anteil von *eosinophilen* Granulozyten
- Heilphase nach Infektionen
- Allergische Reaktionen (Asthma bronchiale, Neurodermitis, Nahrungsmittelallergie)
- Körperlicher und psychischer Stress
- Befall mit Parasiten (Trichinen und Würmer)
- Bestimmte Infektionskrankheiten (Scharlach, Masern, Gonorrhö, Ruhr, Amöbiasis)
- Stiche und Bisse giftiger Tiere
- Blutkrebs (myeloische Leukämie)
- Krebserkrankungen

- Hautkrankheiten (Neurodermitis, Schuppenflechte)
- Chronische Gelenkentzündung (rheumatoide Arthritis)
- Drüsenschwächeerkrankungen (Schilddrüse, Nebennieren, Hypophyse)
- Röntgenbestrahlung
- Arzneimittel (Acetylsalicylsäure, Antibiotika)
- Chronische PCP-Belastung

Zustände und Erkrankungen mit einem erhöhten Anteil von *basophilen* Granulozyten
- Heilphase nach Infektionen
- Chronische Entzündungen
- Nasennebenhöhlenentzündung
- Schilddrüsenunterfunktion (Hypothyreose)
- Windpocken
- Leberzirrhose
- Röntgenbestrahlung
- Östrogen-Einnahme
- Polycythaemia vera (Blutbildungsstörung)

Zustände und Erkrankungen mit einem erhöhten Anteil von Monozyten
- Akute Infektionen
- Bakterien-, Virus- und Parasitenerkrankung (Tuberkulose, Lues, Malaria, Brucellose, Hepatitis, Typhus)
- Blutkrebs (Monozyten-, chronisch myeloische Leukämie)

- Knochenmarkerkrankungen
- Hodgkin-Krankheit
- Non-Hodgkin-Krankheit
- Krebserkrankungen
- Arzneimittelnebenwirkung
- Regeneration nach einer Chemotherapie

Zustände und Erkrankungen mit einem erhöhten Anteil von Lymphozyten
- Heilphase nach Infektionen
- Virusinfektionen (Keuchhusten, Masern, Röteln, Grippe)
- Chronische Infektionen (Tuberkulose, Lues, Brucellose)
- Akuter und chronischer Blutkrebs (lymphatische Leukämien)
- Rheumatische Erkrankungen
- Krebserkrankungen
- Drüsenschwächeerkrankungen (Hypophyse, Nebennieren)
- Neurovegetative Störungen

Leukozyten-analyse

Die Untersuchung der weißen Blutkörperchen liefert genauere Hinweise auf Art und Zeitpunkt einer Störung oder Erkrankung.

Verminderte Werte
Verminderte Granulozytenzahlen im Blut können auf eine geringere Zellproduktion im Knochenmark, erhöhten Zellverbrauch bei schweren Infektionen oder Autoimmunerkrankungen sowie Virusinfektionen hindeuten. Die Anzahl der Monozyten und Lymphozyten kann bei unterschiedlichen Zuständen oder Erkrankungen vermindert sein.

Zustände und Erkrankungen mit einem verminderten Anteil von *neutrophilen* Granulozyten

- Autoimmunerkrankungen
- Arzneimittel
- Chemotherapie bei Krebserkrankungen
- Methotrexat-Therapie bei chronischer Gelenkentzündung (Polyarthritis)
- Knochenmarker-krankungen (Blut-bildungsstörungen)
- Virusinfektionen (Epstein-Barr-, HIV-, Parvoviren)
- Zeckenbiss (Colorado-Fieber)
- Angeborene Neutrophilen-Schwäche (zyklische Neutropenie)
- Blutarmut (schwerer Vitamin-B12-, Folsäuremangel)

Infektionsstadium

Während des Verlaufs eines infektiösen Prozesses im Körper können unterschiedliche – erhöhte und verminderte – Anteile der verschiedenen Gruppen weißer Blutkörperchen nachgewiesen werden.

Zustände und Erkrankungen mit einem verminderten Anteil von *eosinophilen* Granulozyten

- Psychischer Stress
- Akutphase von Infektionen
- Nach Unfall oder Operation
- Hormonbehandlung
- Drüsenerkrankungen (Nebennieren, Hypophyse, Cushing-Syndrom)
- Arzneimittel (Ephedrin)

Zustände und Erkrankungen mit einem verminderten Anteil von *basophilen* Granulozyten

- Akutphase allergischer Reaktionen

- Akutstadium einer Lungenentzündung (Lobärpneumonie)
- Schilddrüsenüberfunktion (Hyperthyreose)
- Hormon-Therapie (Kortison, ACTH)

Zustände und Erkrankungen mit einem vermindertem Anteil von Monozyten

- Erkrankungen und Zustände, die das Knochenmark zerstören

Zustände und Erkrankungen mit einem verminderten Anteil von Lymphozyten

- Mikronährstoffmangel (Zink, Vitamin B6, Vitamin E, Selen, Biotin, Magnesium)
- Stresszustände
- Akutphase von Infektionen
- Körperliche Belastungen
- Nach Operationen, schweren Verletzungen und Verbrennungen
- Schwangerschaft
- Starke Bauchschmerzen
- Blutkrebs (akute und chronische myeloische Leukämien)
- Nierenversagen (Urämie)
- Therapie mit Zytostatika
- Starke Belastung durch Röntgenstrahlung
- Angeborene Immunstörung
- Tuberkulose
- HIV-Infektion

Die Blutgerinnung

Ohne die Fähigkeit des Organismus, Blutungen nach Verletzungen innerhalb kürzester Zeit zum Stillstand zu bringen, könnten wir nicht überleben, da wir ständig von der Gefahr des Verblutens bedroht wären – selbst bei kleinsten, häufig unbemerkt stattfindenden Blutungen. Der Körper verfügt zum Schutz vor Blutverlusten über ein sehr wirksames, kompliziertes und perfekt organisiertes Sicherheitssystem, das Blutgerinnungssystem. Aneinandergereiht ergäben alle Blutgefäße des Menschen ein Rohr von etwa 100 000 Kilometer Länge – das Blutgerinnungssystem ist der Reparaturdienst des Körpers bei plötzlichen »Rohrbrüchen« im Blutgefäßnetz. Alle Reaktionen des Körpers, die zu einer wirksamen Blutstillung beitragen, werden als Hämostase bezeichnet.

Gerinnungskaskade

Die Faktoren der Blutgerinnung aktivieren sich in einer Kettenreaktion, der so genannten Gerinnungskaskade, gegenseitig.

Blutgerinnungsmechanismen

Das Blutgerinnungssystem benutzt drei Hauptmechanismen:

- Die Fähigkeit von Blutgefäßen, sich nach einer Verletzung zusammenzuziehen (Gefäßkontraktion).
- Die Blutplättchen (Thrombozyten), die sich an den Rändern verletzter Blutgefäße festsetzen, können sich zusammenklumpen und in Sekundenschnelle einen Blutpfropf bilden, der das Gefäßleck abdichtet.
- Die Gerinnungsfaktoren sind die biochemische Voraussetzung der Vernetzungs- und Verklumpungsvorgänge im Blut.

Fibrin

Der wichtigste Stoff für die Blutgerinnung ist Fibrin. Normalerweise befindet sich Fibrin in gelöstem Zustand, als Fibrinogen, im Blutplasma. Lässt man Blut in einem Glasröhrchen einige Zeit an der Luft stehen, bildet sich allmählich Fibrin – ein fädiges Maschenwerk, das das gesamte Blut im Röhrchen erfasst und in einen geleeartigen Blutkuchen verwandelt. Dieser Vorgang findet prinzipiell bei jeder Blutung innerhalb des Körpers oder an der Hautoberfläche statt.

Im Labor wird in der Regel nur Fibrinogen untersucht. Fibrinogen wird in der Leber gebildet und ist in Blutplasma nachweisbar.

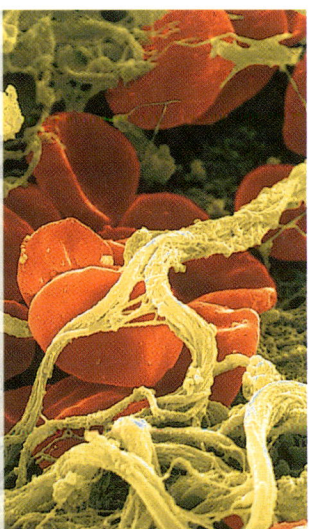

Wird ein Blutgefäß verletzt, bildet sich, wie hier dargestellt, ein (gelbliches) fadenartiges Fibrinnetz, das rote Blutkörperchen einfängt und einen Blutklumpen bildet – geronnenes Blut verschließt die Wunde und schützt vor Blutverlust.

Das Blutgerinnungssystem

Die wichtigsten Blutgerinnungsfaktoren

Faktor I = Fibrinogen   Faktor III = Thromboplastin (Thrombokinase)

Faktor II = Prothrombin   Faktor IV = Kalzium

Warnzeichen einer gestörten Blutgerinnung

Wenn Wunden oder Verletzungen lange nachbluten

Wenn häufiger spontane Haut- oder Schleimhautblutungen wie Nasenbluten auftreten

Wenn häufiger blaue Flecken auftreten

Wenn lange und starke Menstruationsblutungen auftreten

Wenn winzige Blutungspünktchen auf der Haut, vor allem an den Beinen, auftreten

Basistests zur Überprüfung der Blutgerinnungsfunkion

◼ Anzahl der Blutplättchen   ◼ Thromboplastinzeit (Quickwert, TPZ)

   (Thrombozytenzahl)   ◼ Partielle Thromboplastinzeit (PTT)

◼ Blutungszeit   ◼ Fibrinogen

Blutgerinnungsfaktoren

Voraussetzung einer wirksamen Blutgerinnung sind die so genannten Blutgerinnungsfaktoren, die den Gerinnungsvorgang nach einem Stufenplan aktivieren. Insgesamt sind etwa 30 solcher Blutgerinnungsfaktoren, in der Regel verschiedene Eiweißstoffe, bekannt. Der Körper verfügt über zwei Systeme von Gerinnungsfaktoren.

- Zwölf Gerinnungsfaktoren (I–XII) können bei einer Blutung in einer bestimmten Reihenfolge aktiviert werden.
- Thrombozytenfaktoren (1–9, von-Willebrand-Faktor, Fibronectin, PDGF) können mit einem inneren und einem schnellen äußeren Faktorensystem in den Gerinnungsprozess eingreifen.

Damit die Blutgerinnung kontrolliert ablaufen kann, haben einige Faktoren eine gerinnungsfördernde und andere Faktoren eine gerinnungshemmende Wirkung. Fehlen ein oder mehrere Gerinnungsfaktoren, kann es zu schweren Blutungskrankheiten oder Blutgerinnungsstörungen kommen. Gerinnungshemmende Substanzen wie Kumarine oder Heparin werden auch zur Behandlung bestimmter Zustände oder Erkrankungen sowie in der Labormedizin zur Verlängerung der Haltbarkeit von Blutproben eingesetzt.

Blutplättchen (Thrombozyten)

Normalwerte – Thrombozyten

Erwachsene   140 000–400 000 Thrombozyten/µl

Laborprobe: Venenblut; die Blutprobe muss innerhalb von 12 Stunden verarbeitet werden

Blutplättchen beziehungsweise Thrombozyten (gr.: thrombos = geronnene Masse, kytos = Zelle) werden im Knochenmark gebildet und sind sehr kleine (2–4 µg), scheibchenförmige kernlose Körperchen mit unregelmäßig geformten Zellrändern. Die Lebensdauer von Thrombozyten beträgt acht bis zwölf Tage. Der Abbau verbrauchter Blutplättchen erfolgt hauptsächlich in der Milz. Mit Hilfe der Blutplättchen können kleinere Gefäßverletzungen innerhalb weniger Minuten abgedichtet werden, wobei sich die Thrombozyten an die Wundränder anlagern (Thrombozytenaggregation) und einen Blutpfropf (Thrombus) bilden. Die Gerinnungsfaktoren, die in den Thrombozyten vorhanden sind, werden dabei in das Blut freigesetzt und aktivieren in einer Kettenreaktion das gesamte Blutgerinnungssystem zur Reparatur des Gefäßdefektes. Die Bestimmung der Thrombozytenzahl dient in erster Linie dazu, die Ursache unklarer Blutungen abzuklären, eine krankhafte Blutungsneigung auszuschließen und rechtzeitig ein Thromboserisiko zu erkennen.

Erhöhte Werte

Nach schweren Infektionskrankheiten oder nach Verletzungen oder Entfernung der Milz kann die Thrombozytenzahl vorübergehend erhöht sein. Bei sehr hohen Thrombozytenwerten besteht ein erhöhtes Risiko für Thrombosen, das heißt eine unerwünschte Verklumpung des Blutes in den Blutgefäßen, die lebensbedrohlich sein kann.

Zustände und Erkrankungen mit erhöhter Thrombozytenzahl

- Knochenmarkerkrankungen (primäre und sekundäre Thrombozythämie, Myelofibrose)
- Blutkrebs (chronisch myeloische Leukämie)
- Nach Operationen (nach etwa zwei Wochen)
- Nach Entfernung der Milz (Splenektomie)
- Bösartige Erkrankungen (Hodgkin-Krankheit, Pleuramesotheliom)
- Infektionskrankheiten (zum Beispiel Tuberkulose)
- Schwere Eisenmangelerkrankung

- Blutarmut durch Blutzellenzerfall (hämolytische Anämie)
- Hormonbehandlung (Adrenalin, Kortison)

Verminderte Werte

Am häufigsten werden verminderte Thrombozytenzahlen bei einer Schädigung des Knochenmarks beobachtet – etwa nach Bestrahlungsbehandlungen, durch Arzneimittel, bei bösartigen Knochenmarkerkrankungen oder bei schweren Mangelzuständen (Vitamin-B12-, Folsäuremangel). In der Regel ist eine entsprechende Behandlung erst bei stark verminderten Thrombozytenwerten sinnvoll (20 000 bis 30 000 Thrombozyten/µl), da in diesem Fall auch das Risiko für lebensgefährliche Blutungen stark erhöht ist.

Zustände und Erkrankungen mit verminderter Thrombozytenzahl

- Störung der Blutplättchenbildung im Knochenmark

- Störung der Abwehrfunktion (immunologische Prozesse)
- Chronische Vergiftung (Arsen, Benzol, Gold)
- Arzneimittel (Antibiotika, Zytostatika, Heparin, Aminophenazon, Carbamazepin, Chinin, Phenylbutazon, Valproinsäure)

Damit das Blut flüssig bleibt ...

Acetylsalicylsäure (ASS, Aspirin) ist einer der bekanntesten Arzneistoffe, die die Zusammenballung von Thrombozyten hemmen (Thrombozytenaggregationshemmer). Acetylsalicylsäure kann bei zahlreichen Herz-Kreislauf-Erkrankungen zur Vorbeugung von Thrombosen unter ärztlicher Kontrolle eingesetzt werden. Auf diese Weise kann das Risiko einer Thrombusbildung gesenkt werden.

Thrombozyten-Funktionstest

Um die Verklumpungsfähigkeit von Blutplättchen zu prüfen, stehen spezielle Labortests zur Verfügung.

Blutungszeit

Normalwerte – Blutungszeit

4–6 Minuten

Laborprobe: Kapillarblut nach Stichverletzung am Ohrläppchen oder der Fingerkuppe; alle 30 Sekunden wird das austretende Blut mit einem Tupfer vorsichtig aufgesogen; Messung der Zeit vom Beginn bis zum Ende der Blutung mit einer Stoppuhr; gerinnungshemmende Arzneimittel einige Tage vor der Untersuchung absetzen

Als Blutungszeit bezeichnet man die Zeitspanne, die nach einer künstlich gesetzten Blutung verstreicht, bis die Blutung von selbst zum Stillstand kommt. Die Länge der Blutungszeit ist von der Thrombozyten- und Gefäßfunktion sowie von der Blutgerinnungsfunktion insgesamt abhängig. Die Messung der Blutungszeit ergibt wichtige Hinweise auf eine angeborene oder erworbene Blutungsneigung (hämorrhagische Diathese). Die Blutungszeit ist darüber hinaus zur Therapiekontrolle bei Bestrahlungs- und Zytostatikabehandlungen von Bedeutung.

> ### Nasenbluten
>
> Bei häufigem Nasenbluten oder Neigung zu Blutergüssen unklarer Ursache kann man die Blutungszeit bestimmen, um eine Blutstillungsstörung auszuschließen.

Erhöhte Werte

Die Blutungszeit ist bei Störungen der Blutstillung verlängert.

Zustände und Erkrankungen mit verlängerter Blutungszeit

- Knochenmarkerkrankungen unterschiedlicher Ursache
- Schwerer Eisenmangel
- Blutarmut durch Blutzellenzerfall (hämolytische Anämie)
- Behandlung mit Adrenalin

Verminderte Werte

Bei Störungen der Blutplättchenfunktion durch krankhafte Thrombozytenveränderungen ist die Blutungszeit häufig auffallend kürzer.

Zustände und Erkrankungen mit verkürzter Blutungszeit

- Störungen der Blutplättchenfunktion (Thrombozytopathien)

Thromboplastinzeit (Quickwert)

Normalwerte – Quickwert

70–130 %
15–25 % bei einer Therapie mit
gerinnungshemmenden Substanzen (Cumarin, Heparin)

Laborprobe: Citrat-Venenblut im Spezialröhrchen; großkalibrige Kanüle bei der Blutentnahme; kein Postversand der Laborprobe; die Blutprobe wird zur Gerinnung gebracht, wobei die Gerinnungszeit gemessen und mit Normalwerten (Prozent der Norm) verglichen wird

Mit Hilfe des Quickwertes beziehungsweise der Thromboplastinzeit (TPZ) können die Blutgerinnungsfunktion, insbesondere die Gerinnungsfaktoren II, V, VII und X sowie Fibrinogen beurteilt werden. Die obligatorische Messung der Thromboplastinzeit wird vor Operationen empfohlen, um drohende Blutungskomplikationen durch Gerinnungsstörungen frühzeitig zu erfassen.

Thrombose-prophylaxe

Bei Erkrankungen mit Thromboserisiko oder nach einem Herzinfarkt kann eine vorbeugende gerinnungshemmende Behandlung sinnvoll sein – der Quickwert dient zur Kontrolle einer solchen Therapie.

bei Lebererkrankungen, und bei einer Therapie mit gerinnungshemmenden Mitteln verlängert, wodurch sich niedrigere Prozentwerte ergeben.

Zustände und Erkrankungen mit verlängerter Thromboplastinzeit (TPZ)
- Lebererkrankungen
- Vitamin-K-Mangel
- Angeborener oder erworbener Gerinnungsfaktorenmangel
- Blutarmut (hämolytische Anämie)
- Behandlung mit Adrenalin
- Blutgerinnungsstörungen

Verminderte Werte
Die Thromboplastinzeit ist bei Störungen der Blutstillung (Hämostase), etwa

Partielle Thromboplastinzeit (PTT)

Die Bestimmung der partiellen Thromboplastinzeit (PTT, APTT) ist vor allem vor operativen Eingriffen und bei Verdacht auf eine möglicherweise vorliegende Bluterkrankheit (Hämophilie) sinnvoll. Die PTT-Analyse erfasst hauptsächlich die in der Leber produzierten Gerinnungsfaktoren. Die Normalwerte der partiellen Thromboplastinzeit unterscheiden sich entsprechend der individuellen Arbeitsbedingungen des Labors. Aus diesem Grund sollte jedes Labor seine eigenen PTT-Normalwerte ermitteln.

Normalwerte – Partielle Thromboplastinzeit (PTT)

26–36 Sekunden

Laborprobe: Citrat-Venenblut im Spezialröhrchen; die Blutprobe wird zur Gerinnung gebracht, wobei die Gerinnungszeit gemessen wird

Erhöhte Werte

Verlängerte partielle Thromboplastinzeiten können auf Störungen der Blutstillung (Hämostase) sowie insbesondere auf eine Bluterkrankung (Hämophilie) hinweisen. Darüber hinaus ist die PTT auch bei einer gerinnungshemmenden Therapie mit Heparin verlängert. Erhöhte Werte beruhen auf einer mangelnden Funktion ganz bestimmter Gerinnungsfaktoren, die man in weiteren Tests feststellen kann.

Zustände und Erkrankungen mit verlängerter partieller Thromboplastinzeit (PTT)

- Angeborener Gerinnungsfaktorenmangel (Hämophilie A, Hämophilie B, von-Willebrand-Syndrom)
- Angeborener Gerinnungsfaktorenmangel (Faktor II, X, XI, XII)
- Gerinnungshemmende Therapie mit Heparin
- Neugeborene

Fibrinogen

Fibrinogen (Gerinnungsfaktor I) wird in der Leber gebildet. Die Fibrinogen-Messung dient in erster Linie dem Nachweis und der Verlaufskontrolle von Erkrankungen mit einem erhöhten Fibrinogenverbrauch. Darüber hinaus liefert der Fibrinogenwert auch Hinweise auf Gerinnungsvorgänge innerhalb von Blutgefäßen und kann zur Kontrolle einer Fibrinolyse-Therapie eingesetzt werden.

Erhöhte Werte

Erhöhte Fibrinogenwerte sind insbesondere ein Kennzeichen von chronisch-entzündlichen Prozessen. Diese kommen bei rheumatischen Erkrankungen oder bei Entzündungen, Verletzungen oder Verbrennungen vor. Aktuelle Studienergebnisse haben darüber hinaus gezeigt, dass erhöhte Fibrinogenwerte ein unabhängiger Risikofaktor der Arteriosklerose beziehungsweise deren Folgeerkrankungen (Herzinfarkt oder Schlaganfall) sind.

Zustände und Erkrankungen mit erhöhtem Fibrinogen

- Akute-Phase-Reaktionen bei Entzündung, Verbrennung, Verletzung oder Tumoren
- Risikofaktor für eine arterielle Verschlusskrankheit, für einen akuten Herzinfarkt oder Schlaganfall

---

Normalwerte – Fibrinogen

1,8–3,5 g/l

Laborprobe: Blutplasma aus Citrat-Venenblut im Spezialröhrchen

---

- Nierenerkrankungen (nephrotisches Syndrom)
- Krebserkrankungen (Bauchspeicheldrüse, Lunge)
- Zuckerkrankheit (Diabetes mellitus)
- Schwangerschaft
- Rauchen

Verminderte Werte

Zu verminderten Fibrinogenwerten kommt es vor allem bei Lebergewebeschäden.

Zustände und Erkrankungen mit vermindertem Fibrinogen

- Angeborener oder erworbener Fibrinogenmangel
- Thrombosen und starke Blutungen
- Lebergewebeschäden (Leberzirrhose, Knollenblätterpilzvergiftung)
- Durchblutungsstörungen der Leber bei akuter Rechtsherzschwäche
- Erkrankungen mit erhöhtem Fibrinogenverbrauch (Verbrauchskoagulopathie)

Die Blutkörperchensenkungsgeschwindigkeit (BSG)

Die Geschwindigkeit, mit der die festen Bestandteile des Blutes in einem senkrecht aufgestellten Röhrchen absinken, wird als Blutkörperchensenkungsreaktion (BSR), Blutsenkung oder Blutkörperchensenkungsgeschwindigkeit (BSG, BKS) bezeichnet. Die BSG ist die bekannteste und älteste Methode, um Hinweise auf Entzündungsprozesse im Körper zu erhalten und gehört zum Basisprogramm jeder Laboruntersuchung.

Die Blutkörperchensenkungsgeschwindigkeit wird vor allem durch die Zusammensetzung der Blutkörperchen und Eiweißstoffe im Blut beeinflusst, die sich schwerkraftbedingt nach einiger Zeit im unteren Teil des Röhrchens ablagern (Sedimentation). In der Regel wird das

BSG-Ergebnis nach einer Stunde abgelesen – zusätzlich kann die Blutsenkungsgeschwindigkeit auch nach zwei Stunden abgelesen werden, wobei die Farbe des Blutplasmas dann Hinweise auf die Beschaffenheit des Blutes und auf die Bluteigenschaften geben kann.

Die BSG gilt als Suchverfahren bei Verdacht auf entzündliche Reaktionen und zur Beobachtung beziehungsweise Kontrolle von diesen. Veränderungen der Blutkörperchensenkungsgeschwindigkeit

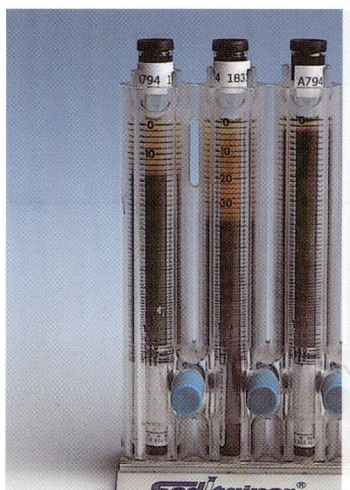

Zur Bestimmung der Blutkörperchensenkungsgeschwindigkeit (BSG) wird Blut in senkrecht aufgestellte Röhrchen gegeben. Nach einer Stunde wird das Ergebnis abgelesen.

Normalwerte – Blutkörperchensenkungsgeschwindigkeit

Erwachsene bis zum 50. Lebensjahr

Frauen < 20 mm/für die erste Stunde   *Männer* < 15 mm/für die erste Stunde

Erwachsene ab dem 50. Lebensjahr

Frauen ≤ 30 mm/für die erste Stunde   *Männer* ≤ 20 mm/für die erste Stunde

Laborprobe: Citrat-Venenblut im Spezialröhrchen mit Millimetermarkierungen (200 mm); Röhrchen wird in senkrechter Position aufgestellt; Ergebnis wird nach 1 Stunde abgelesen; Blutprobe muss innerhalb von 2 Stunden verarbeitet werden

---

dürfen jedoch nicht automatisch als Krankheitszeichen interpretiert werden. Andererseits schließt eine normale BSG nicht aus, dass eine nicht-entzündliche Organerkrankung vorliegt.

Erhöhte Werte

Die erhöhte Blutkörperchensenkungsgeschwindigkeit (»beschleunigte Blutsenkung«) deutet in der Regel auf ein entzündliches Geschehen im Körper hin, wobei zunächst nichts über den Ort oder die Art der Entzündung ausgesagt werden kann. Vor allem bei Leber-, Nieren- und Tumorerkrankungen ist die BSG häufig erhöht, aber auch hormonelle Veränderungen können Ursache einer beschleunigten Blutsenkung sein. Zahlreiche Arzneimittel und Hormonveränderungen im Blut bei Frauen können die BSG erhöhen.

> ### Erhöhte BSG
> Der Hinweis auf eine Entzündung im Körper durch eine erhöhte BSG sollte immer durch zusätzliche Untersuchungen abgesichert werden.

Zustände und Erkrankungen mit erhöhter BSG

- Akute oder chronische Entzündung
- Blutarmut (Anämie)
- Erkrankungen mit abnormen Erythrozytenformen (Sichelzellanämie, Poikilozytose)
- Vergrößerung der roten Blutkörperchen (Makrozytose) bei Lebererkrankungen, Blutarmut, Vitamin-B12-, Folsäuremangel
- Erhöhter Fettanteil im Blut (Hyperlipoproteinämie)
- Therapie mit dem Blutersatzstoff Dextran
- Einnahme der Antibabypille
- Schwangerschaft ab der vierten Schwangerschaftswoche
- Prämenstruelle Phase der Monatsblutung
- Bösartige Tumorerkrankungen

Verminderte Werte

Ist der Anteil fester Blutbestandteile gegenüber flüssigen Anteilen erhöht, verlangsamt sich die Blutkörperchensenkungsgeschwindigkeit.

Zustände und Erkrankungen mit verminderter BSG

- Vermehrung der roten Blutkörperchen (Polyglobulie)
- Blutbildungsstörungen
- Neugeborene
- Arzneimittel (Acetylsalicylsäure, Kortison, antirheumatisch wirksame Substanzen)
- Angeborene Formabweichungen der roten Blutkörperchen (Erythrozytenanomalien), zum Beispiel bei Sichelzellenanämie

Farbiges Blutplasma

Wenn man das Blut im Blutsenkungsröhrchen länger als die erforderlichen zwei Stunden stehen lässt, ergibt die Farbe des Blutplasmas Hinweise auf die Blutbeschaffenheit und die Bluteigenschaften.

Blass, farblos, sehr hell: Eisenmangel

Strohgelb: Blutarmut (Anämie), Vitamin-B12-Mangel

Hellrosa: Zerfall der Blutzellen (Hämolyse)

Rosa: Mehr als ein Gramm pro Liter Hämoglobin (Hb) im Blut

Dunkelrot: Mehr als zehn Gramm pro Liter Hämoglobin (Hb) im Blut

Hellrot: Erhöhte Fließfähigkeit des Blutes (erniedrigte Viskosität)

Kirschrot: Blutfarbstoff ist nicht mit Sauerstoff, sondern mit Kohlenmonoxid beladen

Hellbraun: Starker Zerfall der Blutzellen (Hämolyse)

Grünlich: Hinweis auf Entzündungsvorgang im Körper

Durchsichtig, klar: Sehr wenige Blutplättchen im Blut

Trübe: Zu viele Blutplättchen und Fett im Blut

Ist die Abgrenzung fester und flüssiger Blutbestandteile unscharf, spricht man von einer Schleiersenkung, ein Hinweis auf krankhafte Eiweißkörper im Blut (Paraproteinanämie). Die Leukozytenschicht setzt sich meist weiß über der roten Blutsäule ab, mit etwa 10.000 Leukozyten pro Mikroliter.

Blutsenkung als Risikoindikator?

Man hat die Blutkörperchensenkungsgeschwindigkeit junger Menschen (16 bis 33 Jahre) untersucht. Dabei wurde festgestellt, dass bei den Probanden ohne Beschwerden mit permanent leicht erhöhter BSG das Krankheitsrisiko fünffach höher war als bei Menschen mit normaler BSG – dies betrifft vor allem das Risiko für einen Herzinfarkt.

Urin

Urin oder Harn ist der »besondere Saft«, der aus unserem Körper in regelmäßigen Abständen ausgeschieden wird und zugleich den Organismus von überflüssigen, verbrauchten oder giftigen Stoffen befreit. Wenn die Menge oder Beschaffenheit des Harns verändert ist, kommen in der Regel zwei Ursachen in Frage:

- Es liegen Erkrankungen des Harn- oder Geschlechtsapparates vor.
- Der Körper versucht, giftige beziehungsweise belastende Stoffe oder Stoffwechselprodukte aus Organsystemen oder aus dem Blut zu entfernen.

Urinuntersuchung – eine alte diagnostische Methode

Im Verlauf der Menschheitsgeschichte wurden Veränderungen des Harns schon frühzeitig mit bestimmten Krankheitszuständen in Verbindung gebracht. Bereits die antike Medizin benutzte die Beurteilung von Farbe, Geruch und Geschmack zur Diagnose körperlicher Störungen und betrachtete den Urin als Sinnbild für die Zusammensetzung der Körpersäfte. Im Mittelalter galt die »Harnschau« als eine der wichtigsten diagnostischen Maßnahmen. Ein genaueres Bild über das Wesen des Urins und seine wichtigsten Bestandteile konnte man sich erst seit dem 18. Jahrhundert verschaffen, da zunehmend chemische Analyseverfahren entwickelt wurden, die einen konkreteren Nachweis krankhafter Harnveränderungen ermöglichten. Heute gehört die Urinanalyse zu den grundlegenden diagnostischen Laboruntersuchungen, wobei durch moderne Biotechnologie die Methodik der Untersuchung stark vereinfacht werden konnte: Mit der Teststreifenuntersuchung des Harns kann man sich heute innerhalb von Minuten über die Harnbeschaffenheit informieren.

Zusammensetzung des Urins

Urin (Harn) ist ein Endprodukt verschiedener Filtervorgänge in den Nieren, wobei Abfallstoffe oder Gifte ausgeschieden und wieder verwertbare Substanzen

---

Basisuntersuchungen des Urins

- Allgemeine Untersuchung des Harns (Trübung, Geruch, Farbe)
- Chemische Analyse der Inhaltsstoffe des Harns
- Mikroskopische Untersuchung des Harns
- Mikrobiologische Untersuchung des Harns

---

in den Körper zurückgeführt werden. Wir scheiden täglich im Durchschnitt etwa einen bis eineinhalb Liter Urin innerhalb von 24 Stunden aus – wenn wir mehr Flüssigkeit aufnehmen, wird natürlich auch mehr Harn ausgeschieden. Der Harn selbst besteht zu 95 Prozent aus Wasser. Darüber hinaus befinden sich noch weitere Stoffe im normalen Harn:

Harnstoff ist der wichtigste in Wasser gelöste Harnbestandteil, wobei täglich etwa 25 Gramm dieser Substanz ausgeschieden werden.

Harnsäure ist schwer wasserlöslich. Etwa ein Gramm Harnsäure werden pro Tag mit dem Harn ausgeschieden.

Kreatinin, von dem etwa eineinhalb Gramm täglich ausgeschieden werden, ist ein Produkt des Muskelstoffwechsels und stammt aus dem Fleisch, das wir zu uns nehmen.

Salze sind wesentlicher Bestandteil des Urins. Neben Kalksalzen befindet sich vor allem Kochsalz (Natriumchlorid) im Harn. Etwa zehn Gramm Kochsalz werden täglich ausgeschieden.

Phosphate sind in einer Menge von etwa drei Gramm im täglichen Urin nachweisbar.

Organische Säuren wie Oxalsäure und Zitronensäure sind in unterschiedlichen Mengen im Harn enthalten.

Veränderungen der Anteile dieser Normalbestandteile des Harns können mit Laboruntersuchungen erfasst werden. Vor allem Erkrankungen der Nieren und der ableitenden Harnwege kann man durch Urinuntersuchungen erkennen.

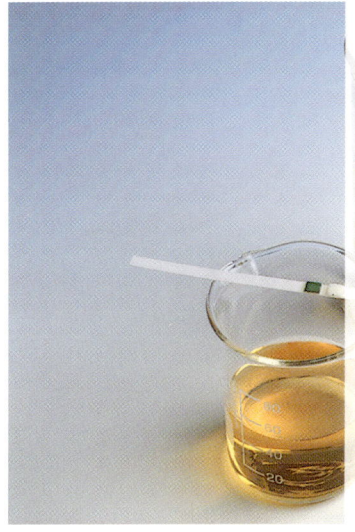

Die Teststreifenuntersuchung des Urins ermöglicht eine schnelle und zuverlässige Erfassung krankhafter Veränderungen der wichtigsten Laborwerte.

Die Urinprobe

Es gibt verschiedene Arten von Urinproben für Laboruntersuchungen. Bei der Gewinnung der Proben und der Aufbewahrung müssen bestimmte Voraussetzungen erfüllt und bestimmte Bedingungen beachtet werden, damit die Analyseergebnisse nicht verfälscht werden. Man unterscheidet folgende Arten von Urinproben:

Spontanurin wird vom Patienten ohne besondere Vorgaben direkt in ein sauberes Gefäß gegeben und häufig für Routineuntersuchungen des Harns benutzt.

Mittelstrahlurin wird nach gründlicher Reinigung des Genitalbereichs nach Verwerfen der ersten Urinportion in einem sterilen Gefäß aufgefangen. Dafür lässt man die erste Hälfte des

Normale und krankhaft veränderte Urinmengen

Ausgehend von der Harnmenge, die während 24 Stunden ausgeschieden wird, können normale oder krankhafte Harnmengen unterschieden werden:

- ■ 1–1,5 Liter pro 24 Stunden = normale Harnmenge
- ■ Weniger als 0,5 Liter pro 24 Stunden = Oligurie
- ■ Weniger als 0,1 Liter pro 24 Stunden = Anurie
- ■ Mehr als 1,5–2 Liter pro 24 Stunden = Polyurie

Urins ins Becken laufen und hält erst dann das Gefäß darunter.

Morgenurin ist der erste morgens nach der Bettruhe gelassene Urin.

24-Stunden-Urin ist die Urinmenge, die nach Verwerfen der ersten Urinportion während 24 Stunden gesammelt wird. 24-Stunden-Sammelurin eignet sich vor allem zur Bestimmung der Harnmenge sowie zur Beurteilung der Eiweißausscheidung und zur Diagnose von Nierenerkrankungen.

Nach der Gewinnung der Urinprobe sollte der Harn so schnell wie möglich untersucht werden, da sich schon nach etwa zwei Stunden die Inhaltsstoffe zu verändern beginnen. Für die Urinprobe sollten nur keimfreie (sterile) Einmalgefäße, die Sie von Ihrem Arzt oder aus der Apotheke bekommen, verwendet werden. Für Kleinkinder oder Säuglinge gibt es spezielle Beutel oder man benutzt Windelproben. Bei Frauen ist Spontanurin häufig druch Beimengungen aus dem Genitaltrakt verunreinigt, weshalb Mittelstrahlurin für Harntests besser geeignet ist.

Allgemeine Urinuntersuchung

Zahlreiche bereits mit bloßem Auge erkennbare Veränderungen des Urins wie Trübung, Schaumentwicklung, Geruch und Farbe können auf bestimmte Gesundheitsstörungen hinweisen.

Trübung des Urins

Normaler Urin ist in der Regel hell und klar. Kleinere Flöckchen im unteren Teil des stehenden Sammelgefäßes sind unbedenklich. Auch Trübungen, die nach längerem Stehen der Urinprobe entstehen, haben keinen Krankheitswert. Ist jedoch der Urin unmittelbar nach dem Wasserlassen trübe, ist eine Erkrankung – häufig eine Nieren- oder Harnwegentzündung – wahrscheinlich. Eine Trübung entsteht meist durch die Beimischung von Eiter, in sehr seltenen Fällen auch durch Lymphflüssigkeit, die eine stark milchige Trübung verursachen kann – diese so genannte Chylurie kommt jedoch nur ganz selten vor.

Schaum auf dem Urin

Wird frischer Urin stark geschüttelt, bildet sich eine Schaumkrone. Wenn sich jedoch bereits nach kurzem Schütteln eine stabile Schaumkrone bildet, kann eine Erkrankung vorliegen.

Geruch des Urins

Normaler frischer Urin ist geruchlos oder nur sehr gering aromatisch (säuerlich) riechend. Aufgrund verschiedener Umstände kann es zu Geruchsveränderungen des Urins kommen. Dies kann beispielsweise der Verzehr bestimmter Nahrungsmittel sein, Arzneimitteleinnahme, Vergiftungen oder Infektionen – und wenn der Harn länger steht.

- Geruch bestimmter Nahrungsmittel: zum Beispiel Spargel, Knoblauch, bestimmte Früchte oder roher Fisch
- Birnenartiger Geruch: Arzneimittel wie Chloralhydrat
- Geruch nach weißer Schokolade: Multivitamin-Präparate, Vitamin-B-Komplex-Präparate
- Geruch nach bitteren Mandeln: Blausäure-Vergiftung
- Azeton-Geruch: Zuckerkrankheit (Diabetes mellitus)
- Ammoniak-Geruch: Infektion der Harnwege
- Schwefelwasserstoff-Geruch (»faule Eier«): Infektion der Harnwege mit Eiweißausscheidung

---

Harmlose Abweichungen

Bestimmte Lebensmittel können sowohl die Farbe als auch den Geruch von eigentlich gesundem Urin verändern.

Farbe des Urins

Farbveränderungen des Harns können sofort nach dem Wasserlassen, aber auch erst dann, wenn der Urin einige Zeit gestanden ist, auftreten.

- Eine helle goldgelbe Färbung hat normaler Urin bei normaler Flüssigkeitszufuhr.
- Helle wässrige Färbung bei Aufnahme großer Flüssigkeitsmengen weist auf Einnahme von Arzneimitteln zur Entwässerung (Diuretika) hin oder tritt nach Alkoholexzessen auf.
- Dunkle Färbung entsteht bei stark konzentriertem Urin durch geringe Flüssigkeitsaufnahme.
- Braune Färbungen (bierbraun, gelbbraun) können auf Gallenerkrankungen hinweisen, die zur Ausscheidung von Produkten des Blutfarbstoff-Stoffwechsels – zum Beispiel Bilirubin – führen. Darüber hinaus verursachen bestimmte, meist erblich bedingte

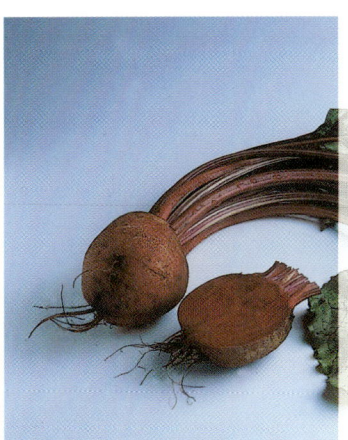

Der Genuss von Rote Beete verursacht eine harmlose Rotfärbung des Urins.

Stoffwechselerkrankungen (Alkaptonurie, Melanurie) eine dunkelbraune bis schwarze Verfärbung des Urins unter Lichteinfluss.

- Rotfärbungen können durch Blutbeimischung bei Nieren- und Harnwegerkrankungen oder Menstruation sowie durch verschiedene Arzneimittel oder Nahrungsmittel – zum Beispiel Rote Beete – verursacht werden.

- Weißlich-trübe Färbungen von frischem Urin deuten auf eitrige Entzündungsprozesse im Bereich der Nieren oder Harnwege hin.

- Arzneimittel können den Urin sehr unterschiedlich verfärben: gelb, rot, braun bis hin zu blau oder grün. Bestimmte Vitamine verursachen sogar eine gelblich-grünliche Fluoreszenz des Harns.

Spezifisches Gewicht

Das spezifische Gewicht des Harns gilt als Anhaltspunkt für die Menge der im Harn gelösten Substanzen und gibt Hinweise auf die Fähigkeit der Nieren, den Harn zu konzentrieren. Das spezifische Gewicht wird mit Hilfe eines Urometers gemessen, das in einen skalierten Messzylinder freischwimmend eingetaucht wird. Der maßgebliche Skalenwert wird am unteren Meniskusrand abgelesen. Das Messgerät liefert bei einer Temperatur von 15 °C korrekte Ergebnisse.

Erhöhte Werte

Das spezifische Gewicht des Harns kann bei Erbrechen oder Durchfallerkrankungen erhöht sein.

Verminderte Werte

Wenn das Konzentrierungsvermögen der Nieren beziehungsweise die Nierenfunktion herabgesetzt ist, erreicht das spezifische Gewicht des Harns nicht mehr die normalen Maximalwerte.

- Maximal 1,001–1,025 (Hyposthenurie): beispielsweise bei chronischer Nierenentzündung
- Maximal 1,010–1,012 (Isosthenurie): beispielsweise bei Nierenschwäche (Niereninsuffizienz) mit starker Funktionseinschränkung
- Maximal 1,001 (Asthenurie): beispielsweise bei »Wasserharnruhr« (Diabetes insipidus), bei Unfähigkeit der Nieren, den Harn zu konzentrieren

---

Normalwerte – Spezifisches Gewicht (Urin)

1,001–1,040

Laborprobe: Normalurin; Morgenurin; 24-Stunden-Urin

Teststreifenunter-suchung des Urins

Urin kann heute schnell und einfach mit Hilfe eines Teststreifens, der in den Urin getaucht wird, untersucht werden. Chemische Reaktionen, die auf bestimmten Testfeldern des Teststreifens ablaufen können, zeigen dann an, ob bestimmte Inhaltsstoffe vorhanden sind oder nicht, beziehungsweise ob Anteile bestimmter Inhaltsstoffe im Urin in abnorm veränderter Menge vorkommen.

Negative und positive Reaktionen sind möglich:

»**Negativ**« bedeutet ein normales Ergebnis. Ein normales (negatives) Ergebnis der Teststreifenuntersuchung des Urins bedeutet, dass die entsprechende Substanz nicht oder in einer Menge vorkommt, die die Nachweisgrenze des Teststreifens nicht überschreitet.

»**Positiv**« bedeutet ein abnorm verändertes Ergebnis.

Mit dem Urinteststreifen, der in der Apotheke erhältlich ist, kann man sich ohne großen Zeitaufwand und ohne aufwändige Messtechnik über die aktuelle Beschaffenheit des Urins orientieren. Diese Teststreifen liefern Ergebnisse mit mäßig bis guter Genauigkeit (71 bis 92 Prozent richtige Ergebnisse) – ein erfahrener Arzt wird den Teststreifen fast mit gleicher Präzision ablesen können wie ein modernes Farbmessgerät (Spektrophotometer). Die Nachweisgrenzen von Urinteststreifen sind so ausgelegt, dass möglichst viele gesunde Personen ausgeschlossen werden, wobei dann bei einem positiven Testergebnis berechtigter Verdacht auf eine Gesundheitsstörung oder Erkrankungen besteht – dies gilt insbesondere für die Bestimmung des pH-Wertes sowie der weißen und roten Blutkörperchen.

Urinteststreifen im Einsatz

Der Testvorgang

■ Der Teststreifen wird maximal eine Sekunde lang in den Urin eingetaucht und anschließend am Rand des Gefäßes abgestreift.

■ Die Farbveränderungen auf den Testfeldern werden nach einer vorgeschriebenen Wartezeit – in der Regel sind das 60 Sekunden – mit den Farbskalen auf der Packung verglichen.

Die Testfelder

■ pH-Wert
■ Rote Blutkörperchen (Erythrozyten)
■ Weiße Blutkörperchen (Leukozyten)
■ Eiweiß (Protein)
■ Nitrit
■ Zucker (Glukose)
■ Ketone
■ Urobilinogen
■ Bilirubin
■ Spezifisches Gewicht

Der pH-Wert

Der normale pH-Wert liegt zwischen 4,5 – 8,0. Ein pH-Wert 7 ist gleich neutral, niedriger als 7 sauer und höher als 7 bedeutet alkalisch (basisch). Für die Bestimmung verwendet man am besten Morgenurin bzw. Mittelstrahlurin.

Der pH-Wert des Harns gibt die Säure- oder Laugeneigenschaft des Urins an. Wenn der Urin sauer ist, ist der pH-Wert niedrig, wenn er basisch bzw. alkalisch ist, zeigen sich hohe Werte – die Werte sind abhängig von der Art der zugeführten Nahrungsmittel. Fleischliche Kost macht den Urin eher sauer und pflanzliche Kost eher alkalisch. Morgens ist der Urin meist sauer und mit den Mahlzeiten verschiebt sich der pH-Wert regelmäßig in den alkalischen Bereich – die »Basenfluten«. Die Abschwächung oder Aufhebung der normalen tageszeitlichen Schwankungen des pH-Werts kann auf zahlreiche Gesundheitsstörungen oder Erkrankungen hindeuten. Die regelmäßige Messung des Urin-pH-Werts kann vor allem bei bestimmten therapeutischen Maßnahmen sinnvoll sein – etwa wenn der pH-Wert zur Vorbeugung gegen Nierensteine in einen Bereich verschoben werden soll, der einer Steinbildung entgegenwirkt.

Erhöhte Werte

Bei vorwiegend vegetarischer Ernährung verschiebt sich der pH-Wert in den alkalischen Bereich. Auch Arzneimittel wie Carboanhydrase-Hemmer sowie verschiedene Stoffwechselerkrankungen können den Urin alkalisieren. Ständig erhöhte beziehungsweise basische pH-Werte in frischem Urin deuten auf einen Harnweginfekt durch krank machende Keime hin.

Nahrungsmittel, die den Urin alkalisieren (hohe pH-Werte)

- Gemüse
- Blattsalate
- Pilze
- Kartoffeln
- Obst
- Milch
- Stilles Mineralwasser

Verminderte Werte

Bei vorwiegend fleischlicher (eiweißreicher) Kost verschiebt sich der pH-Wert des Urins in den sauren Bereich. Das Arzneimittel Methionin kann den Harn ebenfalls ansäuern. Auch bösartige Tumorerkrankungen mit Eiweißzerfall, die Zuckerkrankheit (Diabetes mellitus) sowie Enzymmangelerkrankungen der Nieren können den pH-Wert vermindern. Ein saurer pH-Wert kann die Bildung von Harnsäuresteinen fördern.

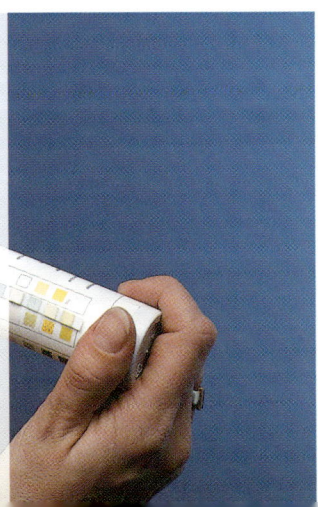

Zahlreiche Laborwerte des Urins (ph-Wert, Blut, Zucker, Eiweiß) können Sie mit Hilfe von Teststreifen selbst kontrollieren. Farbveränderungen der Testfelder können auf Krankheiten hinweisen.

Nahrungsmittel, die den Urin ansäuern (niedrige pH-Werte)

- Fleisch
- Wurst
- Fisch
- Geflügel
- Eier
- Käse
- Zucker
- Weißmehlprodukte
- Alkohol
- Kaffee

Rote Blutkörperchen (Erythrozyten, Blut)

Die Ausscheidung von bis zu drei roten Blutkörperchen (Erythrozyten) pro Mikroliter mit dem Urin gilt als normal. Die Nachweisgrenze des Teststreifens für Blut im Urin beträgt zehn rote Blutkörperchen pro Mikroliter. Ob ein positives Testergebnis durch Blut oder Blutfarbstoff (Hämoglobin) verursacht wurde, kann mit dem Teststreifen allein jedoch nicht geklärt werden. Abhängig von der Blutmenge unterscheidet man folgende Formen von Blut im Urin (Hämaturie):

Mikrohämaturie fünf bis zehn Erythrozyten pro Mikroliter Urin. Diese Mengen können im Harn allerdings nur chemisch oder mikroskopisch nachgewiesen werden – die Farbe des Urins bleibt unbeeinflusst.

Makrohämaturie Der Urin erscheint mit bloßem Auge sichtbar rötlich verfärbt, wobei mindestens 0,5 Milliliter Blut pro Liter Harn beziehungsweise etwa 2500 rote Blutkörperchen pro Mikroliter Harn vorhanden sind.

Die Ursachen eines deutlich blutigen Urins müssen unbedingt durch weitere Untersuchungen abgeklärt werden.

Erhöhte Werte

Ist das Testergebnis positiv, ist die Anzahl der roten Blutkörperchen im Urin erhöht. Blut im Urin findet sich bei einer Vielzahl von Erkrankungen – bevorzugt bei Krankheiten der Nieren, bei Nierensteinleiden oder Krebserkrankungen der Nieren.

Zustände und Erkrankungen mit Blut im Urin

- Blutungsübel
- Therapie mit gerinnungshemmenden Mitteln (Antikoagulanzien)
- Infektionen

Normalwerte – Erythrozyten (Urin)

Negatives Testergebnis

Laborprobe: Morgenurin

- Vergiftungen
- Entzündliche Nierenerkrankungen
- Nierenkrebserkrankungen
- Nierenverletzungen
- Nierenbeckensteine
- Entzündliche Blasenerkrankungen
- Blasenkrebserkrankungen
- Harnleitersteine
- Blasensteine
- Harnleitererkrankungen
- Prostataerkrankungen
- Strahlentherapie

> ### Warnsignal
>
> Eine länger bestehende schmerzlose Mikrohämaturie ohne weitere Beschwerden kann das erste oder einzige Symptom eines Steinleidens oder einer Tumorerkrankung im Bereich der Blase oder der Nieren sein!

Blut im Urin

Die Farbe des Blutes im Urin kann unter Umständen auf den Ort der Blutung hinweisen:

- Bräunliches Blut: Stammt das Blut aus dem Bereich der Niere, ist der Urin häufig bräunlich verfärbt.
- Hellrotes Blut: Blut, das aus der Harnröhre stammt, die den Urin aus der Blase nach außen ableitet, hat einen helleren, rötlichen Farbton.

Weiße Blutkörperchen (Leukozyten)

Mit dem Urinteststreifen können Leukozytenzahlen im Grenzbereich von 10 bis 25 Leukozyten pro Mikroliter Urin nachgewiesen werden. Weniger als 10 Leukozyten pro Mikroliter Urin sind unbedenklich, 10 bis 20 Leukozyten pro Mikroliter Urin gelten als verdächtig und mehr als 20 Leukozyten pro Mikroliter Urin als Krankheitszeichen. Der Teststreifen misst die Esterase-Aktivität von neutrophilen weißen Blutzellen. Ist das Testergebnis sicher positiv, sollte in jedem Fall eine mikrobiologische Untersuchung des Urins durchgeführt werden.

Erhöhte Werte

Zeigt das Testergebnis positive Werte, ist die Anzahl der weißen Blutkörperchen (Leukozyten) im Urin erhöht. Dies gilt als wichtiger Hinweis auf infektiöse oder entzündliche Erkrankungen der Nieren und des Harnwegsystems.

Normalwerte – Leukozyten (Urin)

Negatives Testergebnis

Laborprobe: Mittelstrahlurin; Morgenurin

Zustände und Erkrankungen mit erhöhten Leukozytenzahlen im Urin

- Entzündliche Erkrankungen der Nieren
- Entzündliche Erkrankungen der ableitenden Harnwege
- Fieberzustände bei Kindern (nicht behandlungsbedürftig)
- Körperliche Belastung

Eiweiß (Protein)

Eiweiß (Protein) wird normalerweise nur in sehr geringer Konzentration mit dem Urin ausgeschieden. Da der Teststreifen für den Eiweißnachweis nicht sehr empfindlich ist, kann man bei einem positiven Ergebnis in der Regel davon ausgehen, dass schon eine fortgeschrittene Erkrankung der Nieren vorliegt. Die Durchlässigkeit der Filtermembranen in den Nieren ist dann vermutlich krankheitsbedingt erhöht, wobei lebenswichtige Eiweißstoffe nicht mehr zurückgehalten werden können und mit dem Urin ausgeschieden werden.

Erhöhte Werte

Bei erhöhten Eiweißwerten im Urin ist das Testergebnis positiv. Fast alle meist entzündlichen Nierenerkrankungen führen zu einer krankhaft erhöhten Eiweißausscheidung mit dem Urin und einem positiven Testergebnis.

Zustände und Erkrankungen mit erhöhter Eiweißausscheidung mit dem Urin

- Entzündliche Erkrankungen der Nieren (Glomerulonephritis)
- Entzündliche Erkrankungen der Nierengefäße (Glomerulosklerose)
- Fieberhafte Zustände
- Vergiftungsbedingte Nierenleiden
- Herzinfarkt
- Herzschwäche (Herzinsuffizienz)
- Arzneimittel
- Vergiftungen
- Erhitzung (nicht behandlungsbedürftig)
- Unterkühlung (nicht behandlungsbedürftig)
- Körperliche Belastung (nicht behandlungsbedürftig)
- Emotionaler Stress (nicht behandlungsbedürftig)
- Orthostase (nicht behandlungsbedürftig)

Normalwerte – Eiweiß (Urin)
Negatives Testergebnis
Laborprobe: Morgenurin

Nitrit

Normalwerte – Nitrit (Urin)

Negatives Testergebnis

Laborprobe: Morgenurin

Harn enthält in der Regel Nitrat. Viele Bakterien, die Harnweginfektionen verursachen, verändern Nitrat zu Nitrit. Ein positiver Nitrit-Test ist deshalb ein wichtiger Hinweis auf eine vorliegende Harnweginfektion. Ist das Testergebnis sicher positiv, sollte in jedem Fall eine mikrobiologische Untersuchung des Urins durchgeführt werden (Urinkultur zur Bestimmung des infektiösen Keims). Ein positives Testergebnis ohne zusätzliche Beschwerden gilt als Befund ohne Krankheitswert und muss nicht behandelt werden.

> **Nitrit-Test**
>
> Ein negativer Nitrit-Test kann nicht als Beweis für keine bakterielle Harnweginfektion gelten, da nicht alle verursachenden Keime Nitrit bilden!

Erhöhte Werte

Ist Nitrit im Urin nachweisbar, verändert sich die Farbe des Testfeldes. Man kann dann von einer Keimzahl von etwa 10^7 Keimen pro Milliliter Urin ausgehen – eine sehr hohe Keimzahl. Wenn darüber hinaus auch die Leukozyten- und Bluttestergebnisse positiv sind, ist eine Harnweginfektion sehr wahrscheinlich, die ärztlich behandelt werden muss.

Zustände und Erkrankungen mit positivem Nitrit-Nachweis
- Harnweginfektionen
- Nireninfektionen
  - Prostataentzündung
  - Bakterienausscheidung ohne Beschwerden (nicht behandlungsbedürftig)
  - Höheres Lebensalter (nicht behandlungsbedürftig)

Einflussfaktoren des Urin-Nitritwertes
- Fehlende Nitratausscheidung (Frühgeborene, Neugeborene)
- Zu kurze Verweildauer des Urins in der Blase (falsch-negatives Ergebnis)
- Abgestandener Urin (nachträgliche bakterielle Verunreinigung mit falsch-positiven und falsch-negativen Ergebnissen)
- Sehr hohe Bakterienzahl
- Bakterien, die kein Nitrit aus Nitrat bilden (Staphylokokken, Enterokokken)
- Vitamin-C-Zufuhr (Ascorbinsäure)

Zucker (Glukose)

Normalwerte – Glukose (Urin)

Testergebnis Negativ

Laborprobe: Morgenurin; Mittelstrahlurin

Erreicht der Blutzuckerspiegel eine gewisse Höhe (160 bis 180 Milligramm Prozent), wird die so genannte Nierenschwelle überschritten, dabei wird Zucker vermehrt mit dem Urin ausgeschieden. Glukose im Urin gilt als wichtiger Hinweis auf eine Zuckerkrankheit (Diabetes mellitus). Auch zahlreiche andere Drüsenerkrankungen, etwa der Nebennieren oder der Schilddrüse, können zu einem positiven Uringlukose-Testergebnis führen.

Der Harnzuckertest kann bei älteren Menschen negativ ausfallen, obwohl der Zuckerstoffwechsel massiv gestört ist. Dies beruht auf der mit dem Alter ansteigenden Nierenschwelle. Vitamin-C-Einnahme kann falsch-negative Ergebnisse verursachen.

Erhöhte Werte

Bei einem positiven Testergebnis ist die Zuckerausscheidung mit dem Urin erhöht. In diesem Fall steht an erster Stelle der Verdacht auf eine mögliche Zuckerkrankheit.

Zustände und Erkrankungen mit positivem Zucker-Nachweis
- Zuckerkrankheit (Diabetes mellitus)
- Steroiddiabetes (Cushing-Syndrom)
- Nebennierenmarkerkrankung (Phäochromozytom)
- Schilddrüsenüberfunktion (Hyperthyreose)
- Bauchspeicheldrüsenentzündung (Pankreatitis)
- Herzinfarkt
- Nierenschädigungen (Nephropathien)

Ketone

Normalwerte – Ketone (Urin)

Negatives Testergebnis

Laborprobe: Morgenurin; Mittelstrahlurin

Bei der Zuckerkrankheit liegt in der Regel eine Zuckerverwertungsstörung vor. Dies bedeutet, dass dem Organismus nicht mehr genügend Energie in Form von Zucker (Glukose) zur Verfügung steht und er deshalb verstärkt auf die Energiegewinnung aus dem Abbau von Fettsäuren zurückgreift. Bei diesem Vorgang entstehen so genannte Ketonkörper, die Ketone.

Erhöhte Werte

Ist das Testergebnis positiv, liegt eine erhöhte Ketonausscheidung mit dem Urin vor. Dies gilt als wichtiger Hinweis auf eine mögliche Zuckerkrankheit.

Zustände und Erkrankungen mit positivem Keton-Nachweis

- Zuckerkrankheit (Diabetes mellitus)
- Mangelernährung
- Fasten
- Schilddrüsenüberfunktion
- Körperliche Belastung
- Erbrechen
- Durchfall
- Schwangerschaft
- Fieber

Urobilinogen/Bilirubin

Bilirubin entsteht beim Abbau des roten Blutfarbstoffes (Hämoglobin), wird von der Leber aufgenommen und an die Gallenflüssigkeit abgegeben. Ist Bilirubin im Urin nachweisbar, deutet dies auf eine Verschlusskrankheit der Gallenwege oder entzündliche Erkrankungen der Leber oder Gallenwege hin. Bilirubin wird im Darm zu Urobilinogen umgebaut und dann in den Darm-Leber-Kreislauf zurückgeführt. Die erhöhte Urobilinogen-Ausscheidung mit dem Urin kann auf Lebererkrankungen oder Blutarmut beruhen.

Erhöhte Werte

Sind bei positiven Werten Urobilinogen beziehungsweise Bilirubin im Urin nachweisbar, müssen weitere Untersuchungen durchgeführt werden.

Zustände und Erkrankungen mit positivem Urobilinogen/Bilirubin-Nachweis

- Entzündliche Erkrankung der Gallenwege
- Entzündliche Erkrankung der Leber (Hepatitis)

Normalwerte – Urobilinogen/Bilirubin (Urin)

Negatives Testergebnis

Laborprobe: Morgenurin; Mittelstrahlurin

- Blutarmut (hämolytische oder perniziöse Anämie)
- Leberzirrhose
- Stauungsleber bei Herzschwäche

Verminderte Werte

Ein negatives Testergebnis bezüglich des Urobilinogens kann unter Umständen gleichfalls auf eine Erkrankung hinweisen. Wenn keine Galle fließen kann, weil aufgrund einer Schädigung keine Galle produziert wird oder ein Verschluss der Gallenwege vorliegt, kann auch im Darm kein Urobilinogen gebildet werden. Im Urin ist dann kein Urobilinogen nachweisbar.

Zustände und Erkrankungen mit negativem Urobilinogen-Nachweis
- Verschlusserkrankung der Gallenwege (Verschlussikterus)
- Fehlende Galleproduktion

Spezifisches Gewicht

Ein Testfeld des Urinteststreifens zeigt auch das aktuelle spezifische Gewicht des Urins an. Die Einzelheiten von Veränderungen des spezifischen Gewichtes wurden auf Seite 56 behandelt.

Mikroskopische Untersuchung des Urins

Die mikroskopische Untersuchung bestimmter Bestandteile des Harns im »Harnsediment« ist vor allem bei Patienten sinnvoll, die aktuelle Beschwerden haben, an chronischen Erkrankungen der Nieren und der Harnwege leiden oder bei welchen die Urinteststreifenergebnisse für Blut (Mikrohämaturie) oder Eiweiß (Proteinurie) positiv waren. Unter Harnsediment versteht man feste organische und anorganische Bestandteile des Urins, die sich nach dem Zentrifugieren oder wenn der Harn länger steht am Boden des Uringefäßes absetzen. Harnsediment kann Epithelzellen, Blutkörperchen, winzige zylindrische Teilchen und Kleinstlebewesen (Mikroorganismen) enthalten sowie mikroskopisch kleine Kristalle anorganischer Salze.

Epithelzellen

Plattenepithelzellen können aus dem äußeren Genitalbereich oder der Harnröhre stammen, sind diagnostisch ohne Bedeutung und haben keinen Krankheitswert.

Harnsediment-Bestandteile bei mikroskopischer Untersuchung

- ■ Epithelzellen
- ■ Blutkörperchen
- ■ Zylinder
- ■ Mikroorganismen
- ■ Kristalle

Laborprobe für die mikroskopische Untersuchung

- Saurer Mittelstrahlurin
- Spezifisches Gewicht nicht unter 1,010
- Laborprobe muss innerhalb von vier Stunden verarbeitet werden
- Untersuchung in einem Speziallabor oder einer urologischen Praxis

Übergangsepithelzellen können aus den ableitenden Harnwegen stammen. Ist gleichzeitig die Anzahl der weißen Blutkörperchen im Urin erhöht (Leukozyturie), deutet dies auf entzündliche Prozesse hin.

Nieren- oder Nierentubulusepithelzellen weisen auf eine Schädigung der Nierentubuli hin. Sind in diese Nierentubulusepithelzellen Fetttröpfchen eingelagert (Fettkörnchenzellen), gilt dies als typisches Zeichen für eine schwere Nierenerkrankung (nephrotisches Syndrom).

Blutkörperchen

In der Regel sind im Harnsediment unter dem Mikroskop nur sehr geringe Mengen von roten und weißen Blutkörperchen zu finden. Sind Blutkörperchen in erhöhter Anzahl vorhanden, liegt meist ein krankhaftes Geschehen vor.

Zylinder

Werden so genannte Harnzylinder, das sind walzenförmige Ausgüsse der Nierentubuli, im Harnsediment beobachtet, kann davon ausgegangen werden, dass die Nieren erkrankt sind. Wenn diese Zylinder besonders dick oder breit sind, deutet dies auf eine Nierenschwäche (Niereninsuffizienz) hin.

Man unterscheidet verschiedene Arten von Zyindern:

Hyaline Zylinder können vor allem bei Harnstauung und Nierenschäden, aber auch bei Gesunden nach körperlicher Belastung, fieberhaften Infektionen und bei Einnahme entwässernder Arzneimittel (Diuretika) beobachtet werden.

Plasmaproteinzylinder sind in der Regel ein Anzeichen für akute oder chronische und fortgeschrittene Nierenerkrankungen.

Zellzylinder weisen vor allem auf entzündliche Nierenerkrankungen hin.

Mikroorganismen

Werden Bakterien und Pilze – mit Ausnahme von Soor (Candida albicans) – im Harnsediment beobachtet, muss nicht unbedingt eine krankhafte Infektion angenommen werden. Mikroskopisch nachweisbare Trichomonaden zeigen eine vaginale Trichomonadeninfektion an, die von einem Arzt behandelt werden sollte.

Kristalle

Kristallförmige Urinbestandteile sind unter anderem Urat, Harnsäure, Kalziumoxalat, Ammonium-Magnesium-Phosphat und Kalziumkarbonat. Die Kristallformen haben in der Regel keine besondere Bedeutung für eine Diagnose. Bei Nierensteinleiden können bestimmte Salze (beispielsweise Kalziumoxalat) in größerer Menge vorhanden sein. Werden Kristalle der Aminosäuren Tyrosin und Leucin beobachtet, kann dies als typischer Hinweis auf schwere Lebererkrankungen betrachtet werden. Auch nach Einnahme bestimmter Arzneimittel (beispielsweise Sulfonamide) können diese Substanzen kristallisiert im Urin ausgeschieden werden.

Mikrobiologische Untersuchung des Urins

Wenn die Ergebnisse der verschiedenen Untersuchungsverfahren des Harns darauf hinweisen, dass eine infektiöse Erkrankung vorliegt, kann eine mikrobiologische Untersuchung des Urins sinnvoll sein. Mit Hilfe der mikrobiologischen Untersuchung kann der krank machende Keim identifiziert, der Infektionsherd lokalisiert und die Wirksamkeit bestimmter Antibiotika gegen diesen Keim getestet werden. Zu dem Zweck wird der zu untersuchende Urin auf Nährböden aufgebracht. Nach einiger Zeit kann man die Keimzahl bestimmen, beurteilen, ob eine bakterielle Einfach- oder Mehrfachkultur vorliegt – und möglicherweise herausfinden, welcher Keim die Harnweginfektion verursacht haben könnte.

Stuhl

Stuhl und Urin sind die wesentlichen Ausscheidungsprodukte des Körpers. Die Untersuchung des Stuhls auf Farbe, Festigkeit, Geruch, Schleimauflagerungen oder unverdaute Nahrungsbestandteile sowie Labortests können wertvolle Hinweise auf Darmfunktionsstörungen oder den Ursprung vieler anderer Erkrankungen geben. Die wichtigste Stuhluntersuchung ist der Test auf verborgenes (ok-

kultes) Blut im Stuhl. Bei deutlich sichtbaren Veränderungen des Stuhls sowie plötzlichen Veränderungen der Stuhlgewohnheiten sollte ein Arzt konsultiert werden, damit mögliche Erkrankungen frühzeitig erkannt und behandelt werden können.

Es gibt verschiedene medizinische Untersuchungen, mit denen Blutungsursachen ermittelt werden können: eine Enddarm-

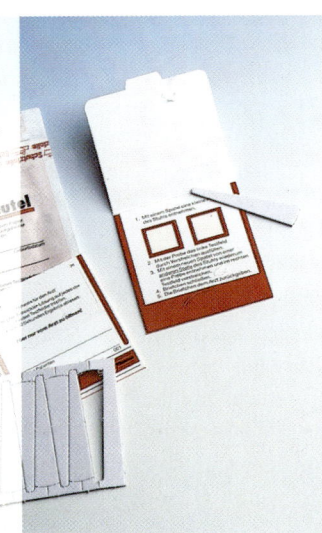

Für die Stuhl-untersuchung wird an drei aufeinanderfol-genden Tagen jeweils eine Stuhlprobe auf ein Testbrief-chen aufgetra-gen. Die Labor-analyse zeigt, ob verborgenes Blut im Stuhl ist.

Verdauungstrakt (Speiseröhre, Magen, Dünn-, Dick-, Enddarm) und wird als Stuhl über den After ausgeschieden – der Verdauungsvorgang dauert etwa 24 Stunden.

Die Farbe des Stuhls

Die normale Farbe des Stuhls ist bräunlich und wird durch den Gallenfarbstoff Bilirubin hervorgerufen. Folgende Farbveränderungen können auf Funktionsstörungen und Erkrankungen hinweisen:

- Hellrote Blutauflagerung: Hämorriden oder Verdacht auf eine Blutung im Enddarmbereich
- Blutrote Färbung: mögliche Blutung im Dickdarmbereich
- Schwarze Färbung (»Teerstuhl«): mögliche Blutung im oberen Darmbereich oder im Magen; Therapie mit eisen- oder kohlehaltigen Arzneimitteln
- Helle lehmige Beschaffenheit: mögliche Funktionsstörung der Fettverdauung oder behinderter Gallenabfluss
- Graue salbenartige Beschaffenheit: mögliche Erkrankung der Bauchspeicheldrüse

untersuchung mit dem tastenden Finger, ein Stuhlprobentest, ein Bluttest, eine Röntgenkontrastuntersuchung oder endoskopische Untersuchungen der Speiseröhre und des Magens sowie mit einer endoskopischen Sonde, die durch den After in den Darm nach oben geschoben wird. Darüber hinaus können auch Gewebeproben zur genaueren Analyse entnommen werden.

Blutmenge

Wie viel Blut im Stuhl abgeht, ist schwer festzustellen, denn bereits zwei Teelöffel Blut bewirken eine Schwarzfärbung des Stuhls.

Abfallentsorgung

Der menschliche Körper scheidet verbrauchte und unverdauliche Nahrungsbestandteile sowie Giftstoffe mit dem Stuhl aus. Die mit dem Mund aufgenommene Nahrung durchläuft den gesamten Sichtbares oder verstecktes (okkultes) Blut im Stuhl ist immer als Alarmzeichen einzustufen und sollte Anlaß für einen Arztbesuch sein.

Okkultes Blut im Stuhl

Die meisten Ursachen für Blut im Stuhl sind harmlos und leicht zu behandeln. Allerdings verlaufen schwerwiegende Erkrankungen im Verdauungstrakt oft ohne Beschwerden, bis die Stuhlverfärbung auf eine Blutung hinweist. Aus diesem Grund wird jedes Anzeichen für Blut im Darmtrakt bis zum Beweis des Gegenteils als mögliches Krebssymptom betrachtet.

Krebsvorsorge

Der Nachweis von nicht sichtbarem (okkultem) Blut im Stuhl mit Hilfe eines einfachen Tests (»Haemoccult-Test«) ist eine medizinische Basisuntersuchung, die für die wirksame Vorbeugung von Krebserkrankungen des Darmtrakts von großer Bedeutung ist – das Testverfahren weist nicht Blut, sondern den Blutfarbstoff (Hämoglobin) nach. Aktuelle wissenschaftliche Studien haben nachgewiesen, dass mit einer konsequenten regelmäßigen Anwendung des Haemoccult-Tests – kombiniert mit anderen Diagnoseverfahren – die Sterblichkeit an Darmkrebserkrankungen deutlich gesenkt werden kann. Mit einer weiter gehenden Laboruntersuchung von Stuhlproben können darüber hinaus auch Fragestellungen zur Abwehrfunktion (Immunologie) beurteilt werden. Der Test auf okkultes Blut im Stuhl wird vor allem bei zwei Gruppen von Patienten durchgeführt:

Patienten ohne Beschwerden: Im Rahmen der Krebsvorsorgeuntersuchung ab dem 45. Lebensjahr wird der Stuhltest einmal jährlich empfohlen, um Darmkrebserkrankungen frühzeitig erkennen zu können.

Patienten mit Beschwerden: Wenn ein Patient etwa unklare Bauchschmerzen hat und ein Verdacht auf ein entzündliches Geschehen oder Tumoren im Darmbereich besteht, ist ein Haemoccult-Test sinnvoll.

Normalwerte – Okkultes Blut im Stuhl

Negativ = kein Blut im Stuhl nachweisbar

Laborprobe: Auf drei Stuhlproben-Testbriefchen werden an drei aufeinander folgenden Tagen mit einem kleinen Spatel Stuhlproben von jeweils unterschiedlichen Stellen des Stuhls aufgetragen. Drei Tage vor der Stuhlprobenentnahme sollte die Einnahme von rohem oder halbrohem Fleisch, Wurst, Acetylsalicylsäure-, Vitamin-C- und Eisenpräparaten verzichtet werden. Besondere Testanwendungsvorschriften sollten beachtet werden (etwa bei Menstruation). Bei Durchfall ist der Test nicht sinnvoll.

Erhöhte Werte

Bei einem positiven Test auf okkultes Blut im Stuhl muss so lange nachgeforscht werden, bis die Ursache der Blutung gefunden ist. In der Regel werden dazu der Reihe nach folgende weitere Untersuchungen durchgeführt:

- Inspektion der Afterregion: Es können Hämorriden oder Aftererkrankungen entdeckt werden.
- Enddarmtastung mit dem Finger (digitale Untersuchung): Beispielsweise werden Enddarmpolypen gefunden.
- Endoskopuntersuchung des Darms (Koloskopie): Möglicherweise haben entzündliche Darmerkrankungen die Blutung verursacht.
- Endoskopuntersuchung des Magens (Gastroskopie): Blutungsursache können Magengeschwüre sein.
- Dünndarmuntersuchung: Es werden beispielsweise Darmausstülpungen (Divertikel) entdeckt, die sich entzünden können.

Wenn nach diesen Untersuchungen keine Blutungsquelle identifiziert werden kann, ist das Testergebnis als falsch-positiv zu bewerten. In Zweifelsfällen oder nach erfolgter Behandlung sollte der Stuhltest nach drei bis sechs Monaten wiederholt werden.

Zustände und Erkrankungen mit Blut im Stuhl

- Hämorriden
- Entzündung der Afterschleimhaut (Analfissur)
- Entzündung von Darmausstülpungen (Divertikulitis)
- Magengeschwür (Magenulkus)
- Zwölffingerdarmgeschwür (Duodenalulkus)
- Speiseröhrenkrampfadern (Ösophagusvarizen)
- Colitis ulcerosa
- Crohn-Krankheit
- Blutgerinnungsstörung
- Bluterkrankheit (Hämophilie)
- Mangel an Blutplättchen (Thrombopenie)
- Magenkrebs
- Darmkrebs

Arznei- und Nahrungsmittel, die den Stuhl blutrot bis schwarz färben können

- Antibiotika
- Eisenhaltige Mittel
- Entzündungshemmende Mittel (Antirheumatika)
- Heidelbeeren
- Herz-Kreislauf-Mittel-Kombinationen
- Kaliumhaltige Mittel
- Kohlepräparate
- Kortisone
- Lakritzeprodukte
- Schmerzmittel
- Wismuthaltige Mittel

Stuhlflora

Für eine normale Verdauungsfunktion müssen sich verschiedene Arten von Bakterien (Darmflora) im Darmtrakt befinden. Ein ausgewogenes Verhältnis der Anzahl der Bakterien zueinander ermöglicht einen ungestörten Verdauungsprozess.

Durch Ernährungsfehler, Krankheiten oder Arzneimittel kann es zur Zerstörung von Bakterien und einer Verschiebung des Darmflora-Gleichgewichts kommen, die die Beschaffenheit der Stuhlausscheidung (Stuhlflora) verändern. Zusätzliche Untersuchungen der Stuhlflora im Labor können dann sinnvoll sein.

> **Testergebnis**
> Ein negatives Testergebnis schließt eine Darmtumorerkrankung nicht automatisch aus!

Verdauungsrückstände Vermehrt unverdaute Nahrungsbestandteile (Muskelfasern, Stärke, Fett) weisen auf Fehlfunktionen der Bauchspeicheldrüse, der Gallenblase oder des Dünndarms hin.

Chymotrypsin, Pankreatische Elastase 1 Damit wird die Bauchspeicheldrüsenfunktion beurteilt.

Gesamtfett Eine vermehrte Fettausscheidung weist auf eine gestörte Fettverdauung (Bauchspeicheldrüsenstörung, Gallensäuremangel) oder Fettaufnahme (Dünndarmstörung) hin.

Gesamtgallensäuren Vermehrt Gallensäuren im Stuhl weisen auf entzündliche Darmerkrankungen oder eine bakterielle Überwucherung des Dünndarms hin.

Milchsäure Vermehrt Milchsäure im Stuhl kann auf eine bakterielle Überwucherung des Dünndarms und Nahrungsmittelunverträglichkeiten hinweisen.

Stickstoff Eine vermehrte Stickstoffausscheidung ist bei zahlreichen Darmerkrankungen nachweisbar.

Entzündungsmarker Vermehrt PMN-Elastase oder Lysozym im Stuhl weist auf entzündliche Darmerkrankungen hin.

Fäkales Immunglobulin A Verminderte Werte sind bei zahlreichen Störungen der Abwehrfunktion der Darmschleimhaut nachweisbar (Allergie, Neurodermitis, chronische Infektionsanfälligkeit).

Krank machende Bakterien (bakterielle Enteropathogene) Zahlreiche Bakterien können die Verdauungsfunktion stören und verursachen in der Regel Durchfälle – Salmonellen, Shigellen, Campylobacter, Yersinien, Clostridien, Escherichia-coli-Arten (EHEC), Helicobacter pylori.

Krank machende Viren (virale Enteropathogene) Rota- und Adenoviren verursachen vor allem bei Säuglingen und Kleinkindern wässrige Durchfallerkrankungen.

Krank machende Parasiten (parasitäre Enteropathogene) Am häufigsten verursachen Amöben und Lamblien Darmfunktionsstörungen.

Mineralstoffe, Spurenelemente und Vitamine

Mineralstoffe und Vitamine sind ebenso wie die Spurenelemente für den Körper lebenswichtige Substanzen. Diese Stoffe nehmen wir meist mit der Nahrung auf, manche kann der Körper auch selbst herstellen. Ein Überschuss kommt eher selten vor und ist mit einigen Ausnahmen nicht schädlich, ein Mangel kann jedoch teilweise schwere gesundheitliche Störungen hervorrufen. In diesem Kapitel erfahren Sie, welche dieser Substanzen Sie in welcher Menge benötigen. Wichtig ist der Hinweis auf besondere Lebenssituationen oder -gewohnheiten, die unter Umständen einen erhöhten Bedarf zur Folge haben.

Mineralstoffe

Eine ausreichende Menge von lebenswichtigen Mineralstoffen erhält der Körper normalerweise durch die Nahrungsaufnahme. Mineralstoffe kommen im Körper in Gramm-Mengen vor und werden deshalb auch Mengenelemente genannt. Sie sind für eine Vielzahl wichtiger Körperfunktionen von großer Bedeutung – unter anderem für den Knochenaufbau, die Regulierung des Salz- und Wasserhaushalts (»Elektrolyte«) sowie für die Nerven-, Muskel- und Blutgerinnungsfunktion. Diese lebenswichtigen Mineralstoffe hat der Körper im Normalfall immer in ausreichender Menge vorrätig.

Ein Mangel oder ein Überangebot an Mineralstoffen im Körper kann die normale Mineralstoffverteilung verändern und zu schweren gesundheitlichen Störungen führen. Grundsätzlich können sich die Mengenanteile der Mineralstoffe im Körper durch einen Mangel, einen erhöhten Bedarf oder Verluste an Mineralstoffen verschieben, was durch die Ernährung, Krankheit oder bestimmte Lebensumstände verursacht sein kann.

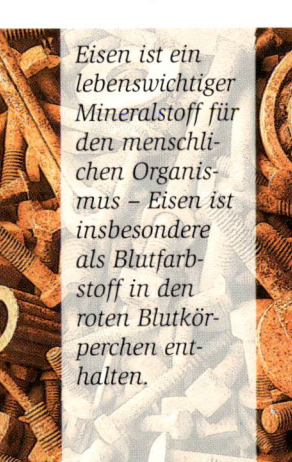
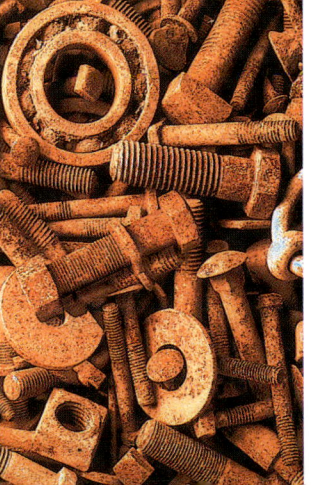

Eisen ist ein lebenswichtiger Mineralstoff für den menschlichen Organismus – Eisen ist insbesondere als Blutfarbstoff in den roten Blutkörperchen enthalten.

Die Messwertbestimmung beispielsweise der Mineralstoffe Natrium, Kalium, Kalzium und Eisen gehört seit langem zu den Basisuntersuchungen jedes klinisch-chemischen Labors. Diese Kenngrößen liefern wertvolle Informationen über lebenswichtige Körperfunktionen und Stoffwechselvorgänge. Das notwendige Gleichgewicht der Mineralstoffe im Körper kann durch zahlreiche Faktoren verändert oder ungünstig beeinflusst werden. Hierzu gehört vor allem die derzeit aktuelle einseitige Ernährung durch Fast-food-Lebensmittel. Aber auch Konsumgifte wie Alkohol und Nikotin sowie chronische Stressbelastung, Umweltschadstoffe oder Arzneimitteleinnahme können eine Unterversorgung des Körpers mit lebenswichtigen Mineralstoffen verursachen. Bestimmte Entwicklungsphasen des Menschen wie Pubertät oder Schwangerschaft oder eben bestimmte Risikogruppen wie Raucher und Alkoholiker sind von chronischem Mineralstoffmangel besonders bedroht. Auch bei chronischen Erkrankungen ist die Erstellung eines Mineralstoff- und Spurenelementestatus als Laborbasisuntersuchung durchaus sinnvoll.

Die wichtigsten Mineralstoffe

Mineralstoff	Menge im Körper
Natrium (Na)	80 g
Chlorid (Cl)	75 g
Kalium (K)	130–150 g
Kalzium (Ca)	1500 g
Phosphor (P)	750 g

Veränderungen des Mineralstoff-Gleichgewichts

Mangel an Mineralstoffen

- Mangelernährung
- Fehlernährung
- Diät

- Alkoholismus
- Hohes Lebensalter
- Chronische Erkrankungen

Erhöhter Bedarf an Mineralstoffen

- Schwangerschaft
- Stillzeit
- Schwere körperliche Belastung

- Fieber
- Infektionskrankheiten

Verlust von Mineralstoffen

- Schwitzen
- Erbrechen
- Durchfall

- Nierenerkrankungen
- Arzneimittel

Natrium (Na)

Normalwerte – Natrium

Erwachsene 135–145 mmol/l   **Kinder** (älter als ein Jahr) 134–143 mmol/l

Laborprobe: Blutserum; Blutplasma

Natrium ist überwiegend in Kochsalz (Natriumchlorid /NaCl) enthalten. Natrium kommt überall vor – hauptsächlich in Meerwasser, das zwei bis drei Prozent Kochsalz enthält. Im Körper findet sich Natrium zu 98 Prozent außerhalb der Zellen (häufigstes extrazelluläres positives Ion). Der Natriumstoffwechsel ist vor allem für die Regulierung des Wasserhaushaltes und des Säure-Basen-Gleichgewichts im Körper von großer Bedeutung – darüber hinaus auch für das Durstsystem, verschiedene Hormonsysteme (insbesondere der Nieren), die richtige Flüssigkeitsverteilung im Körper und bioelektrische Funktionen der Nerven und Muskeln. Natrium wird zum Großteil über den Dünndarm aufgenommen und über die Nieren ausgeschieden.

Natrium-Tagesbedarf
- 3–5 g

Natrium-Nahrungsquellen
- Kochsalz
- Fleisch
- Wurstwaren
- Backwaren
- Salzheringe

Erhöhte Werte
Erhöhte Natriumwerte im Blut (Hypernatriämie) entstehen in der Regel dadurch, dass der Organismus Flüssigkeit verliert und die Wasseraufnahme vermindert ist. Dies kommt vor allem bei alten Menschen und bei Kindern häufiger vor. Die Beschwerden umfassen unter anderem Nervosität, Ruhelosigkeit, Erregbarkeit und Muskelzittern.

Zustände und Erkrankungen mit erhöhten Natriumwerten
- Durchfall
- Schwitzen
- Zuckerkrankheit (Diabetes mellitus)
- Diabetes insipidus (erhöhte Wasserausscheidung durch Störung der Nierenfunktion oder des zentralen Nervensystems)
- Dialyse
- Flüssigkeitsverluste über den Darm oder die Haut
- Neugeborene
- Kochsalzvergiftung (Kochsalzinfusionen, -tabletten, Trinken von Meerwasser)
- Essenzielles Hypernatriämie-Syndrom
- Primärer Hyperaldosteronismus

Verminderte Werte

Wenn die Natriumwerte im Blut vermindert sind (Hyponatriämie), ist auch die Verdünnungsleistung der Nieren vermindert. Dieser Zustand kann durch zahlreiche Störungen oder Erkrankungen verursacht werden. Häufig hat der Betroffene keine Beschwerden, bei schwerem Natriummangel können jedoch auch Erbrechen, Krämpfe, Bewusstseinstrübung (Apathie) und Unterkühlung auftreten.

Zustände und Erkrankungen mit verminderten Natriumwerten

- Erhöhte Wasserzufuhr (Verdünnungshyponatriämie) durch vermehrtes Trinken oder Infusionen
- Erbrechen
- Durchfall
- Fieber
- Starkes Schwitzen
- Zuckerkrankheit (Diabetes mellitus)
- Arzneimittel (Diuretika, Antidepressiva)
- Herzschwäche (Herzinsuffizienz)
- Verbrennungen
- Nierenerkrankungen (Salzverlustniere, Nierenschwäche, nephrotisches Syndrom)
- Nebennierenrindenschwäche (Addison-Krankheit)
- Schilddrüsenunterfunktion (Hypothyreose, Myxödem)
- Hormonstörung (erhöhte ADH-Sekretion, SIADH)
- Bauchspeicheldrüsenentzündung (Pankreatitis)
- Bauchfellentzündung (Peritonitis)
- Leberzirrhose

Chlor (Cl)

Chlor beziehungsweise das in Flüssigkeiten negativ geladene Chlorid ist der wichtigste Bindungspartner für Natrium. Es kommt auch vor allem im Kochsalz (Natriumchlorid/NaCl) vor. Chlorid ist zusammen mit Natrium für die richtige Flüssigkeitsverteilung im Körper von größter Bedeutung und liegt ebenfalls zum größten Teil in Körperräumen außerhalb der Zellen (extrazellulär) vor. Chlorid wird über den Darm aufgenommen und über die Nieren ausgeschieden. Der Chloridwert wird immer zusammen mit Natrium bestimmt.

Normalwerte – Chlorid

Erwachsene 95–105 mmol/l	**Kinder** (älter als ein Jahr)	96–109 mmol/l

Laborprobe: Venöses Blutserum/Blutplasma

»Verstecktes Salz« – Kochsalz (Natriumchlorid) in Fertignahrungsmitteln

■ Brot- und Backwaren	34 %	■ Fisch und Fischwaren	7 %
■ Fleisch und Fleischwaren	28 %	■ Milch und Milchprodukte	5 %
■ Fett, Süßwaren und Getränke	11 %	■ Gemüse und	
■ Käse, Quark und Eier	10 %	Gemüseerzeugnisse	5 %

Chlorid-Tagesbedarf

• 2 – 3 g

Chlorid-Nahrungsquellen

• Kochsalz
• Fleisch
• Wurstwaren
• Backwaren

Erhöhte Werte

Bei erhöhten Chlorid-werten sind in der Regel auch die Natriumwerte erhöht. Die Beschwerden entsprechen den Symptomen und Beschwerden bei einem Natriumüberangebot im Blut.

Zustände und Erkrankungen mit erhöhten Chloridwerten

• Erhöhte Kochsalzzufuhr
• Austrocknung
• Durchfall
• Chronische schnelle Atmung (Hyperventilation)
• Chloridhaltige Arzneimittel
• Nierenerkrankungen (renal tubuläre Azidose, Nephropathien)

Bluthochdruck

Zu viel Salz in der Nahrung kann bei salzempfindlichen Menschen zu Bluthochdruck beitragen – fünf bis sechs Gramm Kochsalz pro Tag sind ausreichend!

Verminderte Werte

Bei verminderten Chloridwerten sind in der Regel auch die Natriumwerte vermindert. Die Beschwerden entsprechen den Symptomen und Beschwerden, die ein Natriummangel im Blut hervorruft.

Zustände und Erkrankungen mit verminderten Chloridwerten

• Salzarme Ernährung
• Erbrechen
• Arzneimittel (Diuretika)
• Hormonstörungen (Hyperaldosteronismus, Cushing-Syndrom)
• Angeborene Stoffwechselstörung (Bartter-Syndrom)
• Schwäche des Atemsystems (Ateminsuffizienz)
• Magensaftdrainage
• Milch-Alkali-Syndrom (Stoffwechselstörung durch übermäßige Zufuhr von Milch)
• Tumoren, die das Hormon ACTH bilden

Kalium (K)

Kalium ist in fast allen Lebensmitteln enthalten. Im Körper findet sich Kalium zu 98 Prozent innerhalb der Zellen (häufigstes intrazelluläres positives Ion). Der Kaliumstoffwechsel ist vor allem für die Aufrechterhaltung des zellulären Raumes sowie für bioelektrische Funktionen der Nervenimpulsleitung, Erregungs- und Kontraktionsvorgänge der Muskulatur, außerdem für die Enzymaktivierung und Energiegewinnung wichtig. Kalium wird überwiegend im Dünndarm aufgenommen und mit dem Harn ausgeschieden, wobei das Kalium-Gleichgewicht außerhalb der Zellen (Extrazellulärraum) durch die Nieren reguliert wird.

Kalium-Tagesbedarf
- 3–4 g

Kalium-Nahrungsquellen
- Obst (Bananen, Johannisbeeren)
- Fruchtsäfte
- Kartoffeln
- Meerrettich
- Vollwertreis
- Fleisch
- Fisch
- Milch

Erhöhte Werte

Wenn mehr als fünf Millimol pro Liter Kalium im Serum oder Plasma nachweisbar sind, spricht man von einer Hyperkaliämie. Erhöhte Kaliumwerte weisen in der Regel darauf hin, dass die Nieren bei der Regulation des Kaliumstoffwechsels versagt haben. Es kommt dann vor allem zu Störungen der Herz-Kreislauffunktion und der muskulären Erregbarkeit mit entsprechenden Beschwerden: Herzrhythmusstörungen, Blutdrucksenkung, Muskelschwäche, -lähmung, Müdigkeit, Hörstörungen und »Metallgeschmack« im Mund. Kaliumwerte über zehn Millimol pro Liter im Serum sind lebensgefährlich und können zum Herzstillstand führen.

Zustände und Erkrankungen mit erhöhten Kaliumwerten
- Stark eingeschränkte Kochsalzzufuhr
- Kaliumüberdosierung (Kaliumtabletten, -infusionen)
- Massive Muskelzellenzerstörung
- Zuckerkrankheit (Diabetes mellitus)
- Entwässernde Arzneimittel (Kalium sparende Diuretika wie Spironolacton, Amilorid, Triamteren)

Normalwerte – Kalium

Erwachsene 3,6–4,8 mmol/l	**Kinder** (älter als ein Jahr) 3,3–4,6 mmol/l

Laborprobe: Blutserum; Blutplasma

- Arzneimittel-Überdosis (Digitalis, Succinylcholin)
- Arzneimittel gegen Bluthochdruck (ACE-Hemmer bei Patienten mit Herzinsuffizienz)
- Nierenschwäche (Niereninsuffizienz)
- Nebennierenrindenschwäche (Addison-Krankheit)
- Nierenversagen
- Blutzerfall (Hämolysen)

Verminderte Werte

Wenn weniger als 3,5 Millimol pro Liter Kalium im Serum oder Plasma nachweisbar sind, spricht man von einer Hypokaliämie – ab Konzentrationen von weniger als 2,5 Millimol pro Liter treten Beschwerden auf. In Mitteleuropa ist ein ernährungsbedingter Kaliummangel selten. Bei ausgeprägtem Kaliummangel kann es zu Muskelschwäche, Lähmungen, Herzrhythmusstörungen, niedrigem Blutdruck, Verdauungsbeschwerden, Verstopfung und Störungen der Harnausscheidung kommen.

Zustände und Erkrankungen mit verminderten Kaliumwerten

- Schwere körperliche Belastung und Ausdauersport
- Durchfall
- Chronisches Erbrechen
- Abführmittelmissbrauch
- Alkoholismus
- Magersucht (Anorexie)
- Entwässernde Arzneimittel (Diuretika)
- Antibiotika (Penicilline, Aminoglykoside)
- Zuckerkrankheit (Diabetes mellitus, diabetisches Koma)
- Chronische Nierenerkrankungen (Niereninsuffizienz)
- Herzinfarkt (Stress-Hypokaliämie)
- Bronchialasthma (Stress-Hypokaliämie)
- Drüsenstörungen (Hyperaldosteronismus, Liddle-Syndrom)
- Bartter- und Pseudo-Bartter-Syndrom mit häufigem Erbrechen
- Dickdarmtumoren

Kalzium (Ca)

Kalzium ist für den Knochenstoffwechsel beziehungsweise den Aufbau und die Festigkeit des Knochengerüstes und der Zähne erforderlich – 98 Prozent des im Körper befindlichen Kalziums ist in den Knochen gespeichert. Das restliche Kalzium liegt zu etwa 50 Prozent in (positiv geladener) ionisierter Form im Blutserum und zu etwa 45 Prozent an Eiweiß gebunden vor. Die Freisetzung oder Bindung von Kalzium im Organismus wird hauptsächlich durch Hormone (Parathormon, Vitamin D3, Katecholamine, Kalzitonin, Östrogene) geregelt oder beeinflusst. Kalzium wird im Zwölffingerdarm und im Dünndarm aufgenommen. Die wichtigste Kalziumquellen sind Milch und Milchprodukte. Da der Kalziumstoff-

Normalwerte – Kalzium

Erwachsene   135–145 mmol/l   **Kinder** (älter als ein Jahr) 134–143 mmol/l

Laborprobe: Blutserum; Blutplasma

wechsel hormonell – insbesondere durch Östrogene – beeinflusst wird, kann in bestimmten Lebensphasen (Schwangerschaft, Stillzeit, Wechseljahre, Pubertät) ein erhöhter Kalziumbedarf auftreten. Bei Heranwachsenden der Altersgruppe von 9–17 Jahren kann zur Förderung des Aufbaus der Skelettmasse eine Kalziumzufuhr von 1.200 Milligramm pro Tag sinnvoll sein. Das ungebunden im Blut befindliche Kalzium hat wichtige Funktionen: für die Erhaltung der bioelektrischen Nerven- und Muskelfunktion sowie der Muskelerregbarkeit, für die Stabilität des Herzrhythmus, für die Aktivierung oder Blockade von Enzymsystemen und Abwehrfunktionen sowie für die Blutgerinnung. Darüber hinaus reguliert Kalzium die Durchlässigkeit der Zellwände.

Knochenschwund
Zur Früherkennung von Knochenschwund wird ab dem 50. Lebensjahr alle zwei Jahre die Bestimmung der Kalziumwerte, der Körpergröße und des Körpergewichts empfohlen.

Kalzium-Tagesbedarf
- 600–1000 mg
- Stillzeit 1000–1400 mg
- Heranwachsende (9–17 Jahre) 1200 mg
- Nach den Wechseljahren 1200 mg

Kalzium-Nahrungsquellen
- Milch
- Käse
- Sojabohnen
- Grünkohl
- Hafervollkorn
- Nüsse

Erhöhte Werte
Erhöhte Kalziumwerte beruhen nicht selten auf mehreren Ursachen: Störungen des Eiweiß- und Knochenstoffwechsels, Parathormon-Störungen oder Tumorerkrankungen. Die Beschwerden umfassen Appetitlosigkeit, Gewichtsverlust, Übelkeit und Herzrhythmusstörungen. Darüber hinaus kann eine Neigung zur Bildung von Harnsteinen entstehen.

Zustände und Erkrankungen mit erhöhten Kalziumwerten
- Nebenschilddrüsen-Überfunktion (primärer Hyperparathyreoidismus)
- Tumorerkrankungen mit Knochenzerstörung (Brust-, Lungen-, Bauchspeicheldrüsen-, Prostatakrebs)

- Vitamin-D-Überdosierung
- Vitamin-A-Überdosierung
- Schilddrüsenüberfunktion (Hyperthyreose)
- Nebennierenrindenschwäche (Addison-Krankheit)
- Entwässernde Arzneimittel (Thiazide)

Verminderte Werte

Verminderte Kalziumwerte im Blut können durch einen erhöhten Kalziumbedarf des Körpers oder zu geringe Eiweißmengen im Blut (Hypoalbuminämie) verursacht sein. Kalziummangel führt zu einer Überregbarkeit des Nervensystems und der Muskulatur mit Krampfneigung, Kopfschmerzen, Abgeschlagenheit, Müdigkeit, Kalkablagerungen im Körper und Herzrhythmusstörungen.

Zustände und Erkrankungen mit verminderten Kalziumwerten

- Schwangerschaft
- Stillzeit

- Vitamin-D-Mangel
- Störung der Kalziumaufnahme (Malabsorptions-Syndrom)
- Nebenschilddrüsen-Unterfunktion (primärer Hypoparathyreoidismus)
- Chronische Nierenschwäche
- Nephrotisches Syndrom
- Leberzirrhose
- Akute Bauchspeicheldrüsenentzündung (Pankreatitis)
- Entwässernde Arzneimittel (Diuretika wie Thiazide, Furosemid, Etacrynsäure)
- Antiepileptika

Milch

Mit einem Glas Milch täglich ist die Kalziumversorgung des Körpers gesichert.

Selbstmedikation: Kalziumpräparate

Bei älteren Menschen ist die Kalziumzufuhr häufig unzureichend. Mit ergänzend 1000 bis 1500 Milligramm Kalzium pro Tag kann man einer Unterversorgung beziehungsweise dem Knochenschwundrisiko vorbeugen. Bei erhöhten Kalziumwerten im Blut, schweren Nierenfunktionsstörungen und Neigung zu Kalziumsteinen sollte die Daueranwendung vermieden werden.

Phosphor (P)

Phosphor wird als Phosphat im Serum gemessen. Das (ionisierte) Phosphat ist im Inneren der Zellen (intrazellulär) vor allem am Zucker- und Fettstoffwechsel beteiligt und der Phosphorstoffwechsel selbst ist eng mit dem Kalziumstoffwechsel verknüpft. Phosphor ist im Körper an zahlreichen wichtigen Stoffwechselprozessen beteiligt und im Knochen an Kalzium gebunden. Milch, Milchprodukte und Fleisch sind die wichtigsten Phosphorlieferanten aus der Nahrung. Eine zu hohe Phosphoraufnahme mit der Nahrung kann jedoch zu einer Unterversorgung mit Kalzium beitragen. Phosphat reguliert das Säure-Basen-Verhältnis im Blut und im Urin und ist ein grundlegender Mineralstoff für den Energiestoffwechsel der Zellen, den Aufbau von Zellmembranen und den Knochenstoffwechsel.

Phosphat-Tagesbedarf
• 800–1200 mg

Phosphat-Nahrungsquellen
• Milch und Milchprodukte
• Erbsen
• Bohnen
• Linsen
• Nüsse

Erhöhte Werte
Zu hohe Phosphatwerte im Blut (Hyperphosphatämie) können auf eine gestörte Nierenfunktion und Freisetzung von Phosphat aus den Zellen zurückgehen. Mögliche Ursache ist auch eine Überdosierung beziehungsweise zu hohe Phosphataufnahme mit der Nahrung. Wenn mehr als sechs Gramm Phosphor pro Tag aufgenommen werden, kann es zu schweren Gesundheitsschäden kommen.

Zustände und Erkrankungen mit erhöhten Phosphatwerten
• Nierenschwäche (Niereninsuffizienz)
• Nebenschilddrüsen-Unterfunktion (Hypoparathyreoidismus)
• Phosphat-Überdosierung (Phosphattabletten, -infusion)
• Zuckerkrankheit (Diabetes mellitus)

Verminderte Werte
Bei verminderten Phosphatwerten im Blut (Hypophosphatämie) und Phosphatmangelzuständen kann es zu Muskelschwäche, Muskelschmerz, Krampfneigung, Verwirrtheit, Atembeschwerden und komatösen Zuständen kommen. Bei chirurgischen und stationären Patienten in Kliniken kommt Phosphatmangel häufiger vor.

Zustände und Erkrankungen mit verminderten Phosphatwerten
• Leistungssport, Bodybuilding
• Mangelernährung
• Vitamin-D-Mangel-Rachitis
• Nebenschilddrüsen-Überfunktion (primärer Hyperparathyreoidismus)
• Schwere Verbrennungen, Operationen
• Alkoholismus
• Zuckerkrankheit (Diabetes mellitus)
• Säurebindende Arzneimittel

Normalwerte – Phosphat

Erwachsene 0,84–1,45 mmol/l	Kinder 1,00–1,60 mmol/l
Laborprobe: Blutserum; Blutplasma	

Spurenelemente

Bestimmte Elementarstoffe, die im Körper oder in Nahrungsmitteln nur in geringen Mengen (Spuren) vorkommen, werden auch Spurenelemente genannt. Viele dieser Spurenelemente sind lebenswichtig (essenziell), andere hingegen giftig. Essenzielle Spurenelemente braucht der Organismus, damit die Substanzen (Enzyme, Hormone) aktiviert werden können, welche für die Körperfunktionen wichtig sind.

Erst im Verlauf der letzten beiden Jahrzehnte waren Spurenelemente wie Kupfer, Zink und Selen Gegenstand wissenschaftlicher Forschung, wobei zunehmend erkannt wurde, dass es zahlreiche Erkrankungen gibt, die mit deutlichen Veränderungen der Spurenelemente im Körper verbunden sind. Mit dem heute zur Verfügung stehenden Verfahren der Atomabsorptionsspektrometrie können sehr geringe Konzentrationen von Spurenelementen im Körper nachgewiesen werden. Zur gleichen Zeit stieg jedoch auch mit den immer kleiner werdenden nachweisbaren Konzentrationen die Gefahr der Verunreinigung der Laborproben, beziehungsweise die Wahrscheinlichkeit für fehlerhafte Messwerte an. Insbesondere die gültigen »Normalwerte« der Spurenelemente unterlagen während der vergangenen Jahrzehnte großen Schwankungen: Beispielsweise wurde der Normalwert für das Elememt Chrom um den Faktor 100 nach unten korrigiert. Speziallabors sind heute in der Lage, diese Schwierigkeiten zu beherrschen und weitgehend verlässliche Messwerte zu liefern. Die Bestimmung des Spurenelementestatus im Labor ist in der Regel kein Bestandteil der Routinediagnostik und deutlich kostspieliger als die Bestimmung der Mineralstoffbasisgrößen. Die richtige Interpretation eines Spurenelementestatus ist insgesamt schwierig.

Die wichtigsten Spurenelemente	
Spurenelement	**Menge im Körper**
Chrom (Cr)	10–20 mg
Eisen (Fe)	3000–5000 mg
Fluor (F)	nicht genau bekannt
Jod (J)	10–30 mg
Kobalt (Co)	1,1 mg
Kupfer (Cu)	80–120 mg
Magnesium (Mg)	27–38 mg
Mangan (Mn)	10–20 mg
Molybdän (Mo)	8–10 mg
Selen (Se)	20–100 mg
Zink (Zn)	1000–2500 mg

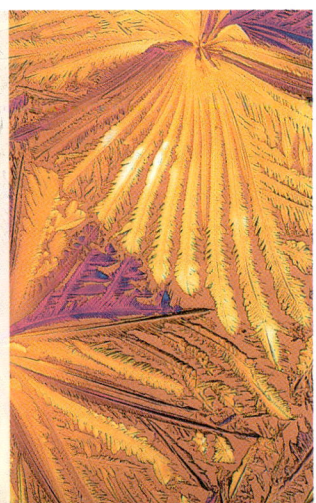

Magnesium ist für den Knochenaufbau und die Muskel- und Nierenfunktion wichtig. Die Abbildung zeigt Kristalle von Magnesiumcitrat, das bei Magnesiummangel eingesetzt wird.

Chrom (Cr)

Normalwerte – Chrom
Nachweisgrenze 0,5 µg/l
Laborprobe: Blutserum

Chrom gilt als lebenswichtiges (essenzielles) Spurenelement, weil es die für den Zuckerstoffwechsel notwendige Insulinwirkung aktiviert. Man nimmt an, dass Chrom auch für den Fett- und Kohlehydratstoffwechsel eine wichtige Rolle spielt. Chrom kommt in der Natur in zwei- bis sechswertiger Elementarform vor, der menschliche Organismus benutzt jedoch nur dreiwertiges Chrom für funktionelle Aufgaben – sechswertiges Chrom schädigt die Erbsubstanz. Mit der Nahrung zugeführtes Chrom wird im Dünndarm aufgenommen und im Blut mit Hilfe von Eiweiß und einem Transporteiweißstoff (Transferrin) vor allem in stark durchblutete Organe transportiert. Chrom wird hauptsächlich mit dem Urin ausgeschieden.

Chrom-Tagesbedarf
• 50–200 µg

Chrom-Nahrungsquellen
• Vollkorn
• Pflanzenöl
• Bierhefe
• Hülsenfrüchte, Tropische Früchte
• Fleisch

Erhöhte Werte
Sechswertiges Chrom ist giftiger als dreiwertiges Chrom, wenn es als Überdosis in den Körper gelangt. Die Beschwerden einer Chromvergiftung sind Durchfall, Magen- und Darmblutungen sowie Nieren- und Leberschäden.

Zustände und Erkrankungen mit erhöhten Chromwerten
• Chromvergiftung

Verminderte Werte
Ein chronischer Chrommangel führt vor allem zu einer schlechteren Aktivierbarkeit des Zuckerstoffwechsel-Hormons Insulin (Insulinresistenz). Dies kann dazu beitragen, dass eine insulinabhängige Zuckerkrankheit (Diabetes mellitus Typ I) schlechter zu kontrollieren ist.

Zustände und Erkrankungen mit verminderten Chromwerten
• Mangelernährung (Reduktionsdiät)
• Künstliche Ernährung
• Schwangerschaft
• Stillzeit
• Hohe körperliche Belastung
• Erhöhte Zufuhr von Kohlehydraten

Eisen (Fe)

Eisen wird im Dünndarm aus der Nahrung aufgenommen, wobei nur etwa zehn Prozent des zugeführten Eisens verwertet, also absorbiert werden. In der Regel wird zweiwertiges Eisen (Fe 2^+) verwertet, dreiwertiges Eisen (Fe 3^+) wird im Körper zu zweiwertigem Eisen reduziert und dann absorbiert. Aus pflanzlichen Nahrungsmitteln kann Eisen schlechter absorbiert werden als aus tierischen, wobei ein ausreichendes Angebot an Vitamin C die Eisenverwertung deutlich verbessert. Eisen wird im Blut an ein Transporteiweiß (Transferrin) gebunden und gelangt so zu den Zielzellen und Organen. Etwa 70 Prozent des Körpereisens liegen im Blutfarbstoff (Hämoglobin) vor.

Eisen ist ein lebenswichtiges Spurenelement; deshalb geht der Körper damit sehr sorgfältig um: Das Eisen aus dem Hämoglobin verbrauchter roter Blutkörperchen wird fast vollständig wiederverwertet. Eisen erfüllt vielfältige Aufgaben im menschlichen Körper: Es ist Bestandteil von Blut- und Muskelfarbstoff, ist lebenswichtig für den Sauerstofftransport und Kohlendioxid-Abtransport, es nimmt am enzymatischen Energiestoffwechsel teil und ist für eine zuverlässige Abwehrfunktion von großer Bedeutung.

Eisen-Tagesbedarf
- Schwangerschaft   30 mg
- Frauen   15 mg
- Männer   10 mg

Eisen-Nahrungsquellen
- Fleisch
- Fisch

Normalwerte – Eisen im Serum

Frauen

25 Jahre	37–165 µg/dl	60 Jahre	39–149 µg/dl
40 Jahre	23–134 µg/dl		

Männer

25 Jahre	40–155 µg/dl	60 Jahre	40–120 µg/dl
40 Jahre	35–168 µg/dl		

Transferrin

Frauen	200–310 mg/l	*Männer*	210–340 mg/l

Laborprobe: Blutserum; Blutplasma; 12-stündige Nüchternheit vor der Blutentnahme

- Wurstwaren
- Sojamehl
- Sesamsamen
- Schnittlauch
- Vollwertgetreide

Erhöhte Werte

Erhöhte Eisenwerte sind vor allem Kennzeichen einer Blutfarbstoffüberladung. Massiver Eisenüberschuss kann sich durch Lebervergrößerung, Herzmuskelfunktionsstörungen, Drüsenfunktionsstörungen und eine Grauverfärbung der Haut an den Handinnenflächen äußern.

> ## Eisenverlust
> Während der Monatsblutung verlieren Frauen etwa 0,4 bis 1 Milligramm Eisen pro Tag, monatlich insgesamt etwa 11 bis 28 Milligramm Eisen.

Zustände und Erkrankungen mit erhöhten Eisenwerten
- Alkoholismusbedingte Leberzirrhose
- Leberentzündung (Virushepatitis)
- Erkrankungen mit Blutfarbstoffüberladung (Hämochromatosen)
- Häufige Bluttransfusionen
- Ernährungsbedingte Eisenvergiftung

Verminderte Werte

Rein ernährungsbedingte Eisenmangelzustände sind in westlichen Industriestaaten selten. Vorübergehende leichte Eisenmangelzustände kommen auch bei gesunden Menschen häufiger vor, wenn sich der Körper an unterschiedliche Bedarfssituationen anpassen muss. Zu einem Eisenmangel können beitragen: Veränderungen der Versorgung, der Aufnahme und der Verteilung von Eisen sowie Eisenverlust. Ein Eisenmangel kann längere Zeit vorliegen, ohne dass es zu Beschwerden kommt (prälatenter Eisenmangel). Sind die Eisenwerte chronisch vermindert, können rasche Ermüdbarkeit, Stimmungsschwankungen und Neigung zu Kopfschmerzen auftreten (latenter Eisenmangel). Wenn die Blut- und Eisenwerte vermindert sind (manifester Eisenmangel), können Beschwerden der Blutarmut auftreten (Mund- und Zungenschleimhauteinrisse, Verstopfung, Durchfall, Infektanfälligkeit).

Zustände und Erkrankungen mit verminderten Eisenwerten
- Einseitige Ernährung
- Reduktionsdiät
- Reine Kuhmilchernährung von Neugeborenen
- Vegetarismus
- Alkoholismus
- Magen-Darm-Operationen
- Malabsorptionssyndrom
- Schwangerschaft
- Stillzeit
- Starke Monatsblutungen
- Häufiges Blutspenden
- Hämorridenblutung
- Okkulte Blutverluste
- Nierenerkrankungen (nephrotisches Syndrom)

- Chronische Infektionskrankheiten
- Herzinfarkt
- Krebserkrankungen

Eisenmangel-Diagnose
Verminderte Eisenwerte im Blutserum sind nicht gleichbedeutend mit einem Eisenmangel! – Für die exakte Diagnose eines Eisenmangels sind zusätzliche Laboruntersuchungen (Transferrin, Ferritin, totale Eisenbindungskapazität, Transferrinsättigung) erforderlich.

Fluor (F)

Fluor ist ein einwertiges Element der Halogen-Gruppe, Fluorid (beispielsweise Kalziumfluorid) ist ein Salz der Fluorwasserstoffsäure. Das Spurenelement hemmt die Entwicklung von Zahnfäule (Karies) und fördert die Aushärtung des Zahnschmelzes. Darüber hinaus fördert Fluor auch das Knochenwachstum und ist an zahlreichen Stoffwechselprozessen beteiligt. Fluor wird rasch über den Darm aufgenommen und mit dem Urin ausgeschieden. Fluoride sind vor allem im Zahnschmelz, in Dentin und in Knochen enthalten. In der Regel besteht eine nahrungsbedingte Unterversorgung, weshalb in einigen Ländern das Trinkwasser mit Fluor versetzt wurde, um Zahnerkrankungen konsequenter vorzubeugen. Darüber hinaus wird Fluor zur Kariesprophylaxe auch Zahnpasten und Mundwässern zugesetzt.

Fluor-Tagesbedarf
- 1 mg

Fluor-Nahrungsquellen
- Seefische
- Meersalz
- Trinkwasser
- Schwarzer Tee
- Vollkornprodukte
- Zahnpasta
- Mundwasser
- Kaugummi

Erhöhte Werte
Bei einem Fluor-Überangebot im Körper kann sich der Zahnschmelz fleckig verfärben. Darüber hinaus besteht eine Neigung zur Verknöcherung (Knochenfluorose) der Wirbelsäule und Gelenke. Auch Schäden an der Haut, den Nägeln und den Haaren sowie Verstopfung, Emp-

---

Normalwerte – Fluor

Erwachsene   bis 3 µg/l

Laborprobe: Blutserum

---

findungsstörungen in den Händen und Füßen (Kribbeln), Schilddrüsenveränderungen und Nierenschäden können auftreten.

Zustände und Erkrankungen mit erhöhten Fluorwerten
- Fluor-Vergiftung (Fluorose)
- Fluorosteopathie
- Eisenmangelerscheinungen
- Kalziummangelerscheinungen

Verminderte Werte
Ein ernährungsbedingter Fluoridmangel ist weit verbreitet.

Zustände und Erkrankungen mit verminderten Fluorwerten
- Zahnfäule (Karies)
- Osteoporose

Jod-Fluor-Salz
Speisesalz, das fluoridiert und jodiert ist, kann als kombiniertes Jod-Fluor-Salz zum Schutz vor Kropf und Zahnfäule (Karies) vorbeugend eingesetzt werden.

Um Karies wirksam zu bekämpfen, sind mindestens drei Maßnahmen notwendig: Mundhygiene, Einschränkung des Zuckerkonsums und die Anwendung von Fluorid. Ähnlich wie bei Jod wird in Deutschland mit der täglichen Nahrung zu wenig Fluorid aufgenommen. Fehlendes Fluorid kann mit fluoridhaltigen Tropfen und Tabletten sowie mit fluoridiertem Speisesalz ergänzt werden. Dieses Jod-Fluor-Salz enthält 250 Milligramm Fluor und 15 bis 20 Milligramm Jod pro Kilogramm Salz. Die gründliche tägliche Zahnpflege mit häufigem Zähneputzen und eine vernünftige Ernährung sind jedoch für den Erhalt gesunder Zähne unverzichtbar.

Fluor-Kalzium-Therapie
Fluoride werden gelegentlich in Verbindung mit Kalzium zur Behandlung von Knochenschwund eingesetzt. Durch Fluoride vermehrt sich die Knochenmasse, wodurch sich das Knochenbruchrisiko reduziert. Allerdings ist die Wirksamkeit dieser Therapie umstritten.

Jod (J)

Der Name »Jod« ist von dem griechischen Wort iodes (= veilchenfarbig) abgeleitet – die (giftigen) Joddämpfe sind blauviolett. Jod (J oder I) ist ein nicht-metallisches Element (Halogen). Für Wirbeltier-Organismen besitzt Jod die Funktion eines lebenswichtigen Spurenelements, zudem ist es Bestandteil der wichtigsten

Schilddrüsenhormone (unter anderem Thyroxin, Trijodthyronin). Der menschliche Körper enthält 10 bis 30 Milligramm Jod, das zu 99 Prozent in der Schilddrüse vorliegt. Da Jod vom Körper nicht selbst hergestellt wird, muss es mit der Nahrung immer wieder neu in kleinsten Mengen zugeführt werden.

Normalwerte – Jod

Normalwerte liegen in dieser Form nicht vor (Kapitel »Schilddrüse«, Seite 125ff.).

Laborprobe: Venenblut

Jod-Tagesbedarf
- Erwachsene   150–200 µg
- Säuglinge   50–80 µg
- Kinder (bis 9 Jahre) 100–140 µg
- Schwangerschaft
  und Stillzeit   230–260 µg

Jod-Nahrungsquellen
- Seefische
- Jodiertes Speisesalz
- Innereien
- Eier
- Gemüse (Spinat, Spargel, Salate, Tomaten)
- Knoblauch
- Erdbeeren

Erhöhte Werte – Jodüberangebot

Die Schilddrüsenüberfunktion (Hyperthyreose) kann durch eine unzureichende Jodversorgung verursacht werden, aber sie wird manchmal auch durch ein Jodüberangebot ausgelöst. Betroffene laufen dann in der Regel innerlich und äußerlich auf »Hochtouren«: Das Herz klopft, die Finger zittern, man schwitzt leicht, spricht schnell, macht hastige Bewegungen und handelt vielfach unkontrolliert; der Appetit ist groß und man verliert Gewicht – dies sind nur einige wichtige Zeichen der Krankheit. In Jodmangelgebieten kommt darüber hinaus auch der sonst seltene Schilddrüsenkrebs häufiger vor. Jodhaltige Arzneimittel, Röntgenkontrastmittel und bestimmte Desinfektionsmittel können unter Umständen zu einer jodbedingten Schilddrüsenüberfunktion beitragen.

Verminderte Werte – Jodmangel

Jodmangel entsteht hauptsächlich durch die Jodarmut des Wassers. Auch in der meisten pflanzlichen und tierischen Nahrung ist kaum Jod enthalten. Darum ist die bewusste Jod-Nahrungsergänzung zur Vorbeugung besonders wichtig. Ein Jodmangel kann eine Überfunktion der Schilddrüse auslösen, er kann zur Bildung eines Kropfes sowie zu Entwicklungs- und Wachstumsstörungen bei Kindern führen (Kretinismus). Ein besonderes Risiko stellt Jodmangel für schwangere

Jodsalz
Deutschland ist Jodmangelgebiet. Deshalb sollten Sie grundsätzlich Jodsalz verwenden.

Frauen und stillende Mütter dar. Bei Schilddrüsenhormonmangel beziehungsweise einer Schilddrüsenunterfunktion (Hypothyreose) verlaufen viele Körperfunktionen und das Denken langsamer, Nervosität und Konzentrationsschwäche treten auf, Lern- und Gedächtnisstörungen bei Schulkindern sind nicht ungewöhnlich. Die Haut kann trocken und schuppig sein, der Darm ist träge und man neigt zu Frieren und Erkältungen. Der Kropf (Jodmangel-Struma) ist immer als ernst zu nehmendes Gesundheitsrisiko zu betrachten: Unter anderem können sich »heiße« (überaktive) oder »kalte« (funktionslose) Gewebeknoten in der Schilddrüse entwickeln.

Jodsalz gegen Jodmangelrisiko

Jodiertes Speisesalz ist Kochsalz, dem zusätzlich Natriumjodat oder Kaliumjodat beigemischt worden ist. Dieses jodierte Speisesalz enthält 15 bis höchstens 25 Milligramm Jod pro Kilogramm Salz. Derzeit empfehlen die Medizin und öffentliche Gesundheitseinrichtungen in Deutschland nur noch solches Jodsalz als Nahrungsmittel – Deutschland ist immer noch Jodmangelgebiet! Jodsalz schützt vor Jodmangelerkrankungen wie zum Beispiel dem Kropf. Die Verwendung des im Verkauf befindlichen jodierten Speisesalzes führt zu keinem gesundheitlichen Risiko. Benutzen Sie im Haushalt nur jodiertes Speisesalz.

Kobalt (Co)

Kobalt kommt in der Natur als zwei- und dreiwertiger Elementarstoff vor und ist für den menschlichen Organismus lebenswichtig, weil er an bestimmten Enzymreaktionen (Cytochromoxidase) beteiligt und Bestandteil von Vitamin B12 (Cobalamin) ist. Kobalt wird im Körper vor allem in der Leber und im Knochenmark gespeichert und im Darm als Cobalamin (Vitamin B12) aufgenommen.

Kobalt-Tagesbedarf
• < 1 mg

Kobalt-Nahrungsquellen
• Fleisch
• Kalbsleber
• Schweinenieren
• Milch
• Milchprodukte
• Meeresfrüchte

Normalwerte – Kobalt

< 0,5 µg/l

Laborprobe: Blutserum

Verminderte Werte

Eine Erkrankung, die auf Kobaltmangel beruht, wurde beim Menschen bislang noch nicht beobachtet. Jedoch könnten für die Entstehung einer Blutarmut Kobaltmangel beziehungsweise verminderte Werte von Cobalamin (Vitamin B12) von Bedeutung sein. Kobaltmangel verursacht Vitamin-B12-Mangel.

Zustände und Erkrankungen mit verminderten Kobaltwerten
- Blutarmut (perniziöse Anämie)
- Vitamin-B12-Mangel

Kupfer (Cu)

Kupfer aus Nahrungsmitteln wird im Dünndarm aufgenommen, zur Leber transportiert und zum Großteil wieder über die Leber ausgeschieden. Ein kleiner Teil des Kupfers wird in der Leber gebunden und als Coeruloplasmin an das Blut abgegeben. Kupfer ist Bestandteil von mindestens 16 lebenswichtigen Substanzen (Metalloproteine), die der menschliche Organismus für die Bildung von Bindegewebe, die Funktion des zentralen Nervensystems und die Blutbildung benötigt.

Kupfer-Tagesbedarf
- 1,5–3,0 mg

Kupfer-Nahrungsquellen
- Fleisch
- Innereien
- Fisch
- Nüsse
- Gemüse
- Brot

Erhöhte Werte

Erhöhungen der Kupferwerte im Blutserum haben in der Regel keine diagnostische oder therapeutische Bedeutung. Eine akute Kupfervergiftung (etwa durch Kupfersulfat) kann jedoch lebensbedrohlich sein. Möglicherweise spielte in der Vergangenheit bei Säuglingen die übermäßige Kupferbelastung aufgrund kupferhaltiger Trinkwasserleitungen eine Rolle bei Wachstumsstörungen. Der Körper kann nur begrenzt Kupfer aus dem Darm aufnehmen. Kleinere zugeführte Mengen können deshalb effektiver verarbeitet werden.

Normalwerte – Kupfer

Frauen 11,6–19,2 µmol/l (74–122 µg/dl)   **Männer** 12,4–20,6 µmol/l (79–131 µg/dl)

Laborprobe: Blutserum; Blutplasma

Zustände und Erkrankungen mit erhöhten Kupferwerten
- Schwangerschaft (letztes Drittel)
- Östrogen-Einnahme
- Hormonelle Empfängnisverhütungsmittel (Antibabypille)
- Akute und chronische Infektionen
- Tumorerkrankungen (Lungen-, Brust-, Prostatakrebs)
- Leberschäden
- Bauchspeicheldrüsenschwäche (Pankreasinsuffizienz)

Verminderte Werte

Zu wenig Kupfer im Nahrungsangebot erhöht vor allem bei Säuglingen in den ersten Lebensmonaten das Risiko für einen Kupfermangel im Körper. Kupfermangel kann zu Wachstumsstörungen beziehungsweise Störungen der Knochenbildung, zu Blutbildungsstörungen, Skelettveränderungen, Pigmentstörungen an der Haut und den Haaren, Nervenstörungen und einer erhöhten Anfälligkeit für Infektionen führen.

Zustände und Erkrankungen mit verminderten Kupferwerten
- Erbkrankheit mit gestörtem Kupfer-Stoffwechsel (Kupferspeicherkrankheit, Wilson-Krankheit)
- Erbkrankheit mit gestörter Kupfer-Aufnahme (Säuglings-Kupferkrankheit, Menke-Kinky-Hair-Krankheit)
- Nahrungsbedingter Kupfermangel (Früh- und Neugeborene, Säuglinge, künstliche Ernährung, Reduktionsdiät)
- Mangelernährung
- Durchfallerkrankungen
- Nierenerkrankungen
- Zink-Selbstmedikation

Selbstmedikation: Zink-Überdosis vermeiden!

Wenn monatelang mehr als 50 Milligramm Zink pro Tag zugeführt werden, besteht die Gefahr, dass die Kupferaufnahme gestört ist und die Beschwerden eines Kupfermangels auftreten. Vermeiden Sie die langfristige hoch dosierte Einnahme von Zinkpräparaten!

Magnesium (Mg)

Magnesium ist für die Aktivierung von mehr als 300 Enzymen im menschlichen Organismus von großer Bedeutung. Nur ein Drittel des mit der Nahrung zugeführten Magnesiums wird im Dünndarm aufgenommen, der Rest wird mit dem Stuhl ausgeschieden. Magnesium ist hauptsächlich in Zellen von Knochen- und Weichteilgewebe gespeichert. Der Magnesiumstoffwechsel des Körpers wird größtenteils von den Nieren reguliert. Außer für die Enzymaktivierung ist Magnesium auch für den Energie- und Fettstoffwechsel von Bedeutung. Darüber hinaus wirkt Magnesium dämpfend auf die periphere Nervenimpulsüberleitung an der Muskulatur. Am Herz-Kreislauf-System bewirkt Magnesium eine verbes-

Normalwerte – Magnesium

Frauen 1,9–2,5 mg/dl (0,77–1,03 mmol/l) **Männer** 1,8–2,6 mg/dl (0,73–1,06 mmol/l)
Schulkinder 1,5–2,3 mg/dl (0,60–0,95 mmol/l)

Laborprobe: Blutserum; Blutplasma

serte Energie- und Sauerstoffausnutzung. Darüber hinaus stabilisiert Magnesium die Herzrhythmusaktivität.

Magnesium-Tagesbedarf
- Stillzeit   375 mg
- Frauen   300 mg
- Männer   350 mg

Magnesium-Nahrungsquellen
- Nüsse
- Erbsen
- Bohnen
- Sojabohnen
- Getreide
- Fleisch
- Mineral- und Heilwasser

Erhöhte Werte
Wenn die Magnesium-werte im Blut auf mehr als 6,08 Milligramm pro Deziliter (2,5 mmol/l) erhöht sind (Hyper-magnesiämie), können Beschwerden auftreten. Bei mehr als 12,2 Milli-gramm pro Deziliter (5 mmol/l) Magnesium im Blut kommt es zur Atemlähmung.

Zuständе und Erkrankungen mit erhöhten Magnesiumwerten
- Chronische Nierenschwäche (Nieren-insuffizienz)
- Akutes oder chronisches Nierenver-sagen
- Übermäßige Einnahme säurebindender Arzneimittel (Antazida)
- Magnesiumsulfathaltige Einläufe

Verminderte Werte
Regelmäßig deutlich verminderte Magne-siumwerte weisen auf einen Magnesi-ummangel (Hypomagnesiämie) hin. Welchen Krankheitswert ein Magnesi-ummangel hat beziehungsweise welche Symptome dadurch verursacht werden, ist jedoch noch nicht vollkommen geklärt. Von besonderer Bedeu-tung ist offensichtlich ein Zusammenhang von Magnesiummangel und einer Bluthochdrucker-krankung. Magnesium ist ein natürlicher Kalz-ium-Hemmstoff, und Kal-zium-Hemmstoffe be-ziehungsweise die so genannten Kalziumantagonisten werden

Zusätzliche Einnahme
Die zusätzliche Einnahme von Magnesium ist vor allem bei nachgewiesenem Magnesiummangel, einseitiger Ernährung, Diätkuren und Alkoholismus empfehlenswert.

zur Hochdrucktherapie eingesetzt. Magnesiummangel soll eine Vielzahl von zentralnervalen (Benommenheit, Zittern, Angst, Depression) und gefäßbedingten (Herzdruck, Durchblutungs-, Herzrhythmusstörungen) Beschwerden verursachen. Auch Schließmuskelstörungen (Blasenfunktionsstörungen) oder muskuläre Gliedmaßenkrämpfe (Wadenmuskelkrämpfe) sind Symptome.

Zustände und Erkrankungen mit verminderten Magnesiumwerten
- Schwangerschaft
- Stillzeit
- Durchfall
- Mangelernährung
- Alkoholismus
- Entzündliche Darmerkrankungen (Colitis ulcerosa, Crohn-Krankheit)
- Nierenschwäche (Niereninsuffizienz)

- Schilddrüsenüberfunktion (Hyperthyreose)
- Nebenschilddrüsen-Überfunktion (Hyperparathyroidismus)
- Zuckerkrankheit (Diabetes mellitus)
- Nebennieren-Funktionsstörung (Hyperaldosteronismus)
- Angeborener Magnesiummangel

Wann sollten die Magnesiumwerte regelmäßig kontrolliert werden?
- Bei einer Therapie mit entwässernden Arzneien (Diuretika)
- Bei einer Therapie mit nierenschädlichen Arzneimitteln
- Bei chronischen Darmfunktionsstörungen (Resorptionsstörungen)
- Bei Alkoholentzug
- Bei künstlicher Ernährung
- Bei Nierenschwäche (Niereninsuffizienz)

Mangan (Mn)

Mangan ist ein lebenswichtiges Spurenelement und ist eines der am wenigsten giftigen Schwermetalle. Im menschlichen Organismus ist Mangan als Aktivator oder Kofaktor an etwa 60 enzymatischen Reaktionen beteiligt. Darüber hinaus ist Mangan für den Energiestoffwechsel und als Hemmstoff schädlicher Sauerstoffradikale (Antioxidans) von Bedeutung. Wie auch Kalzium, Magnesium und Eisen wird Mangan größtenteils über die Galle mit dem Stuhl ausgeschieden.

Mangan-Tagesbedarf
- 2–5 mg

Mangan-Nahrungsquellen
- Getreide (Hafer, Weizen, Roggen, Gerste)
- Sojabohnen
- Reis
- Sesamsamen
- Hülsenfrüchte (Bohnen, Erbsen, Linsen)
- Petersilie
- Früchte

Normalwerte – Mangan

< 0,8 µg/l

Laborprobe: Blutserum

- Nüsse (Walnüsse, Erdnüsse, Kokosnüsse)

Erhöhte Werte

Manganvergiftungen können häufiger im Zusammenhang mit dem Abbau und der Verarbeitung manganhaltiger Erze auftreten und psychische sowie neurologische Symptome (Krämpfe, Zittern) verursachen.

Zustände und Erkrankungen mit erhöhten Manganwerten
- Mangan-Vergiftung (Dämpfe, Stäube)
- Schüttellähmungsartige Zustände

Verminderte Werte

Manganmangel ist aufgrund der natürlichen weiten Verbreitung dieses Spurenelements eine seltene Erscheinung. Bei allgemeiner körperlicher Unterversorgung kann ein Manganmangel jedoch zu Störungen bei der Spermareife oder Blutgerinnung beitragen.

Zustände und Erkrankungen mit verminderten Manganwerten
- Allgemeine körperliche Unterversorgung
- Lang andauernde künstliche Ernährung

Molybdän (Mo)

Molybdän wurde erst vor wenigen Jahrzehnten als für den menschlichen Organismus lebenswichtiges Spurenelement erkannt, das an zahlreichen enzymatischen Prozessen beteiligt ist. Molybdän kommt vorwiegend im knöchernen Skelett und in der Leber vor. Molybdänbedingte Enzymdefekte können Stoffwechselerkrankungen (Purin-, Aminosäurenstoffwechsel) verursachen. Molybdän hat eine entsäuernde Wirkung und damit einen positiven Einfluss auf das Immunsystem und auf die Abwehr von Allergien.

Molybdän-Tagesbedarf
- Erwachsene   75–250 µg
- Kinder   2 µg/kg Körpergewicht

Molybdän-Nahrungsquellen
- Milchprodukte
- Kalbsleber
- Kokosnüsse
- Hülsenfrüchte

Normalwerte – Molybdän

< 1 µg/l

Laborprobe: Blutserum

- Gemüse
- Getreide
- Eier

- Leberschädliche Arzneimittel
- Leberkrebs
- Bauchspeicheldrüsenkrebs

Erhöhte Werte

Vor allem bei Erkrankungen der Leber und der Gallenwege können erhöhte Molybdänwerte vorkommen.

Zustände und Erkrankungen mit erhöhten Molybdänwerten
- Leberentzündung (Hepatitis)
- Akute Virushepatitis
- Alkoholismus

Verminderte Werte

Molybdänmangel kommt selten vor.

Zustände und Erkrankungen mit verminderten Molybdänwerten
- Schwere Nährstoffmangelzustände
- Gestörte Molybdän-Aufnahme (Malabsorption nach Darmoperationen)
- Erbliche Stoffwechselstörung (Xanthinurie)

Selen (Se)

Die Versorgung des Menschen mit Selen ist abhängig vom Selengehalt der Böden, der regional stark unterschiedlich ist. In Süddeutschland ist der Selengehalt des Ackerbodens deutlich niedriger als in Norddeutschland, und in China gibt es Gegenden mit extrem geringem Selengehalt. In Nahrungsmitteln ist Selen an Aminosäuren gebunden – anorganische Selen-Verbindungen werden für therapeutische Zwecke benutzt. Selen wird über den Dünndarm aufgenommen und über Stuhl, Harn und die Atemluft ausgeschieden. Es findet sich im menschlichen Körper bevorzugt in den Nieren, aber auch in der Leber, den Hoden und der Milz. Selen ist Bestandteil wichtiger Enzyme – z. B. des Metalloenzyms Glutathionperoxidase, das eine wichtige Rolle als Schutzfaktor gegen schädliche Sauerstoffradikale spielt und offensichtlich auch einer erhöhten Neigung zur Thrombozytenaggregation (Blutgerinnung) entgegenwirkt. Darüber hinaus sind selenhaltige Enzyme auch für den Schilddrüsenstoffwechsel und das Immun-

Normalwerte – Selen

Erwachsene 74–139 µg/l (0,94–1,77 µmol/l)
Schulkinder 69–121 µg/l (0,88–1,54 µmol/l)

Laborprobe: Blutserum

system von Bedeutung. Ob die langfristige Einnahme von Selen als antioxidativ wirksames Nahrungsergänzungsmittel ohne vorliegenden Selenmangel sinnvoll ist, wurde bislang noch nicht überzeugend nachgewiesen.

Selen-Tagesbedarf
- Frauen 55 µg
- Männer 70 µg

Selen-Nahrungsquellen
- Fleisch
- Fisch
- Getreide

Erhöhte Werte
Bei einer Selenvergiftung des Körpers können akute Reizungen der Augen und entzündliche Hautveränderungen auftreten. Eine chronische Selenvergiftung macht sich durch Knoblauchgeruch der Atemluft und des Schweißes bemerkbar, außerdem durch Kopfschmerzen, eine Reizung der oberen Atemwege, Magen-Darm-Beschwerden und Nervosität.

Zustände und Erkrankungen mit erhöhten Selenwerten
- Berufsbedingte akute und chronische Selen-Vergiftung (Glas-, Porzellan-, Elektroindustrie)
- Selen-Selbstmedikation
- Nahrungsbedingte Selen-Überversorgung (Asien)

Verminderte Werte
Anzeichen eines Selenmangels sind Muskelschwäche und Herzmuskelschäden sowie Störungen der Abwehrfunktion.

Zustände und Erkrankungen mit verminderten Selenwerten
- Nahrungsbedingter Selenmangel (Reduktionsdiät, künstliche Ernährung)
- Keshan-Erkrankung (Erkrankung von Kindern und jungen Frauen in extrem selenarmen Gegenden Chinas)
- Kashin-Beck-Krankheit (Erkrankung von Kindern in extrem selenarmen Gegenden Ostsibiriens, Nordkoreas und Chinas)
- Chronische Nierenschwäche

Vitamin E
Das Anitoxidans Vitamin E verstärkt die Wirkung von Selen. Teilweise kann es das Spurenelement sogar ersetzen.

- Muskeldystrophie
- Herz-Kreislauf-Erkrankungen (Kardiomyopathie)
- Leberzirrhose
- Dialyse
- Hauterkrankungen
- Rheumatische Gelenkentzündungen (Arthritis)
- Krebserkrankungen (Karzinome, Tumoren)

Einflussfaktoren der Selenwerte im Blut
- Alter
- Geschlecht

- Rauchen
- Alkoholkonsum

Selbstmedikation: Selen-Überdosis vermeiden!
Wenn Selen – etwa in Mineralstoffpräparaten – oral zugeführt wird, sollte die Einmaldosis nicht höher als 0,05 Milligramm Selen pro Kilogramm Körpergewicht sein – Erwachsene sollten bei längerer Einnahme von Selen täglich nicht mehr als 5 Mikrogramm pro Kilogramm Körpergewicht zuführen. Die chronische Selenvergiftung verursacht Kopfschmerzen sowie Atemwegs- und Magen-Darm-Reizungen.

Zink (Zn)

Zink ist als essenzielles Spurenelement an vielen enzymatischen Reaktionen beteiligt. Es spielt vor allem für die Steuerung der Eiweißproduktion des Organismus eine wichtige Rolle und stabilisiert oder hemmt zahlreiche biochemische Funktionen, die für die Erhaltung von Biomembranen von Bedeutung sind. Zinkhaltige Metalloenzyme beeinflussen den Kohlehydrat-, Fett- und Eiweißstoffwechsel. Darüber hinaus fördert Zink die Abwehrfunktionen und schützt den Körper durch antioxidative Wirkungen vor schädlichen Sauerstoffradikalen. Zink wird vorwiegend über den Dünndarm aufgenommen und über Verdauungssäfte wieder ausgeschieden. Größere Zinkmengen finden sich vor allem in Knochen- und Muskelgewebe.

Zink-Tagesbedarf
- Erwachsene   15 mg
- Säuglinge   5 mg
- Schwangerschaft   20 mg
- Stillzeit   25 mg

Zink-Nahrungsquellen
- Fisch (Austern)
- Fleisch
- Wurstwaren
- Eier
- Käse
- Hülsenfürchte

Erhöhte Werte
Akute Zinkvergiftungen treten durch Übelkeit, Erbrechen, entzündliche Magen-Darm-Störungen (Gastroenteritis), Schwindel, Antriebsschwäche und mus-

Normalwerte – Zink			
Erwachsene	0,60–1,2 mg/l	**Kinder**	0,75–1,0 mg/l
Laborprobe: Blutserum			

kuläre Koordinationsstörungen in Erscheinung. Zink ist ein vergleichsweise ungiftiges Spurenelement.

Zustände und Erkrankungen mit erhöhten Zinkwerten
- Zinkvergiftung

Verminderte Werte

Ein Zinkmangel kann zu entzündlichen Hautveränderungen, Haarausfall, Appetitverlust, Durchfall, verringertem Geschmacks- und Geruchsempfinden und verzögerter Wundheilung führen. Auch Unfruchtbarkeit, Infektanfälligkeit und Wachstumsstörungen beziehungsweise sexuelle Reifungsstörungen bei Heranwachsenden sind Symptome für Zinkmangel.

Zustände und Erkrankungen mit verminderten Zinkwerten
- Unterernährung
- Dünndarm-Erkrankungen (Crohn-Krankheit, Whipple-Krankheit)
- Erblicher Zinkmangel (Acrodermatitis enteropathica)
- Arzneimittel (Penicillamin)

- Darmoperationen (Malabsorption)
- Alkoholismus
- Zuckerkrankheit (Diabetes mellitus)
- Rheumatische Erkrankungen
- Akute und chronische Infektionen
- Chronische Lebererkrankungen
- Größere Gewebeverletzungen
- Blutarmut durch Erythrozyten-Fehlbildung (Sichelzellanämie)

Selbstmedikation: Zinkmangel ist beherrschbar

Störungen der Zinkaufnahme treten vor allem bei Kleinkindern nach der Stillphase auf (schwere Hautveränderungen und erhöhte Infektionsanfälligkeit). Ein krankhafter Zinkmangel kann heute durch die ergänzende Einnahme von Zink erfolgreich behandelt werden (beispielsweise Zinksul® von Bre-Pharma). Zink als Nahrungsergänzungsmittel wirkt besonders günstig bei Leberzirrhose, da es die Leberzellaktivität schützt und Zellschäden durch Sauerstoffradikale verhindert. Eine empfohlene tägliche Zufuhr von 15 Milligramm Zink bei Erwachsenen ist unbedenklich und gut verträglich.

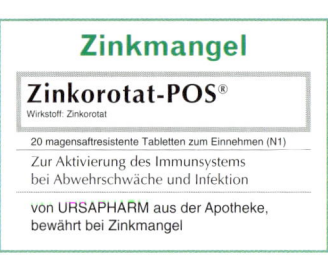

Zinkmangel

Zinkorotat-POS®
Wirkstoff: Zinkorotat

20 magensaftresistente Tabletten zum Einnehmen (N1)
Zur Aktivierung des Immunsystems bei Abwehrschwäche und Infektion

von URSAPHARM aus der Apotheke, bewährt bei Zinkmangel

Vitamine

Vitamine sind wie die Mineralstoffe lebenswichtige Substanzen, die der Organismus des Menschen nicht selbst herstellen kann und deshalb mit der Nahrung zugeführt werden müssen. Ausnahmen sind Vitamin K und Folsäure, die im Darm mit Hilfe von Bakterien produziert werden können. In der Regel sind die Mengen, die der Körper für eine störungsfreie Stoffwechselfunktion benötigt, sehr gering.

> ### Ausgewogenheit
> Bei ausgewogener gemischter Kost ist in der Regel eine ausreichende Vitaminversorgung im richtigen Maß gewährleistet.

- Alkoholismus
- Arzneimitteleinnahme
- Störungen der Verdauungsfunktion (Magen, Dünndarm)
- Antibiotika-Therapie
- Chronische Lebererkrankungen
- Erhöhter Vitaminbedarf in der Schwangerschaft, während der Stillzeit und bei Leistungssportlern

Vitaminmangel

Bei einer Ernährung mit normaler gemischter Kost ist ein Vitaminmangel nicht zu erwarten. Risikofaktoren wie Rauchen oder Alkoholkonsum sowie beispielsweise Infektionskrankheiten können jedoch einen akuten oder chronischen Vitaminmangel verursachen. Ein Mangel oder das Fehlen von Vitaminen kann zu Beschwerden oder Krankheitserscheinungen führen. Man spricht bei leichteren Mangelerscheinungen von Hypovitaminose und bei schweren Mangelerscheinungen von Avitaminosen.

Die wichtigsten Ursachen für Vitaminmangel
- Mangelernährung und Fehlernährung
- Hohes Lebensalter

Vitaminüberangebot

Wasserlösliche Vitamine werden über die Nieren mit dem Harn ausgeschieden, sodass im Körper kaum ein Überangebot entstehen kann. Fettlösliche Vitamine können jedoch vom Körper, insbesondere von der Leber, gespeichert werden und ein schädliches Vitaminüberangebot (Hypervitaminose) im Organismus verursachen, etwa bei zu hoher Dosierung von Vitamin A und D.

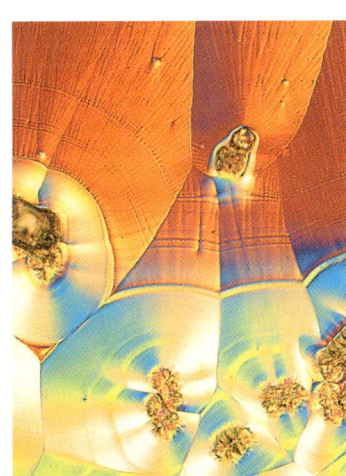

Vitamin C, hier in Kristallform dargestellt, stärkt die Abwehrkräfte des Körpers. Südfrüchte und frische Gemüse enthalten viel Vitamin C.

Vitaminreiche Ernährung

- Bevorzugen Sie vollwertige Nahrungsmittel wie frisches Obst und Gemüse.
- Bereiten Sie Lebensmittel schonend zu.
- Konsumieren Sie zuckerhaltige Nahrungsmittel und Alkohol in Maßen.
- Rauchen Sie nicht.
- Vermeiden Sie Fertignahrung und Fastfood sowie mit Schwermetallen belastete Nahrungsmittel.
- Betakarotin, das vor allem in Möhren enthalten ist, muss zusammen mit Fett aufgenommen werden (als Salat mit etwas Öl).
- Milchsauer vergorene Lebensmittel wie Sauerkraut enthalten viel Vitamin C.
- Frauen, die die Antibabypille einnehmen, brauchen mehr Vitamin B6.

Selbstmedikation: Vitamin-Präparate

Eine nahrungsergänzende Einnahme von Vitamin-Präparaten kann durchaus sinnvoll sein – Sie sollten sich jedoch in jedem Fall von Ihrem Arzt darüber beraten lassen, welche Präparate in welcher Dosierung für Sie geeignet sind.

Vitamine im Labor

Wenn eine chronische Erkrankung vorliegt, ist die Laboruntersuchung der Vitamine (Vitaminstatus oder Vitaminprofil) grundsätzlich sinnvoll – etwa bei Magen-Darm-Erkrankungen, Zuckerkrankheit (Diabetes mellitus) und regelmäßiger Arzneimitteleinnahme.

Welche Vitamine braucht der Körper?

Man unterscheidet fettlösliche Vitamine, die im Organismus gespeichert werden können, und wasserlösliche Vitamine, die über die Nieren mit dem Urin ausgeschieden werden.

Fettlösliche Vitamine	Tagesbedarf	Wasserlösliche Vitamine	Tagesbedarf
Vitamin A	5000–6000 IE	Vitamin B1	1,4–1,6 mg
Vitamin D	5–10 µg	Vitamin B2	1,5–1,7 mg
Vitamin E	12 mg	Vitamin B6	1,6–1,8 mg
Vitamin K	60–80 µg	Vitamin B12	2 µg
		Vitamin C	100–120 mg
		Folsäure	300–600 µg
		Biotin	100–200 µg
		Niacin	15–18 mg
		Pantothensäure	8 mg
		Betakarotin	2–5 mg

Vitamin A

Normalwerte – Vitamin A

Frauen	400–700 µg/l	**Männer**	425–830 µg/l

Laborprobe: Venenblut

Die Vitamin-A-Versorgung des Körpers erfolgt über die Aufnahme von Retinol (Retinylester) und über Karotinoide, die als Provitamin A vom Organismus in verwertbares Vitamin A umgewandelt werden können. Das wichtigste dieser Karotinoide ist das Betakarotin (→ Seite 115). Vitamin A ist für eine ungestörte Funktion des Sehvorgangs, für das Wachstum und den Aufbau der Haut und der Schleimhäute sowie für Teilbereiche der Sexual- und Abwehrfunktionen von großer Bedeutung.

Vitamin-A-Nahrungsquellen
- Leber
- Fischöl
- Milch
- Käse
- Eier
- Gemüse (Kohl, Spinat, Karotten)

Erhöhte Werte

Vitamin A kann vom Organismus in größerer Menge gespeichert werden, weshalb bei übermäßiger Zufuhr eine Hypervitaminose verursacht werden kann. Vitamin-A-Vergiftungserscheinungen sind möglich, wenn zusätzlich zu der Nahrung eine zu hohe Dosis eingenommen wird. Vor allem bei Kindern sollte eine Überdosierung vermieden werden, da es sonst zu Schälreaktionen der Haut, Appetitlosigkeit, Gewichtsverlust, Blutungsneigung und Leberfunktionsstörungen kommen kann.

Zustände und Erkrankungen mit erhöhten Vitamin-A-Werten
- Übermäßiger Verzehr von tierischer Leber
- Hoch dosierte Vitamin-A-Einnahme

Verminderte Werte

Ein Vitamin-A-Mangel kann sich durch Sehstörungen (Nachtblindheit), Lichtscheu, Hornhautdegeneration am Auge, Zahnwachstumsstörungen, schmerzende Gelenke, Eintrocknung oder Verhornung der Schleimhäute und der Haut, Atemwegserkrankungen, Geschmacks- und Geruchsstörungen sowie Störung der Samenzellenreife äußern.

Zustände und Erkrankungen mit verminderten Vitamin-A-Werten
- Mangelernährung und Fehlernährung
- Künstliche Ernährung

- Magen-Darm-Erkrankungen (Crohn-Krankheit, Malabsorptionssyndrom, chronischer Durchfall)
- Alkoholismus
- Lebererkrankungen
- Schwangerschaft
- Stillzeit
- Psychischer Stress
- Chronisch entzündliche Erkrankungen
- Infektionskrankheiten
- Rauchen

Risikofaktor Vitamin-A-Mangel!

In wissenschaftlichen Studien wurde nachgewiesen, dass bei Krebspatienten häufig einige Jahre, bevor die Krebserkrankung aufgetreten war oder diagnostiziert wurde, niedrige Vitamin-A-Konzentrationen im Blut zu beobachten waren – möglicherweise ist also ein chronischer Vitamin-A-Mangel ein Krebsrisikofaktor.

Selbstmedikation: Vitamin-Präparate mit Vitamin A

In einigen Fällen führte die hoch dosierte Vitamin-A-Einnahme während des ersten Schwangerschaftsdrittels bei Frauen zu angeborenen Missbildungen der Kinder. Schwangere und Frauen ohne ausreichenden Empfängnisschutz sollten nicht mehr als 10 000 IE Vitamin A täglich zuführen. Um einem Vitamin-A-Mangel vorzubeugen beziehungsweise um die Abwehrbereitschaft zu erhöhen und zur Vorbeugung gegen Krebs- und Herz-Kreislauf-Erkrankungen kann Vitamin A in niedriger Dosierung eingenommen werden. Dies gilt insbesondere für ältere Menschen.

Vitamin D

D-Vitamine (Calciferole) werden im Organismus unter dem Einfluss ultravioletter Strahlung (Lichtwirkung) aus Provitaminen hergestellt. Provitamin D2 kann mit der Nahrung aufgenommen werden, und Provitamin D3 kann auch von der Leber produziert werden. Im Labor werden die Konzentrationen von 25-Hydroxy-Vitamin D (Calcidiol) und von 1,25-Dihydroxycholecalciferol (Calcitriol) bestimmt. Unter dem Einfluss von Sonnenlicht bildet die Haut Vitamin D3. Aus diesem Grund ist die Vitamin-D-Versorgung in den verschiedenen Jahreszeiten unterschiedlich. Vitamin D beeinflusst den Kalzium- und Phosphatstoffwechsel im Körper und ist wichtiger Bestandteil des Knochenstoffwechsels.

Vitamin-D-Nahrungsquellen
- Fischöl
- Seefische (Lachs, Sardinen, Heringe)
- Milchprodukte

Erhöhte Werte

Eine Vitamin-D-Überdosierung äussert sich meist in Verkalkungsvorgängen an verschiedenen Organen (Bauchspeicheldrüse, Auge, zentrales Nervensystem), die unterschiedliche Beschwerden (psychische Störungen) verursachen können. Bei einer bestehenden D-Hypervitaminose und zu hohen Kalzium-Konzentrationen im Blut (Hyperkalzämie) darf keinesfalls zusätzlich Vitamin D zugeführt werden! Hohe Vitamin-D-Dosierungen können bei schwangeren Frauen Spontanaborte verursachen!

Zustände und Erkrankungen mit erhöhten Vitamin-D-Werten
- Hoch dosierte Vitamin-D-Einnahme

Verminderte Werte
Ein deutlicher Vitamin-D-Mangel führt vor allem am Knochenskelett und am Nervensystem zu Beschwerden: Bei Säuglingen und Kindern kommt es zu Knochenverkalkungsstörungen (Rachitis) mit Skelettverformung. Bei Erwachsenen können ebenfalls Skelettverfor-

mungen (Osteomalazie, Trichterbrust) sowie eine Neigung zu Knochenbrüchen vorkommen.

Zustände und Erkrankungen mit verminderten Vitamin-D-Werten
- Sonnenlichtmangel
- Kindheit
- Schwangerschaft
- Fettverwertungsstörung
- Arzneimittel (Barbiturate, Antiepileptika, Colestyramin)
- Vitamin-D-Verlust (Dialyse, nephrotisches Syndrom)
- Magen-Darm-Erkrankungen (Crohn-Krankheit)
- Knochenstoffwechselstörungen
- Nierenerkrankungen
- Angeborene Vitamin-D-Resistenz
- Nährstoffverwertungsstörungen

Säuglingsnahrung
Säuglingsnahrungsmittel sind häufg zur Vorbeugung gegen Rachitis mit Vitamin D angereichert. Muttermilch und

---

Verkalkung

Organverkalkungen durch eine Überdosierung von Vitamin D sollten vermieden werden.

Normalwerte – Vitamin D (Calcidiol/Calcitriol)

Calcidiol			
Sommer	50–300 nmol/l	Winter	25–125 nmol/l

Calcitriol	
Erwachsene	75–175 pmol/l

Laborprobe: Venenblut

Kuhmilch enthalten meist zu wenig Vitamin D.

Selbstmedikation:
Vitamin-Präparate mit Vitamin D

Bei erkennbarem Vitamin-D-Mangel sowie zur Vorbeugung eines Vitamin-D-Mangels, der Knochenschwund (Osteoporose) begünstigt, kann bei älteren Menschen oder bei verminderter Verdauungsfunktion die zusätzliche Einnahme von 400–800 IE Vitamin D pro Tag sinnvoll sein. Eine Überdosierung sollte vermieden werden, da bei erhöhten Blutkonzentrationen zahlreiche Nebenwirkungen auftreten können.

Vitamin E

Vitamin E (Alpha-Tokopherol) schützt den Körper vor allem vor schädlichen Sauerstoffradikalen. Darüber hinaus beeinflusst Vitamin E auch den Fettstoffwechsel günstig – möglicherweise wirkt es auch vorbeugend gegen Arterienverkalkung (Arteriosklerose).

Vitamin-E-Nahrungsquellen
- Pflanzenöle (Weizenkeim-, Sonnenblumen-, Soja-, Erdnuss-, Olivenöl)
- Getreide

Verminderte Werte

Ein länger bestehender Vitamin-E-Mangel kann zu nerval bedingten Muskelfunktionsstörungen (Muskelschwäche), zu Blutbildungsstörungen und zu degenerativen Veränderungen am Rückenmark führen. Insgesamt ist die Stressbelastung durch freie Radikale erhöht.

Zustände und Erkrankungen mit verminderten Vitamin-E-Werten
- Mangelernährung und Fehlernährung
- Magen-Darm-Erkrankungen (Fettverdauungsstörung, Malabsorptionssyndrom)
- Lebererkrankungen

Selbstmedikation:
Vitamin-Präparate mit Vitamin E

Bei Schwächezuständen, Wechseljahresbeschwerden der Frau sowie zur Vorbeugung gegen Herz-Kreislauf-Erkrankungen kann die Einnahme von Vitamin E sinnvoll sein. Eine Überdosierung sollte vermieden werden.

Normalwerte – Vitamin E			
Frauen	9,4–15,0 mg/l	**Männer**	8,9–18,3 mg/l
Laborprobe: Venenblut			

Vitamin K

Vitamin K ist die Gruppenbezeichnung für drei Substanzen: Vitamin K1 (Phyllochinon), Vitamin K2 (Menachinon) und Vitamin K3 (Naphthochinon). Vitamin K ist für die Produktion bestimmter wichtiger Eiweißstoffe (Proteine) im Körper von großer Bedeutung – insbesondere für die Blutgerinnungsfunktion.

Vitamin-K-Nahrungsquellen
- Sauerkraut
- Kohl
- Fleisch
- Spinat

Verminderte Werte

Vitamin-K-Mangelerscheinungen sind unter normalen Ernährungsbedingungen bei Erwachsenen selten. Bei Neugeborenen und Säuglingen hingegen kann ein Vitamin-K-Mangel häufiger vorkommen – vor allem, wenn der Säugling ausschließlich mit Muttermilch ernährt wird. Ein schweres Vitamin-K-Versorgungsdefizit kann zu Blutgerinnungsstörungen und einer erhöhten Blutungsneigung

(Nasenbluten, Regelblutung, Blutergüsse) führen.

Zustände und Erkrankungen mit verminderten Vitamin-K-Werten
- Mangelernährung und Fehlernährung
  - Magen-Darm-Erkrankungen (Malabsorptionssyndrom)
  - Leber-Galle-Erkrankungen
  - Bauchspeicheldrüsenerkrankung (Fettverdauungsstörung)
  - Arzneimittel (Antibiotika, Antikonvulsiva)
- Blutgerinnungshemmende Therapie mit Vitamin-K-Antagonisten (Kumarine)
- Ausschließliche Ernährung von Säuglingen mit Muttermilch

Selbstmedikation:
Vitamin-Präparate mit Vitamin K

Zur Vorbeugung eines Vitamin-K-Mangels bei Neugeborenen und Säuglingen kann die orale Zufuhr von ungiftigem Vitamin K1 (Phyllochinon) empfehlenswert und sinnvoll sein.

Vitamin-K-Bombe

Sauerkraut ist die absolute Vitamin-K-Bombe: Schon 100 Gramm decken das 20-fache des Tagesbedarfs!

Normalwerte – Vitamin K

Erwachsene   0,17–0,68 µg/l

Laborprobe: Venenblut

Vitamin B1

Vitamin B1 (Thiamin) kommt im menschlichen Körper in vier verschiedenen Formen vor: als freies Thiamin sowie in Form von drei Thiaminphosphatestern. Es ist eines der wichtigsten Koenzyme. Da der Körper Vitamin B1 nur in geringem Umfang speichern kann, muss es ständig mit der Nahrung zugeführt werden – Getreide und Getreideprodukte decken fast die Hälfte des täglichen Bedarfs ab. Thiamin reguliert vor allem den Kohlehydratstoffwechsel – je mehr Kohlehydrate konsumiert werden, desto größer ist der Vitamin-B1-Bedarf. Thiamin ist Funktionsbestandteil von etwa 24 Enzymen und wichtig für die Nervenfunktion.

Vitamin-B1-Nahrungsquellen

- Vollkorngetreide (Weizen, Reis)
- Getreideprodukte
- Tierisches Eiweiß
- Gemüse (Erbsen, weiße Bohnen)

Verminderte Werte

Bei länger bestehenden leichten (subklinischen) Mangelzuständen können folgende Beschwerden auftreten: Appetitmangel, Reizbarkeit, Müdigkeit, Schlaf- und Verdauungsstörungen. Liegt ein schwerer Vitamin-B1-Mangel vor, können Herz-Kreislauf-Störungen (Herzbeklemmung, Herzrasen, Ödeme, EKG-Veränderungen), neurologische Störungen (Nervenentzündung, Muskelschwäche, und -schmerzen, Krämpfe, Lähmungen) und zentralnervale Störungen (Wernicke-Enzephalopathie, Korsakow-Syndrom) auftreten. Bei schweren Alkoholikern ist das Risiko für Hirnleistungsstörungen aufgrund eines Vitamin-B1-Mangels besonders groß.

Zustände und Erkrankungen mit verminderten Vitamin-B1-Werten

- Mangelernährung und Fehlernährung
- Magen-Darm-Erkrankungen (Malabsorptionssyndrom)
- Alkoholismus
- Schwangerschaft und Stillzeit
- Arzneimittel (Antazida, Neuroleptika, Antiepileptika, Antibabypille)
- Beriberi-Krankheit (B1-Avitaminose)

Selbstmedikation: Vitamin-Präparate mit Vitamin B1

Die Einnahme eines Vitamin-B1-Präparates ist auch in höherer Dosierung ungefährlich und gut verträglich.

Normalwerte – Vitamin B1

Thiamin   29–52 µg/l

Laborprobe: Vollblut

Vitamin B2

Normalwerte – Natrium

Riboflavin   33–56 µg/l

Laborprobe: Vollblut

Vitamin B2 (Riboflavin) ist die Sammelbezeichnung für freies Riboflavin und zwei weitere Riboflavinverbindungen. Riboflavin ist in allen pflanzlichen und tierischen Organismen enthalten. Vitamin B2 ist als Koenzym an vielen wichtigen biologischen Prozessen beteiligt, vor allem am Kohlehydrat-, Aminosäure-, Fettsäure- und Purinstoffwechsel sowie am Energie- und Hormonstoffwechsel.

Vitamin-B2-Nahrungsquellen
- Hefe
- Milch und Milchprodukte
- Eier
- Fleisch (Leber)
- Gemüse (Brokkoli, Kartoffeln)
- Vollwertgetreide

Verminderte Werte
Bei leichtem Vitamin-B2-Mangel kommt es zu Müdigkeit und Antriebsschwäche. Längerer Vitamin-B2-Entzug verursacht Entzündungen der Mund- und Nasenschleimhäute, Veränderungen im Ver-

dauungstrakt, Hautbeschwerden (Mundwinkeleinrisse, Entzündungen, Juckreiz) und Veränderungen am Auge (Linsentrübung, Keratitis, Star-Erkrankungen).

Zustände und Erkrankungen mit verminderten Vitamin-B2-Werten
- Mangelernährung und Fehlernährung
- Magen-Darm-Erkrankungen (Malabsorptionssyndrom)
- Alkoholismus
- Antibabypille
- Schwangerschaft
- Stillzeit
- Schilddrüsenerkrankungen
- Zuckerkrankheit (Diabetes mellitus)
- Arzneimittel (Borsäure, Chlorpromacin)

Schwangerschaft

Leiden Schwangere unter einem Vitamin-B2-Mangel, kann es zu Entwicklungs- und Wachstumsstörungen des Embryos kommen.

Selbstmedikation:
Vitamin-Präparate mit Vitamin B2
Die Einnahme eines Vitamin-B2-Präparates ist auch in höherer Dosierung ungefährlich und gut verträglich. Bei älteren Menschen und jungen Frauen besteht häufig ein erhöhter Vitamin-B2-Bedarf.

Vitamin B6

B6-Vitamine (Pyridoxin) umfassen sechs verschiedene Verbindungen und kommen in fast allen tierischen und pflanzlichen Nahrungsmitteln vor. Vitamin B6 ist als Koenzym an zahlreichen Stoffwechselprozessen beteiligt, vor allem am Aminosäurestoffwechsel. Darüber hinaus spielt dieses Vitamin auch für die biologische Produktion natürlicher Farbstoffe (Porphyrine, Chlorophyll) und Cobalamin sowie von Signalstoffen der Nerven (Neurotransmitter) eine wichtige Rolle.

Vitamin-B6-Nahrungsquellen

- Fleisch (Innereien)
- Milchprodukte
- Vollwertgetreide
- Sojamehl
- Gemüse (Möhren, Kartoffeln)
- Bananen
- Avocados

Verminderte Werte

Vitamin-B6-Mangelzustände können entzündliche Hauterkrankungen (seborrhoische Dermatitis) im Nasen-Augen-Mundbereich und Hauterosionen der Mundschleimhaut zur Folge haben. Es kann auch zu nervalen Störungen (Empfindungsstörungen, Missempfindungen), Säuglingskrämpfen und einer erhöhten Neigung zur Nierensteinbildung kommen.

Zustände und Erkrankungen mit verminderten Vitamin-B6-Werten

- Mangelernährung und Fehlernährung
- Magen-Darm-Erkrankungen (Crohn-Krankheit)
- Abführmittel-Missbrauch
- Alkoholismus
- Schwangerschaft
- Stillzeit
- Arzneimittel (Antibabypille, Isoniacid, D-Penicillamin)
- Erbkrankheiten (Homocystinurie, Cystathioninurie, Hyperoxalurie Typ I)

Selbstmedikation: Vitamin-Präparate mit Vitamin B6

Die Einnahme eines Vitamin-B6-Präparates ist auch in höherer Dosierung (bis zu 300 Milligramm pro Tag) ungefährlich und gut verträglich. B-Vitamine können insbesondere bei älteren Menschen mit allgemeiner Leistungsschwäche in körperlicher und psychischer Hinsicht sinnvoll sein.

Normalwerte – Vitamin B6

Pyridoxal-5-Phosphat (PLP) 3,3–9,2 µg/l

Laborprobe: Blutserum

Vitamin B12

Normalwerte – Vitamin B12

Erwachsene   240–1000 ng/l

Laborprobe: Venenblut

Vitamin B12 (Cobalamin) speichert der Körper in der Leber – ein bis drei Milligramm gespeichertes Vitamin B12 kann die Vitamin-B12-Versorgung eines Erwachsenen mehrere Jahre lang sicherstellen und gelegentliche Mangelzustände ausgleichen. Bei Kindern und Säuglingen hingegen kann es leichter zu einem Vitamin-B12-Defizit kommen. Verschiedene natürliche und synthetische Cobalamine können vom menschlichen Organismus problemlos verwertet werden. Vitamin B12 ist am Aufbau der roten Blutkörperchen beteiligt und beeinflusst den Eiweißstoffwechsel.

Vitamin-B12-Nahrungsquellen
- Fleisch (Innereien)
- Fisch
- Milchprodukte
- Eier

Verminderte Werte
Ein Vitamin-B12-Mangel kommt bei Erwachsenen, die sich mit vollwertiger gemischter Kost ernähren, nur selten vor. Da bei rein vegetarischer Ernährung kein Vitamin B12 zugeführt wird, kann bei Vegetariern ein Vitamin-B12-Mangel auftreten. Dabei kommt es vor allem zu Störungen der Blutbildung und des Nervensystems: Blutarmut und Zungenbrennen (perniziöse Anämie) sowie Missempfindungen (Sensibilitätsstörungen) und periphere Lähmungserscheinungen. Darüber hinaus treten allgemeine Beschwerden wie Schwächegefühl, Müdigkeit, Gewichtsverlust, Zittern, Geschmacks-, Geruchs- und Gedächtnisstörungen auf.

Zustände und Erkrankungen mit verminderten Vitamin-B12-Werten
- Mangelernährung und Fehlernährung
- Chronisch entzündliche Magen-Darm-Erkrankungen (Magenkrebs, Crohn-Krankheit, Colitis ulcerosa)
- Erbliche Stoffwechselerkrankungen

Selbstmedikation:
Vitamin-Präparate mit Vitamin B12
Die Einnahme eines Vitamin-B12-Präparates ist auch in höherer Dosierung ungefährlich und gut verträglich. Insbesondere wäre für Vegetarier, die für Vitamin-B12-Mangelzustände stärker gefährdet sind, eine Vitamin-B12-Nahrungsergänzung sinnvoll.

B-Vitamine bei Sensibilitätsstörungen

Ein Kennzeichen des Vitamin-B-Mangels sind nervale Störungen, vor allem Missempfindungen wie Kribbeln oder Taubheitsgefühl an den Gliedmaßen (periphere Polyneuropathie). Aus diesem Grund werden Vitamin-B-Präparate zur Behandlung solcher Störungen, die etwa bei Zuckerkranken häufiger vorkommen, empfohlen. Falls die Vitamin-B-Aufnahme im Magen unzureichend ist, werden auch intramuskuläre Spritzen mit B-Vitaminen eingesetzt.

Vitamin C

Der menschliche Organismus kann Vitamin C (L-Ascorbinsäure) im Gegensatz zu den meisten Tierarten nicht selbst herstellen. Der Körper braucht es, damit zahlreiche lebenswichtige biochemische und physiologische Vorgänge reibungslos funktionieren. Unter anderem fördert Vitamin C die Aufnahme von Eisen aus der Nahrung, es stabilisiert das Bindegewebe (Biosynthese von Kollagen), stärkt das Abwehrsystem, beeinflusst die Produktion von Hormonen und Signalstoffen des Nervensystems günstig und wirkt entgiftend. Darüber hinaus wirkt Vitamin C gegen schädliche Sauerstoffradikale (antioxidativ). Die wichtigsten Vitamin-C-Nahrungsquellen sind frische Früchte und frisches Gemüse, in denen 10–100 Milligramm pro 100 Gramm enthalten sind.

Vitamin-C-Nahrungsquellen

- Frisches Obst (Zitrusfrüchte, exotische Früchte)
- Frisches Gemüse (Paprika, Sauerkraut)

Verminderte Werte

Vitamin-C-Mangel ist zunächst an Beschwerden wie Müdigkeit, Leistungsschwäche, Appetitlosigkeit, Wundheilungsstörungen, Neigung zu Infektionen, Abwehrschwäche und einer Eisenaufnahmestörung zu erkennen. Seefahrer früherer Jahrhunderte litten aufgrund von fehlendem frischem Obst und Gemüse meist unter chronischem Vitamin-C-Mangel, was häufig zu der gefürchteten Skorbut-Erkrankung mit Zahnfleischschwund, Zahnausfall und schweren Blutungen im ganzen Körper führte. Vor allem Raucher haben einen erhöhten Vitamin-C-Bedarf.

Normalwerte – Vitamin C

Erwachsene   4–15 mg/l

Laborprobe: Venenblut

**Zustände und Erkrankungen mit
verminderten Vitamin-C-Werten**

- Mangelernährung
- Magen-Darm-Erkrankungen (Malabsorptionssyndrom)
- Lebererkrankungen
- Rheumatische Erkrankungen
- Tumorerkrankungen
- Infektionen
- Alkoholismus
- Nikotinmissbrauch
- Dialyse
- Schwangerschaft
- Stillzeit
- Arzneimittel (Acetylsalicylsäure, Diuretika, Antibiotika, Kortisone, Östrogene)

**Selbstmedikation:
Vitamin C als Nahrungsergänzung**

Vitamin-C-Nahrungsergänzungspräparate können vor allem bei akuten Infektionskrankheiten wie Erkältungen oder grippalen Infekten sinnvoll sein – auch Raucher haben einen erhöhten Vitamin-C-Bedarf! Darüber hinaus haben wissenschaftliche Studien gezeigt, dass die Zufuhr von 100 bis 140 Milligramm Ascorbinsäure pro Tag bei erwachsenen Nichtrauchern zum Schutz vor Krebs- und Herzerkrankungen optimale Wirksamkeit hat. Auch für schwangere und stillende Frauen ist der Vitamin-C-Bedarf erhöht (100/125 mg/Tag).

Folsäure

Folsäure (Pteroylglutaminsäure) ist an zahlreichen wichtigen Stoffwechselprozessen beteiligt – etwa der Herstellung von Purinen und Nukleinsäuren (DNA-Synthese), die unter anderem für den Aufbau roter Blutkörperchen benötigt werden.

Folsäure-Nahrungsquellen

- Vollwertgetreide
- Fleisch (Leber)
- Hefe
- Blattgemüse

Verminderte Werte

Die Blutbildungsstörungen bei einem Folsäuredefizit im Körper können zu einer Blutarmut (megaloblastische Anämie) führen. Folsäuremangelzustände können ähnliche Beschwerden verursachen wie ein Vitamin-B12-Mangel: Schleimhautveränderungen im Mundbereich,

Normalwerte – Folsäure
Erwachsene   2,3–17,0 µg/l
Laborprobe: Venenblut

Verdauungsstörungen, Übelkeit und Brechreiz, Durchfall, Haarausfall und entzündliche Hautveränderungen (Dermatitis).

Zustände und Erkrankungen mit verminderten Folsäurewerten
- Mangelernährung und Fehlernährung
- Malabsorptionssyndrom (bei Crohn-Krankheit)
- Lebererkrankungen
- Alkoholismus
- Schwangerschaft
- Frühgeburten
- Wachstumsphase
- Infektionskrankheiten
- Blutarmut (hämolytische Anämie)
- Dialyse
- Tumorerkrankungen

- Arzneimittel (Acetylsalicylsäure, Barbiturate, Triamteren, Primidon, Salazosulfapyridin, Diphenylhydantoin, Chemotherapeutika)

Selbstmedikation: Vitamin-Präparate mit Folsäure

Bei Einnahme eines Folsäure-Präparates sollten hohe Dosierungen vermieden werden. 15 Milligramm Folsäure pro Tag kann Stimmungsschwankungen, Verdauungs- und Schlafstörungen verursachen. Bei Dosierungen von 1 bis 15 Milligramm Folsäure wurden allergische Reaktionen und Juckreiz beobachtet – Folsäure wird jedoch rasch ausgeschieden, sodass nach etwa zwölf Stunden in der Regel wieder normale Folsäure-Blutkonzentrationen erreicht werden.

Biotin

Biotin (Vitamin H) ist an Stoffwechselprozessen von Nährstoffen beteiligt, insbesondere dem Zucker-, Fettsäure-, Kohlehydrat-, Aminosäure- und dem allgemeinen Energiestoffwechsel. Beim Menschen wurden vier biotinabhängige Enzyme (Carboxylasen, Decarboxylasen) nachgewiesen.

Biotin-Nahrungsquellen
- Fleisch (Innereien, Leber)
- Nüsse (Erdnüsse)
- Sojabohnen
- Eigelb
- Bierhefe
- Blumenkohl
- Gemüse

Normalwerte – Biotin

Erwachsene   200–1000 ng/l

Laborprobe: Venenblut

Verminderte Werte

Ein Biotinmangel kommt bei Ernährung mit vollwertiger gemischter Kost nur selten vor. Die Beschwerden eines Biotinmangels umfassen Hauterkrankungen (Dermatitis), Zungenbrennen, Depression, Übelkeit und Haarausfall.

Zustände und Erkrankungen mit verminderten Biotinwerten
- Verzehr großer Mengen von rohem Eiweiß
- Schwangerschaft
- Alkoholismus
- Arzneimittel (Antibiotika)
- Dialyse
- Angeborene Stoffwechselstörungen

Selbstmedikation: Vitamin-Präparate mit Biotin

Die Einnahme eines Biotin-Präparates ist auch in höherer Dosierung (bis zu 40 Milligramm pro Tag) ungefährlich und gut verträglich.

Niacin

Niacin (Vitamin B3 beziehungsweise Nikotinsäure und Nikotinamid) ist als Koenzym an zahlreichen biochemischen Stoffwechselprozessen im menschlichen Körper beteiligt, unter anderem am Kohlehydrat-, Fettsäure- und Aminosäurestoffwechsel.

Biotin-Nahrungsquellen
- Fleisch (Leber)
- Hefe
- Vollwertgetreide
- Nüsse
- Milch
- Milchprodukte

Verminderte Werte

Ein ausgeprägter Niacinmangel führt zur Pellagra-Erkrankung, bei der häufig auch ein Vitamin-B-Mangel vorliegt. Die Hauptbeschwerden sind entzündliche Hautveränderungen (wie beim Sonnenbrand), Verdauungsstörungen mit Durchfall, zentralnervale Störungen (Gangunsicherheit, Halluzinationen, Gedächtnisstörungen) und Symptome der Blutarmut (normozytäre, hypochrome Anämie).

Zustände und Erkrankungen mit verminderten Niacinwerten
- Mangelernährung und Fehlernährung

Normalwerte – Niacin

Nicht gesichert

Laborprobe: Venenblut

- Lebererkrankungen
- Bauchspeicheldrüsenerkrankungen
- Alkoholismus
- Schwangerschaft
- Stillzeit
- Wachstumsphase
- Durchfall
- Erbrechen
- Infektionskrankheiten

- Tumorerkrankungen
- Angeborene Stoffwechselstörungen (Hartnup-Krankheit)

Selbstmedikation:
Vitamin-Präparate mit Niacin
Die Einnahme eines Niacin-Präparates ist auch in höherer Dosierung ungefährlich und gut verträglich.

Pantothensäure

Pantothensäure ist in fast allen Nahrungsmitteln enthalten und spielt im menschlichen Organismus eine wichtige Rolle als Bestandteil von Koenzym A und bei anderen Stoffwechselprozessen. Der Pantothensäure-Bedarf des Erwachsenen wird mit 8 Milligramm pro Tag angegeben.

Pantothensäure-Nahrungsquellen
- Fleisch (Innereien)
- Eier, Hefe
- Vollwertgetreide
- Nüsse (Erdnüsse)
- Pilze
- Wassermelone

Verminderte Werte
Ein isolierter Pantothensäuremangel ist äußerst selten. Bei Pantothensäuremangel liegt Koenzym A vermindert vor, wobei es zu Symptomen wie Missempfindungen, Erbrechen, Depressionen, Müdigkeit, Schlaflosigkeit und Kopfschmerzen kommen kann.

Zustände und Erkrankungen mit verminderten Panthotensäurewerten
- Mangelernährung und Fehlernährung
- Alkoholismus
- Verdauungsstörungen

Selbstmedikation:
Vitamin-Präparate mit Pantothensäure
Die Einnahme eines Pantothensäure-Präparates ist auch in höherer Dosierung ungefährlich und gut verträglich.

Normalwerte – Panthothensäure
0,37 ± 0,11 µg/l
Laborprobe: Vollblut

Betakarotin

Normalwerte – Betakarotin

Frauen	176–758 µg/l	Männer	143–554 µg/l

Laborprobe: Venenblut

Zahlreiche Karotinoide wie vor allem Betakarotin werden im menschlichen Organismus als Provitamin A zu Vitamin A umgewandelt. Darüber hinaus hat Betakarotin eine direkt antioxidative Wirkung, die vor schädlichen Sauerstoffradikalen schützt. Um Karotinoide aus pflanzlicher Nahrung optimal aufzunehmen, muss man sie zusammen mit etwas Fett zu sich nehmen, also nicht als Rohkost, sondern beispielsweise als Salat.

Betakarotin-Nahrungsquellen
* Gemüse (Möhren, gelbe und grüne Blattgemüse)

Verminderte Werte
Bislang wurden keine Erkrankungen beobachtet, die auf Betakarotinmangel beruhen. Es gibt jedoch Hinweise darauf, dass eine karotinoidarme Ernährung die Entwicklung von Krebserkrankungen begünstigen könnte. Gesunde vollwertige und ausgewogene Ernährung beugt einem Karotinoidmangel vor.

Möhrensalat
Nicht als Rohkost, sondern in Verbindung mit Fett können pflanzliche Karotinoide vom Körper aufgenommen werden. Karottensalat mit Olivenöl schmeckt gut und aktiviert Karotinoide optimal.

Zustände und Erkrankungen mit verminderten Betakarotinwerten
* Mangelernährung und Fehlernährung
* Erkrankungen mit Fettaufnahmestörung

Selbstmedikation:
Vitamin-Präparate mit Betakarotin
Die Einnahme eines Betakarotin-Präparates ist auch in höherer Dosierung und über einen längeren Zeitraum ungefährlich und gut verträglich. Besonders wirksam ist Betakarotin in Verbindung mit Vitamin C und Vitamin E sowie anderen Karotinoiden wie Lycopin, das in Tomaten und rosa Grapefruits vorkommt. Wissenschaftliche Studien haben nachgewiesen, dass die regelmäßige und langfristige Nahrungsergänzung mit Vitamin-Karotinoid-Kombinationen Brustkrebs- und Prostatakrebserkrankungen vorbeugen kann. Wer regelmäßig Mozzarella mit Tomaten und etwas Olivenöl isst, hat ausreichend Lycopin zur Verfügung.

Hormone

Hormone (gr.: ormao = ich errege) sind Signalstoffe des Körpers, mit deren Hilfe bestimmte Funktionen des Organismus reguliert werden können. Sie sind sozusagen Signale des körpereigenen Verkehrsleitsystems, welches die Organfunktionen unterschiedlichen Anforderungen optimal anpassen kann. Viele biologische Abläufe wie Wachstum, Geschlechtsreife, Abwehr-, Stress- und psychische Reaktionen werden vom Hormonsystem kontrolliert.

Die endokrinen Drüsen

Hormone werden in der Regel in den innersekretorischen (endokrinen) Drüsen des Körpers produziert, die diese Signalstoffe meist direkt in das Blut abgegeben. Auf diesem Weg erreichen sie die Zielorgane, wo sie dann bestimmte Reaktionen auslösen. Die Hormonwirkung selbst wird durch Rezeptoren am Organ übertragen – Rezeptoren sind Andockstellen für die Signalstoffe am Zielorgan, vergleichbar mit dem Mechanismus von Schlüssel (Hormon) und Schloss (Hormonrezeptor am Zielorgan). Es gibt im Wesentlichen zwei Hormonwirkungen an den Rezeptoren der Zielorgane: eine hemmende oder eine aktivierende Wirkung. Folgende Hormongruppen werden unterschieden:

- Steroidhormone (Östrogene, Androgene, Kortisone)
- Polypeptid- oder Proteohormone (Insulin, Glukagon, Parathormon u. a.)
- Amin-Hormone (Schilddrüsenhormone)
- Fettsäuren-Hormone (Prostaglandine)

Endokrinologie

Bedeutende Fortschritte auf dem Gebiet der Endokrinologie (Hormonlehre) ermöglichten die genaue Analyse der verschiedenen Hormone und ihrer Wirkungen. Hormone werden heute in biochemischen Labors in großen Mengen hergestellt und zu therapeutischen Zwecken eingesetzt. Hormonkonzentrationen können im Blut nachgewiesen werden, hormonale Ausscheidungsprodukte werden im Urin festgestellt.

Hypothalamus und Hypophyse

Die beiden Hormonsteuerungsdrüsen sitzen im Gehirn: Das Zwischenhirn (Hypothalamus) und die Hirnanhangsdrüse (Hypophyse) kontrollieren fast alle Hormonaktivitäten im Körper.

Hypothalamus

Der Hypothalamus ist das übergeordnete Steuerungszentrum des Hormonsystems beziehungsweise das Kontrollorgan der Hirnanhangsdrüse. Der Hypothalamus produziert Botenstoffe, die an die Hypophyse weitergeleitet werden und die Produktion der Hypophysenhormone aktivieren, die als so genannte Releasing-Hormone bezeichnet werden:

Somatotropin-Releasing-Hormon
(GHRH), das die Produktion von Wachstumshormon über die Hypophyse aktiviert

Thyreotropin-Realeasing-Hormon
(TRH), das die Produktion von Schilddrüsenhormon über die Hypophyse aktiviert

Kortikotropin-Releasing-Hormon
(CRH), das die Produktion von ACTH-Nebennierenhormon über die Hypophyse aktiviert

Luteotropin-Releasing-Hormon
(LHRH), das die Produktion von Luteotropin in den Eierstöcken und Hoden über die Hypophyse aktiviert

Hypophyse

Die Hypophyse (Hirnanhangsdrüse) ist eine endokrine Drüse und liegt im Türkensattel, einer Vertiefung in der knöchernen Schädelbasis. Sie hat etwa die Göße einer Haselnuss und wiegt weniger als ein Gramm. Die Hypophyse besitzt Gewebearten, Strukturen und Funktionen, die ihr eine herausragende Rolle bezüglich vieler Körperfunktionen zuweisen: Sie ist das Zentralorgan des innersekretorischen (endokrinen) Systems und die wichtigste Drüse des Organismus, da von ihr alle innersekretorischen Drüsen beeinflusst werden.

Die Hypophyse selbst unterliegt der Kontrolle des Hypothalamus. Sie setzt sich aus drei Lappenstrukturen zusammen, dem Vorderlappen, dem Zwischenlappen und dem Hinterlappen, die jeweils bestimmte Hormone produzieren. Die vom Hypothalamus kontrollierten Hypophysenhormone stimulieren Drüsen anderer Orga-

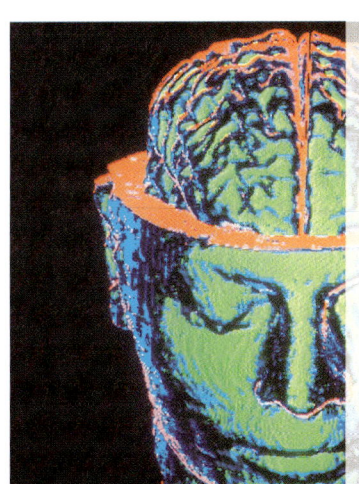

Die Aktivität zahlreicher hormonproduzierender Drüsen im Körper wird von übergeordneten Zentren im Gehirn kontrolliert.

ne (Nebennierenrinde, Schilddrüse, Eierstöcke, Brustdrüsen, Hoden).

Die Hypophysenhormone

Die Hormone des Hypophysenvorderlappens:
- Somatotropin (STH oder GH) beziehungsweise Wachstumshormon
- Thyreotropin (TSH), das die Schilddrüse zur Hormonproduktion anregt
- Adrenokortikotropes Hormon (ACTH), das die Nebennieren zur Hormonproduktion anregt
- Luteotropin (LH), das zur Aktivierung des Eisprungs benötigt wird und beim Mann die Testosteron-Produktion stimuliert
- Follikelreifungshormon (FSH), das die Entwicklung der Eierstöcke und beim Mann die Samenzellentwicklung beeinflusst

- Prolaktin, das die Milchproduktion in der weiblichen Brustdrüse stimuliert und die Funktion der Geschlechtsorgane beeinflusst

Die Hormone des Hypophysenzwischenlappens:
- Melanotropes Hormon (MSH), das den Aufbau (Synthese) von Melanin stimuliert und zur Hautpigmentierung beiträgt

Die Hormone des Hypophysenhinterlappens:
- Antidiuretisches Hormon (ADH) oder Vasopressin, das den Spannungszustand (Tonus) der Gefäße durch eine gefäßzusammenziehende Wirkung erhöht und die Harnausscheidung kontrolliert
- Oxytozin, das für die Kontraktion der Gebärmutter verantwortlich ist und beim Geburtsvorgang wichtig ist.

Antidiuretisches Hormon (ADH)

Antidiuretisches Hormon (ADH) beziehungsweise Vasopressin erhöht den Spannungszustand der Gefäße durch eine gefäßzusammenziehende Wirkung und kontrolliert die Harnausscheidungsfunktion der Nieren, indem es die Flüssigkeitsausscheidung hemmt. Es wird im Hypothalamus gebildet und über den Hypophysenhinterlappen in das Blut abgegeben. Am bekanntesten ist eine ADH-Sekretionsstörung, die Diabetes insipidus genannt wird und durch abnorm massive, sehr wässrige Harnausscheidung gekennzeichnet ist (»Wasserharnruhr«).

Erhöhte Werte

Ein Überschuss an ADH kann eine massive Flüssigkeitsüberladung des Organismus verursachen. Die ADH-Werte sollten bei erhöhten oder verminderten Natriumwerten im Blut, bei Verdacht auf Lungen-, Bauchspeicheldrüsen-, Zwölffingerdarmkrebs, Hodgkin-Krankheit und bösartigen Lymphkrebserkrankungen bestimmt werden. Tumoren der Hirnanhangsdrüse (Hypophyse) können sehr hohe ADH-Werte verursachen.

Zustände und Erkrankungen mit erhöhten ADH-Werten
- Starker Flüssigkeitsüberschuss im Körper
- Tumorerkrankungen der Lungen, der Bauchspeicheldrüse und des Lymphsystems
- Hypophysentumoren

Verminderte Werte

ADH-Mangel ist ein Kennzeichen des zentralen Diabetes insipidus (»Wasserharnruhr«). Es werden große Harnmengen ausgeschieden, als ob der Betroffene ständig mit entwässernden Mitteln behandelt würde. Diabetes-insipidus-Patienten haben ein krankhaft gesteigertes Durstgefühl und häufigen Harndrang, wobei jedesmal große Harnmengen abgehen. Dies unterscheidet diese Krankheit von der Blasenentzündung oder einem Prostataleiden, bei denen trotz häufigen Harndrangs nur sehr wenig Urin ausgeschieden wird.

Zustände und Erkrankungen mit verminderten ADH-Werten
- Zentraler Diabetes insipidus

Normalwerte – ADH

Erwachsene und Kinder   2,0–8,0 pg/ml

Laborprobe: Venenblut; vor der Laborprobenentnahme auf Kaffee, Tee, Alkohol und Nikotin verzichten; Arzneimittel möglichst absetzen

Wachstumshormon (GH)

Somatotropin (STH), das auch Wachstumshormon (GH = engl.: growth hormone) genannt wird, kontrolliert die Entwicklung der Knochen und die Produktion von Eiweiß, einem Grundbaustoff des menschlichen Organismus. GH wird im Hypophysenvorderlappen gebildet. Das Wachstumshormon wird in der Kindheit und Jugend zusammen mit den Geschlechtshormonen verstärkt freigesetzt. Ein nicht behandelter Somatotropinmangel führt zu Wachstumsstörungen und Minder- beziehungsweise Zwergwuchs. GH steuert den Fett- und Zuckerstoffwechsel und ist ein Gegenspieler des Insulins. Es wirkt auch auf die Nieren, indem es Kalziumverluste mit der Urinausscheidung verhindert und Phosphor im Körper zurückhält.

Erhöhte Werte

Erhöhte GH-Werte sind ein Kennzeichen von hormonaktiven Hypophysentumoren.

> ### Zwergwuchs
>
> **Wenn ein Mangel an Wachstumshormon bei Kindern nicht behandelt wird, kann es zu Minder- oder Zwergwuchs kommen.**

Wenn Hände, Füße und Unterkiefer im Vergleich zum übrigen Körper übermäßig in die Länge zu wachsen beginnen und weitere Begleitsymptome wie Akne oder verstärkter Haarwuchs hinzukommen, kann so genannter Riesenwuchs (Akromegalie) vorliegen.

Zustände und Erkrankungen mit erhöhten GH-Werten
- Übermäßiges Längenwachstum (Akromegalie, Gigantismus)
- Hypophysentumoren

Verminderte Werte

Bei einem GH-Mangel kann es zu Wachstumsstörungen, Minderwuchs beziehungsweise Zwergwuchs kommen.

Zustände und Erkrankungen mit verminderten GH-Werten
- Zwergwuchs
- Fettsucht
- Simmonds-Syndrom

Normalwerte – Wachstumshormon

Erste Laborprobe < 4 ng/ml   **Zweite Laborprobe** 10–40 ng/ml

Laborprobe: Venenblut; zwei Laborproben im Abstand von 30 Minuten; 12-stündige Nüchternheit; Arzneimittel möglichst absetzen; Stress- und Angstzustände vor der Probenentnahme vermeiden

Adrenokortikotropes Hormon (ACTH)

Normalwerte – ACTH

morgens	20–80 pg/ml	**abends**	5–20 pg/ml

Laborprobe: Venenblut; Stress- und Angstzustände vor der Probenentnahme vermeiden

Adrenokortikotropes Hormon (ACTH) wird im Hypophysenvorderlappen gebildet und stimuliert die Hormonaktivität sowie das Wachstum der Nebennierenrinde. Darüber hinaus beeinflusst ACTH den Fett- und Kohlehydratstoffwechsel sowie die Aktivität des Nebennierenrindenhormons Kortisol.

Erhöhte Werte

Aufgrund einer Wucherung von Hypophysengewebe kann vermehrt ACTH produziert werden, wobei es zur Schrumpfung der Nebennierenrinde und dem so genannten Cushing-Syndrom kommt. Bei diesem bewirkt eine überaktive Nebenniere das Nachdunkeln der Haut sowie Gewichtszunahme, Bluthochdruck, Neigung zu Fettansammlungen am Nackenansatz (Büffelhöcker), Vollmondgesicht, Hautrötung und auch verstärkten Haarwuchs. Ein Cushing-Syndrom kann auch bei einer Kortisontherapie auftreten.

Cushing-Syndrom

Bei übermässiger ACTH-Produktion wie auch bei einer Therapie mit Kortison kann ein Cushing-Syndrom mit zahlreichen Beschwerden verursacht werden: Stammfettsucht, Bluthochdruck, Depression, Sexualfunktionsstörungen.

Zustände und Erkrankungen mit erhöhten ACTH-Werten

- Cushing-Syndrom
- Hypophysentumoren

Verminderte Werte

Verminderte ACTH-Werte weisen auf eine Nebennierenrindenschwäche hin. Möglicherweise liegt auch eine Bronzehautkrankheit (Addison-Krankheit) vor, die durch eine Unterfunktion der Nebenniere verursacht wird. Diese Krankheit ruft in der Regel eine dunklere Hautfärbung, Schwächegefühl und Mattigkeit, Gewichtsabnahme, Übelkeit und Erbrechen hervor.

Zustände und Erkrankungen mit verminderten ACTH-Werten

- Nebennierenrindenschwäche (Nebennierenrindeninsuffizienz)
- Addison-Krankheit (Bronzehautkrankheit)

FSH/LH

Das Follikelreifungshormon (FSH) beeinflusst bei der Frau die Entwicklung der Eierstöcke und beim Mann die Samenzellentwicklung. Luteotropin (LH) wird zur Aktivierung des Eisprungs benötigt und stimuliert beim Mann die Testosteron-Produktion. Veränderungen der FSH/LH-Konzentrationen im Blut verursachen bei Frauen Menstruationsstörungen und bei Männern sexuelle Unterentwicklung (Hypogonadismus). FSH/LH-Hormonuntersuchungen sind vor allem dann sinnvoll, wenn folgende Problemstellungen geklärt werden müssen:

- Sterilität bei der Frau
- Unfruchtbarkeit beim Mann
- Beurteilung der Eierstock- beziehungsweise Hodenfunktion

Erhöhte Werte

Bei erhöhten FSH/LH-Werten liegen in der Regel direkte (primäre) Funktionsstörungen der Zielorgane (Eierstöcke, Hoden) vor.

Zustände und Erkrankungen mit erhöhten FSH/LH-Werten
FSH

Bei Frauen: primäre Eierstockfunktionsschwäche (Ovarialinsuffizienz)
Bei Männern: Hodenfunktionsschwäche (primärer Hypogonadismus)

LH

Bei Frauen: primäre Eierstockfunktionsschwäche (Ovarialinsuffizienz), Wechseljahre, Zytostatikatherapie
Bei Männern: Hodenfunktionsschwäche (primärer Hypogonadismus), Hodenverkümmerung (Hodenaplasie), Kastration, Zytostatikatherapie

Verminderte Werte

Bei verminderten FSH/LH-Werten liegen in der Regel indirekt verursachte (sekundäre) Funktionsstörungen der Zielorgane (Eierstöcke, Hoden) vor. Beim Mann kommt es zu Reifungsstörungen der Samenzellen und bei Frauen zu Reifungsstörungen der Eizellen.

Normalwerte – FSH/LH

FSH			LH		
Männer		1,0–10,1 U/l	Männer		1,5–9,2 U/l
Frauen	Menopause	39,3–120,6 U/l	Frauen	Menopause	10,8–61,4 U/l
	Follikelphase	3,0–12,0 U/l		Follikelphase	1,8–13,4 U/l
	Lutealphase	2,0–12,0 U/l		Lutealphase	0,7–19,4 U/l
	Zyklusmitte	6,6–24,6 U/l		Zyklusmitte	15,2–78,9 U/l

Laborprobe: Venenblut

Zustände und Erkrankungen mit verminderten FSH/LH-Werten
FSH
Bei Frauen: sekundäre Eierstockfunktionsschwäche (Ovarialinsuffizienz)
Bei Männern: Veränderungen der Hirnanhangsdrüse (sekundärer Hypogonadismus)

LH
Bei Frauen: sekundäre Eierstockfunktionsschwäche (Ovarialinsuffizienz), Hypophysenunterfunktion, Einnahme der Antibabypille
Bei Männern: Veränderungen der Hirnanhangsdrüse (sekundärer Hypogonadismus), Östrogentherapie, Leberzirrhose

Nebenschilddrüse

Die vier getreidekorngroßen Nebenschilddrüsen liegen auf der rückwärtigen Oberseite der Schilddrüse. Sie sondern das Nebenschilddrüsenhormon (Parathormon) ab, das den Kalziumspiegel im Blut reguliert. Sinkt der Kalziumspiegel, baut der Organismus mit Hilfe dieses Hormons das lebensnotwendige Kalzium aus den Knochen ab. Funktionsstörungen der Nebenschilddrüse führen zu einem Ungleichgewicht im Kalzium- und Phosphorhaushalt des Körpers und verursachen komplexe Erkrankungen. Gegenspieler von Parathormon ist Kalzitonin.

Parathormon (PTH)

Parathormon (PTH) beeinflusst den Kalziumstoffwechsel am knöchernen Skelett und in der Niere. Es steigert die Kalziumaufnahme aus den Knochen und aus dem Darm (mit Hilfe von Vitamin D) sowie die Kalziumwiederverwertung in den Nieren. Gegenspieler von PTH ist Kalzitonin, das den Einbau von Kalzium in die Knochen fördert. Die wichtigsten Störungen, die zu abnorm veränderten PTH-Werten führen, sind die Über- und Unterfunktion der Nebenschilddrüse (Hyper- bzw. Hypoparathyreoidismus).

Erhöhte Werte
Erhöhte PTH-Werte gehen meist auf eine Überfunktion der Nebenschilddrüse (Hyperparathyreoidismus) zurück. Die Störung kann auf einem vermehrten Wachstum von Nebenschilddrüsengewebe (Hyperplasie, Adenom) beruhen. Sie kann auch als Folge einer verminderten Kalziumzufuhr durch den Darm, etwa bei Vitamin-D-Mangel, oder Nahrungsverwertungsstörungen im Darm (Malabsorption) entstehen sowie auf eine PTH-Unempfindlichkeit der Knochen und

---

Normalwerte – Parathormon

Intaktes PTH (iPTH)   15–65 ng/l

Laborprobe: Venenblut

Nieren zurückgehen. Nierensteine und Magengeschwüre können auf eine Drüsenerkrankung hinweisen.

Zustände und Erkrankungen mit erhöhten Parathormonwerten

- Überfunktion der Nebenschilddrüse (primärer Hyperparathyreoidismus)
- Überfunktion der Nebenschilddrüse (sekundärer Hyperparathyreoidismus)
- Nierenschwäche (Niereninsuffizienz)
- Pseudohyperparathyreoidismus
- Vitamin-D-Mangel
- Malabsorptionssyndrom
- Nierensteine
- Magen- und Zwölffingerdarmgeschwüre

Verminderte Werte

Verminderte PTH-Werte treten am häufigsten nach einer Schädigung der Nebenschilddrüse im Verlauf einer Schilddrüsenoperation auf. Aufgrund erblicher Veranlagung kann Nebenschilddrüsengewebe verkümmern oder durch fehlerhafte Abwehrvorgänge (Autoimmunreaktionen) geschädigt werden. Bei einer Nebenschilddrüsen-Unterfunktion (Hypoparathyreoidismus) befinden sich zu wenig Kalzium und zu viel Phosphor im Blut, was zu einer erhöhten Krampfneigung (Tetanie) führt (Hand-, Fuß-, Stimmritzen-, Darm-, Blasenkrämpfe). Die Haut wird spröde, die Nägel splittern leicht, und es kann zu Haarausfall, Zahnbildungsstörungen, psychischen und allgemeinen Entwicklungsstörungen sowie Star-Erkrankungen (Katarakt) am Auge kommen.

> ### Nierensteine
>
> Da Parathormon den Kalziumstoffwechsel in der Niere beeinflusst, können Nierensteine auf eine Störung der Nebenschilddrüse hinweisen.

Zustände und Erkrankungen mit verminderten Parathormonwerten

- Unterfunktion der Nebenschilddrüse (Hypoparathyreoidismus)
- Vitamin-D-Überdosierung
- Kalziummangel-Syndrom
- Schilddrüsenüberfunktion (Hyperthyreose, Thyreotoxikose)
- Boeck-Krankheit (entzündliche Knochenerkrankung)
- Arzneimittel (Thiazide)
- Tumorerkrankungen (Tumorhyperkalzämie)

Schilddrüse

Die Schilddrüse ist eine aus zwei Lappen bestehende Drüse. Beide Teile sind über eine schmale Gewebebrücke, den Schilddrüsenisthmus, miteinander verbunden. Die Schilddrüse wiegt etwa 28 Gramm und liegt vor dem Kehlkopf direkt unter der Haut der Halswurzel. Die Schilddrüse verfügt von allen innersekretorischen Drüsen über die meisten Blutgefäße. Die Ausschüttung des von ihr produzierten Thyroxins, dem Haupthormon der Schilddrüse, wird von einem Hormon des Hypophysenvorderlappens (dem Schilddrüsen stimulierenden Hormon TSH) angeregt. Das Drüsengewebe besteht aus zahlreichen kleinen Bläschen (Follikeln), die mit Schilddrüsenkolloid gefüllt sind. Diese Substanz besteht vorwiegend aus Thyreoglobulin, das von der Schilddrüse mit Hilfe eines Oxidationsvorgangs aus dem Grundstoff Jod gewonnen wird. Die Schilddrüse hat deshalb einen hohen Bedarf an Jod. Das in winzige Partikel aufgespaltene Thyreoglobulin wird dann in das Blut abgegeben. Die Schilddrüsenfunktion wird in einem komplizierten Regelwerk über die Aktivierung von Hormonen des Hypothalamus (TRH), der Hypophyse (TSH) und der eigentlichen Schilddrüsenhormone (T3, T4) kontrolliert.

> ### Jodnot
> Die Schilddrüse braucht zur Herstellung ihrer Hormone viel Jod. Beugen Sie einem Jodmangel vor und benutzen Sie nur jodiertes Speisesalz!

Schilddrüsenerkrankungen

Schilddrüsenüberfunktion (Hyperthyreose)

Eine Schilddrüsenüberfunktion führt zu körperlicher und geistiger Überaktivität. Scheinbar unerschöpfliche Energie und Angespanntheit können dann zusammen mit Gewichtsabnahme, starkem Schwitzen, Muskelschwund, Herzklopfen, Zittern, Schlafstörungen und Unverträglichkeit von heißem Wetter auftreten. Die Basedow-Krankheit ist eine Autoimmunerkrankung und auch mit einer Schilddrüsenüberfunktion verbunden, wobei vor allem ein Kropf, eine Augapfelschwellung (Exophthalmus) und Herzklopfen beziehungsweise Herzjagen beobachtet werden.

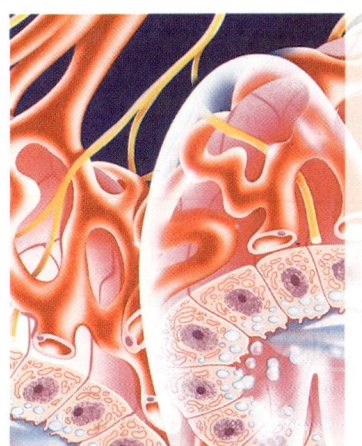

In den Gewebebläschen der Schilddrüse werden die für viele Körperfunktionen lebenswichtigen Schilddrüsenhormone produziert.

Schilddrüsenunterfunktion (Hypothyreose)

Eine Schilddrüsenunterfunktion kann zu leichter Ermüdbarkeit, Gewichtszunahme, Unverträglichkeit von kaltem Wetter, ständigem Frieren, Konzentrations-, und Antriebsschwäche, Verstopfung, Brust-, Atem- und rheumatischen Beschwerden, dünnerem struppigem Haar und Verdickung der Haut an den Unterschenkeln (Ödeme) führen. Chronische Heiserkeit ist ein Frühsymptom der Hypothyreose. Schilddrüsenhormone unterstützen die Funktion von Herz und Lungen und sind für die geistige Entwicklung unentbehrlich – ein Kind ohne Schilddrüse wird geistig unterentwickelt bleiben.

Anfälligkeit

An chronischen Schilddrüsenentzündungen erkranken Frauen deutlich häufiger als Männer.

Kropf (endemische Struma)

Bei einem Kropf handelt es sich um eine gutartige, nicht entzündliche Schilddrüsenvergrößerung bei normalem Hormonstoffwechsel in einem Jodmangelgebiet. Er kann sowohl bei einer Schilddrüsenüberfunktion wie auch bei einer Unterfunktion auftreten. Die Schilddrüse kann einen oder mehrere Gewebeknoten enthalten. Die häufigsten Beschwerden sind ein Druckgefühl am Hals und Schluckbeschwerden.

Schilddrüsenentzündung (Thyreoiditis)

Schilddrüsengewebe kann akut oder chronisch entzündet sein. Ursachen der Entzündungen sind bakterielle Infektionen oder Fehlreaktionen des Abwehrsystems (Autoimmunreaktionen). Schilddrüsenentzündungen sind selten und verlaufen meist ohne besondere Beschwerden. Die langfristige Folge einer chronischen Schilddrüsenentzündung kann eine Unterfunktion der Schilddrüse sein.

Schilddrüsenautonomie

Es handelt sich um einzelne oder mehrere umschriebene Gewebeknoten, die

Komplexe Schilddrüsendiagnostik

Für die Klärung von Schilddrüsenfunktionsstörungen – Überfunktion oder Unterfunktion – sind immer zahlreiche Untersuchungen erforderlich: Vorgeschichte, körperliche Untersuchung, Laborwerte, Funktionstests und andere Untersuchungen (Röntgen, Szintigraphie) – ein Laborwert allein sagt wenig über den Funktionszustand der Schilddrüse aus.

Kropf und Jodmangel

Der Kropf beziehungsweise die endemische Struma ist die häufigste Drüsenerkrankung in Deutschland, wobei Frauen häufiger als Männer betroffen sind. Hauptursache der Erkrankung ist der Jodmangel. Deutschland ist noch immer ein Jodmangelgebiet, weshalb dem vermehrten Einsatz von jodiertem Speisesalz bei der Lebensmittelherstellung große Bedeutung zukommt. Auch in Großküchen und Restaurants sollte nur Jodsalz verwendet werden.

unabhängig von der TSH-Steuerung der Hypophyse hormonell aktiv sind. Der Schilddrüsenstoffwechsel kann normal oder überaktiv sein – im zweiten Fall treten Symptome der Schilddrüsenüberfunktion auf. Schilddrüsenautonomie kommt in Jodmangelgebieten vier- bis fünfmal häufiger vor als in Gebieten mit ausreichender Jodversorgung.

Schilddrüsentumoren

Es gibt unterschiedliche bösartige Schilddrüsentumoren, die meist schnell wachsen und plötzlich auftreten. Ob die Tumoren Beschwerden verursachen, ist von ihrer Hormonaktivität abhängig und kann ganz unterschiedlich sein.

Laborwerte der Schilddrüse

Die Laborwerte der Schilddrüse umfassen folgende Hormone: das Hypophysenhormon Thyreotropin (TSH) und die drei in der Schilddrüse hergestellten Hormone Trijodthyronin (T3), Thyroxin (T4) sowie Kalzitonin (CT).

Thyreotropin (TSH)

Thyreotropin oder thyreoideastimulierendes Hormon (TSH) wird durch Aktivierung des Zwischenhirn-Thypeotropin-Releasing-Hormons (TRH) im Hypophysenvorderlappen gebildet. Das Hormon fördert die Aufnahme von Jod in Schilddrüsenzellen und ist am Stoffwechsel der Schilddrüsenhormone (T3 und T4) beteiligt. Ein gestörter TRH-TSH-Regelkreis führt immer zu einer Schilddrüsenerkrankung. Die TSH-Laborwerte kann man nur in Verbindung mit den T3/T4-Schilddrüsenhormonwerten sinnvoll interpretieren.

Erhöhte Werte

Bei primärer Schilddrüsenunterfunktion können die Schilddrüsenzellen trotz

---

Normalwerte – TSH

Frauen   0,25–3,1 mU/l   **Männer**   0,30–3,0 mU/l
Kinder   0,40–9,5 mU/l

Laborprobe: Blutserum; Blutplasma

---

erhöhter TSH-Aktivität nicht ausreichend Schilddrüsenhormone bilden.

Zustände und Erkrankungen mit erhöhten TSH-Werten
- Kropf (Struma) durch Jodmangel
- Schilddrüsenunterfunktion (primäre Hypothyreose)
- Schilddrüsenentzündung mit Schilddrüsenunterfunktion (Autoimmunthyreoiditis)

Verminderte Werte
Bei sekundärer Schilddrüsenunterfunktion können die Schilddrüsenzellen aufgrund eines TSH-Mangels nicht ausreichend Schilddrüsenhormone bilden.

Zustände und Erkrankungen mit verminderten TSH-Werten
- Schilddrüsenunterfunktion (sekundäre Hypothyreose)
- Schilddrüsenautonomie (Schilddrüsenadenom)
- Schilddrüsenentzündung mit Schilddrüsenüberfunktion (Autoimmunthyreoiditis)
- Basedow-Krankheit
- Hashimoto-Thyreoiditis
- Schilddrüsenhormon-Therapie

Trijodthyronin (T3)

Trijodthyronin (T3) ist gleich wirksam wie Thyroxin (T4), kommt jedoch im Blut in zehnfach geringerer Konzentration vor. Mit den T3-Laborwerten kann die Schilddrüsenfunktion beurteilt und die Therapie mit Schilddrüsenhormonen oder mit die Schilddrüsenaktivität hemmenden Mitteln (Thyreostatika) kontrolliert werden. Trijodthyronin (T3) wird als eigentliche Wirkform der Schilddrüsenhormone betrachtet.

Erhöhte Werte
Kinder haben meist höhere T3-Werte als Erwachsene.

Zustände und Erkrankungen mit erhöhten T3-Werten
- Schilddrüsenüberfunktion (Hyperthyreose)
- T3-Überschuss
- Isolierte T3-Hyperthyreose
- Kindheit

Normalwerte – T3

0,8–2,0 ng/ml

Laborprobe: Blutserum; Blutplasma

Verminderte Werte

Etwa ab dem 65. Lebensjahr vermindern sich die T3-Werte im Blut deutlich. Ursache ist die abnehmende T3-Produktion und die verminderte Umwandlung von T4 in T3. Ab dem 50. Lebensjahr sinkt der T3-Spiegel pro Jahrzehnt um 0,1 ng/ml ab.

Zustände und Erkrankungen mit verminderten T3-Werten
- Alter
- Schilddrüsenunterfunktion (Hypothyreose)
- Verminderte Stoffwechselleistung des Körpers

Thyroxin (T4)

Thyroxin (T4) beschleunigt die Verbrennung von Nahrungsstoffen (Eiweiß, Kohlehydrate, Fette) und erhöht den Grundstoffwechsel sowie die Körperkerntemperatur. Thyroxin begünstigt die Ausscheidung von Wasser aus dem Gewebe und steuert das Größenwachstum von Kindern. Da Jod für die T4-Hormonproduktion benötigt wird, führt Jodmangel zu Wachstumsstörungen. Die T4-Laborwerte dienen wie die T3-Werte dazu, die Schilddrüsenfunktion zu beurteilen und eine Behandlung mit Schilddrüsenhormonen oder aktivitätshemmenden Thyreostatika zu kontrollieren.

Erhöhte Werte

Bei Einnahme von Schilddrüsenhormonen und Jodpräparaten werden erhöhte T4-Werte gemessen.

Zustände und Erkrankungen mit erhöhten T4-Werten
- Schilddrüsenüberfunktion (Hyperthyreose)

Normalwerte – T4

4,0–12,0 µg/dl

Laborprobe: Blutserum; Blutplasma

Verminderte Werte

Während der Schwangerschaft und bei Einnahme von Östrogenen oder Thyreostatika werden verminderte T4-Werte gemessen, da die Thyroxin-Bindungskapazität dann ganz deutlich verringert ist.

Zustände und Erkrankungen mit verminderten T4-Werten
- Schilddrüsenunterfunktion (Hypothyreose)
- Verminderte Stoffwechselleistung des Körpers
- Schwangerschaft

Kalzitonin (CT)

Kalzitonin (CT) wird in den C-Zellen der Schilddrüse gebildet und ist der Gegenspieler von Parathormon. Kalzitonin und Parathormon regulieren das Kalziumgleichgewicht im Körper: Ist zu wenig Kalzium im Blut, bewirkt Parathormon einen Anstieg der Kalziumwerte – ist zu viel Kalzium im Blut, bewirkt Kalzitonin eine Absenkung der Kalziumwerte. Kalzitonin wirkt auch schmerzlindernd.

Erhöhte Werte

Erhöhte Kalzitoninwerte können auf eine Krebserkrankung der Schilddrüse (medulläres Schilddrüsenkarzinom) hinweisen.

Zustände und Erkrankungen mit erhöhten Kalzitoninwerten
- Schilddrüsenkrebs

Verminderte Werte

Die Bedeutung von Kalzitonin bei der Kurzzeitregulation des Kalzium- und Knochenstoffwechsels sowie bei krankhaften Veränderungen ist noch nicht völlig geklärt.

Zustände und Erkrankungen mit verminderten Kalzitoninwerten
- Knochenschwund (Osteoporose)
- Gutartige Schilddrüsenvergrößerung

Osteoporose-Therapie mit Kalzitonin

Kalzitonin (Lachskalzitonin) kann als (teures) Nasenspray erfolgreich bei gesunden Frauen mit erhöhtem Knochenschwundrisiko nach den Wechseljahren eingesetzt werden. Es führt zu einer deutlichen Zunahme der Knochenmasse vor allem an der Wirbelsäule.

Normalwerte – Kalzitonin

Erwachsene   8,5–10,5 mg/dl

Laborprobe: Venöses Blutserum/Blutplasma

Bauchspeicheldrüse

Die Bauchspeicheldrüse (Pankreas) ist eine der größten Drüsen des Körpers. Sie ist unter anderem für die Steuerung des Blutzuckers zuständig und liegt hinter dem Magen. Über einen Ausführungskanal, der sich über ihre gesamte Länge erstreckt, schüttet sie die an der Verdauung von Nahrungsmitteln mitwirkende Pankreasflüssigkeit in den Dünndarm aus.

Als endokrine Drüse produziert sie zwei Hormone, die ins Blut abgegeben werden: Insulin und Glukagon. Der Name Insulin geht auf das lateinische Wort insula (Insel) zurück und wurde gewählt, weil dieses Hormon in den Langerhans-Inseln der Bauchspeicheldrüse produziert wird. Insulin ist für die Speicherung von Zucker in der Leber (Glykogen) und für die Regulierung des Blutzuckerspiegels (Glukose) verantwortlich. Steigt der Blut-

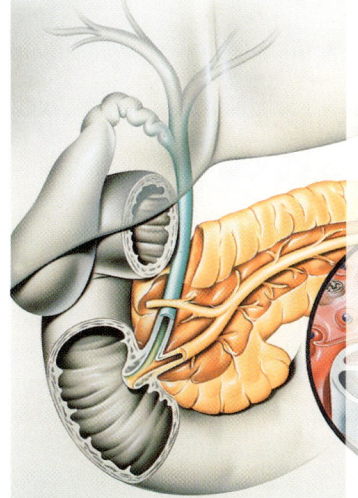

Die Bauchspeicheldrüse produziert Verdauungsenzyme, die über einen langen Drüsengang in den Darm gelangen, und das Zuckerhormon Insulin (kleines Bild), das in das Blut abgegeben wird.

zuckerspiegel stark an, kann die Niere die Glukose nicht mehr zurückhalten. In diesem Fall gelangt Glukose über die kleinen knäuelförmigen Filtergefäße der Nieren in den Harn.

Insulin

Insulin wird in den Beta-Zellen der in der Mitte der Bauchspeicheldrüse liegenden Langerhans-Inseln produziert. Alle zucker- und stärkehaltigen Lebensmittel, wie zum Beispiel Kartoffeln, werden in Zucker (Glukose) umgewandelt. Die Körperzellen, insbesondere die Muskelzellen, können die Nährstoffe nur in dieser Form aufnehmen und in den Kraftwerken der Zelle, den so genannten Mitochondrien, verbrennen.

Insulin macht die Zellen aufnahmefähig für Glukose und ermöglicht damit eine Energiegewinnung für den Körper. Es fördert darüber hinaus die Glykogensynthese, hemmt die Zuckerabgabe und die körpereigene Zuckerproduktion. Die wichtigsten Zielorgane von Insulin sind die Leber, die Skelettmuskulatur, der Herzmuskel und das Fettgewebe. Die Zelloberflächen dieser Organe besitzen passende Empfangsstellen (Rezeptoren)

Normalwerte – Insulin

12-Stunden-Nüchternwert		Zuckerbelastungswert	
Insulin	6–25 mU/l	Insulin	bis 200 mU/l
C-Peptid	0,7–2,0 µg/l	C-Peptid	2,7–5,7 µg/l

Laborprobe: Blutserum

für Insulin-Signalstoffe. Die Inselzellen produzieren zunächst eine Vorstufe von Insulin, das Proinsulin. Dieses spaltet mit Hilfe von zinkabhängigen Enzymen das so genannte C-Peptid (»connecting peptide«) ab, welches für die Beurteilung der Insulinsekretion besser geeignet ist.

Erhöhte Werte

Wenn über einen langen Zeitraum hinweg große Mengen an Kohlehydraten mit der Nahrung zugeführt werden, sind die Insulinwerte im Blut erhöht (Hyperinsulinämie).

Dabei kann sich die Anzahl der Insulinrezeptoren der Zielorgane verringern und sich eine zunehmende Unempfindlichkeit gegenüber Insulin (Insulinresistenz) einstellen. Wenn die Wirkung des Insulins ausbleibt oder stark gemindert ist, fällt der Blutzuckerspiegel nicht mehr ab. Dieser Vorgang kann auch die Entwicklung einer nicht-insulinabhängigen Zuckerkrankheit im Alter (Diabetes mellitus Typ IIb) begünstigen.

Regulierung

Insulin regelt den Zuckergehalt des Blutes in be-stimmten Grenzen. Es ist das einzige Hormon des Menschen, das den Blutzuckerspiegel senken kann.

Zustände und Erkrankungen mit erhöhten Insulinwerten

• Insulinüberschuss (Insulinom)
• Länger andauernde übermäßige Kohlehydratzufuhr (reaktiver Hyperinsulinismus)
• Diabetes mellitus Typ IIb (Alterszuckerkrankheit durch Insulinresistenz)

Verminderte Werte

Ein Diabetiker leidet unter Insulinmangel, wodurch bei ihm vermehrt Zucker (Glukose) im Blut vorhanden ist und verschiedene Stoffwechselstörungen und zahlreiche Folgeerkrankungen auftreten können.

Zustände und Erkrankungen mit verminderten Insulinwerten

• Diabetes mellitus Typ I (insulinabhängige jugendliche Zuckerkrankheit)
• Diabetes mellitus Typ IIa (nicht-insulinabhängige Alterszuckerkrankheit ohne begleitende Fettsucht)

Glukagon

Normalwerte – Glukagon
Erwachsene   40–180 pg/ml
Laborprobe: Blutplasma

Glukagon wird in den Alpha-Zellen der in der Mitte der Bauchspeicheldrüse liegenden kleinen Langerhans-Inseln produziert. Glukagon ist der Gegenspieler (Antagonist) von Insulin und bewirkt einen Anstieg des Blutzuckers, indem es z. B. in der Leber die Ausschüttung des dort gespeicherten Zuckers veranlasst.

Erhöhte Werte
Der Anstieg der Blutzuckerwerte durch Glukagonwirkung (Glukagonstimulation) wird auch benutzt, um die Funktion der Insulin-Blutzuckerregulation zu prüfen.

Zustände und Erkrankungen mit erhöhten Glukagonwerten
- Akute Bauchspeicheldrüsenentzündung (Pankreatitis)
- Leberzirrhose
- Schwere Verletzungen
- Nierenschwäche (Niereninsuffizienz)
- Glukagon produzierende Tumoren (Glukagonom)

Nebennieren

Die Nebennieren wiegen jeweils etwa sieben Gramm und bedecken den oberen Pol der Nieren. Zahlreiche Nervenfasern verbinden die Nebennieren mit dem Sonnengeflecht (Solarplexus). Jede Nebenniere besteht aus zwei verschiedenen Drüsenanteilen, die entwicklungsgeschichtlich getrennt entstehen und unterschiedliche Funktionen haben: die Nebennierenrinde und das Nebennierenmark. Beide Drüsenanteile produzieren unterschiedliche Hormone.

Nebennierenrinde
Der äußere Teil, die Nebennierenrinde, wird von dem Hyophysenhormon Adrenokortikotropin (ACTH) aktiviert und produziert drei lebenswichtige Körperhormone:
- Die Kortikosteroidhormone (Kortisol), die auf den Kohlehydratstoffwechsel einwirken.
- Das für die Regulation des Salz- und Wasserhaushalts zuständige Hormon Desoxykortisol.

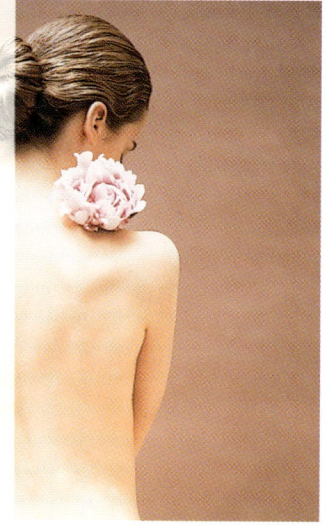

Geschlechtshormone wie Östrogen oder Testosteron beeinflussen in vielfältiger Weise sexuelle Aktivitäten und Verhaltensweisen des Menschen.

Blut dadurch regulieren, dass sie Verbrennungsvorgänge in den Zellen beschleunigen und die Grundstoffwechselaktivität anregen. Dopamin ist die biochemische Vorstufe von Adrenalin und Noradrenalin – es wirkt als Signalstoff für Organe (Hormon) und das Nervensystem (Neurotransmitter). Für Laboruntersuchungen wird auch das Hauptabbauprodukt der Katecholamine, die Vanillinmandelsäure, benutzt. Vanillinmandelsäure wird von den Nieren mit dem Urin ausgeschieden.

Stresshormone

- Die für sexuelle Aktivität zuständigen Hormone (zum Beispiel Östrogene, Progesteron und Testosteron).

Nebennierenmark

Der violett-rote innere Teil der Nebennierenkapsel, das Nebennierenmark, ist vom sympathischen Nervensystem abhängig und reagiert deshalb nicht auf hormonelle, sondern auf nervale Signale. Das Nebennierenmark sondert zwei Hormone ab: die Stresshormone Noradrenalin und Adrenalin, die das Kreislaufsystem und die Atmungsaktivität beeinflussen und den Zuckerspiegel im

> ### Reaktion
> Die in den Nebennieren produzierten Stresshormone befähigen den Körper zu schnellen Reaktionen auf unvorhergesehene Ereignisse. Damit sorgen sie für »Anpassungsfähigkeit«.

Adrenalin, Noradrenalin und Dopamin sind Stresshormone, die auch als Katecholamine bezeichnet werden. Bei psychischem Stress (Aufregung, Angst, Schrecksituationen) und erhöhter körperlicher Belastung sind vermehrt Katecholamine im Blut wirksam. Der Körper verfügt durch Aktivierung der Stresshormone über ein wirksames Mittel, rasch Energie – für Kampf oder Flucht – zu mobilisieren. Die Hormonwirkung führt unter anderem zum Anstieg des Blutdrucks und einem schnelleren Herzschlag sowie einer Bereitstellung von energiereichem Zucker (Glykogenolyse). Es gibt zwei verschiedene Andockstellen

(Rezeptoren) für Stresshormone an Zellmembranen, insbesondere an Blutgefäßmembranen: Alpha- und Betarezeptoren. Mit der Bestimmung der Laborwerte der Katecholamine Adrenalin, Noradrenalin und Dopamin können Funktion und Leistung der Nebennieren beurteilt werden – nur äußerst selten befinden sich zu wenig Stresshormone im Blut.

> ### Parkinson
>
> Die auch als Schüttellähmung bekannte Parkinson-Krankheit wird durch zunehmenden und chronischen Dopamin-Mangel verursacht.

Adrenalin

Adrenalin (Epinephrin) wird im so genannten chromaffinen Gewebe der Nebennieren sowie im sympathischen Nervensystem produziert und wirkt vor allem auf Betarezeptoren, was zu einer Gefäßerweiterung (Vasodilatation) in der Skelettmuskulatur führt. Darüber hinaus werden die Häufigkeit des Herzschlags, die Leistung der Herzens sowie der obere (systolische) Blutdruckwert erhöht. Die Darmaktivität (Peristaltik) wird durch das Adrenalin gehemmt, die Bronchialmuskulatur erschlafft. Die Bronchien und die Pupillen erweitern sich, die Haare stellen sich auf, der Sauerstoffverbrauch und die Stoffwechselaktivität sowie der Blutzuckerspiegel steigen an. Die Ausschüttung von Adrenalin wird durch nervale Impulse bei starkem körperlich-psychischem Stress provoziert und versetzt den Körper in Alarmbereitschaft.

Noradrenalin

Noradrenalin (Arterenol) wird gleichfalls im Nebennierenmark sowie im sympathischen Nervensystem gebildet und wirkt bevorzugt auf einige Alpharezeptoren beziehungsweise löst eine Gefäßzusammenziehung (Vasokonstriktion) aus. Dadurch erhöht Noradrenalin den Blutdruck, senkt die Häufigkeit des Herzschlags und steigert die Durchblutung des Herzens (Koronardurchblutung). Noradrenalin ist auch ein Signalstoff (Neurotransmitter) des sympathischen Nervensystems.

Dopamin

Dopamin ist eine Vorstufe von Adrenalin und Noradrenalin und wird ständig von spezialisierten Zellen im Hypothalamus gebildet. Dopamin ist ein hormoneller und nervaler Botenstoff (Neurotransmitter). Chronischer Dopaminmangel ist ein Kennzeichen der bekannten Schüttellähmung (Parkinson-Krankheit). Dopamin ist wahrscheinlich auch der Gegenspieler von Prolaktin.

Erhöhte Werte

Störungen der Nebennierenmarksfunktion führen zu erhöhten Stresshormonwerten im Blut. Es können dann zahlreiche Beschwerden auftreten: starke Unruhe, Schlafstörungen, unklare Verstopfung,

Normalwerte – Stresshormone: Adrenalin, Noradrenalin, Dopamin

Blutserumwerte			**24-Stunden-Urin**	
Adrenalin			*Adrenalin*	
Erwachsene		4–20 µg/d	Konzentration	22–105 nmol/l
Kinder	1–2 Jahre	< 3,5 µg/d	Ausscheidung	4–20 µg
	2–4 Jahre	< 6,0 µg/d		
	4–7 Jahre	< 10 µg/d	*Noradrenalin*	
	7–10 Jahre	< 14 µg/d	Konzentration	136–620 nmol/l
Noradrenalin			Ausscheidung	23–105 µg
Erwachsene		23–103 µg/d		
Kinder	1–2 Jahre	< 17 µg/d	*Dopamin*	
	2–4 Jahre	< 29 µg/d	Konzentration	1,26–2,98 µmol/l
	4–7 Jahre	< 45 µg/d	Ausscheidung	190–450 µg
	7–10 Jahre	< 65 µg/d		
Dopamin			*Vanillinmandelsäure*	
Erwachsene		190–450 µg/d	Konzentration	17–33 µmol/l
Kinder	1–2 Jahre	< 239 µg/d	Ausscheidung	3,0–6,54 mg
	6–10 Jahre	< 314 µg/d		

Laborprobe: Blutserum; 24-Stunden-Urin; Arzneimittel eine Woche vor der Probenentnahme absetzen; auf Kaffee, Tee, Alkohol, Nikotin und sportliche Aktivität vor der Probenentnahme verzichten

Atembeschwerden (Asthma bronchiale), Herzbeschwerden und Bluthochdruck (Hypertonie). Bei einer – meist gutartigen – Tumorbildung in dem Gewebe, das die Stresshormone bildet, kommt es zum so genannten Phäochromozytom, bevorzugt bei Erwachsenen im Alter von 40 bis 50 Jahren. Am häufigsten treten in einem solchen Fall die Symptome Herzrasen (Tachykardie), Kopfschmerz und mit Schweißausbrüchen kombinierter Bluthochdruck auf. Neuroblastome, das sind bösartige Wucherungen von Stresshormon produzierenden Zellen, treten bevorzugt bei Kindern während der ersten zweieinhalb Lebensjahre auf. Häufige Symptome sind Durchfall, Fieber, Schweißausbrüche und Gewichtsabnahme.

Zustände und Erkrankungen mit erhöhten Stresshormonwerten
Adrenalin
- Phäochromozytom
- Neuroblastom

- Bluthochdruckkrisen und schwer kontrollierbarer Bluthochdruck

Noradrenalin
- Phäochromozytom
- Wochenbett-Stress

Dopamin
- Phäochromozytom
- Gangliom
- Neurom
- Arterieller Bluthochdruck (Hypertonie)

Vanillinmandelsäure
- Phäochromozytom
- Gangliom
- Neurom

- Neuroblastom
- Dialyse

Therapie mit Stresshormonen

Stresshormone können auch erfolgreich zur Behandlung bestimmter Störungen eingesetzt werden:

Adrenalin (Epinephrin) bei lebensbedrohlichem Herz-Kreislauf-Stillstand

Noradrenalin (Arterenol) bei Kreislaufschwäche durch zu niedrigen Blutdruck

Dopamin bei Schockzuständen mit drohendem Herz-Kreislauf- und Nierenversagen

---

Kortisol

Kortisol (Hydrokortison) ist das wichtigste Hormon der in der Nebennierenrinde produzierten Glukokortikoide. Die Ausschüttung von Kortisol und anderen Glukokortikoiden wird über zwei übergeordnete Regelkreise veranlasst – durch Kortikotropin-Releasing-Hormon (CRH) aus dem Zwischenhirn (Hypothalamus) und adrenokortikotropes Hormon (ACTH) aus dem Hypophysenhinterlappen. Kortisol ist an zahlreichen Körperfunktionen beteiligt. Die Bestimmung der Kortisolwerte dient vor allem der Unterscheidung von Nebennierenrinden- und Hypophysenerkrankungen. Sie werden auch untersucht, wenn der Verdacht auf eine Cushing-Krankheit vorliegt, bei Allergien unklarer Ursache sowie Stress- und Psychosezuständen. In der Regel ist der Kortisolwert allein wenig aussagekräftig, weshalb andere Blutwerte (Natrium, Kalium, Glukose, Blutbild, Hämatokrit, Harnstoff) zur Interpretation hinzugezogen werden.

Erhöhte Werte

Bei einem Überangebot an Glukokortikoiden im Blut spricht man von Hyperkortisolismus (Kortisonismus), der in der Regel das Erscheinungsbild der Cushing-Krankheit hat: gerötetes Vollmondgesicht, Akne, Stammfettsucht, Flüssigkeits-Überfülle (Plethora), Hautstreifen, arterieller Bluthochdruck, allgemeine Leistungsschwäche, psychische Verstimmungen, Knochenschwund, Zuckerkrankheit, Impotenz, Menstruationsstörungen (Oligo-, Amenorrhö), Vermännlichung bei Frauen

---

Normalwerte – Kortisol

Blutserumwerte

8 Uhr	6–28 µg/dl
16 Uhr	5–12 µg/dl
24 Uhr	< 5 µg/dl

24-Stunden-Urin

Erwachsene	20–130 µg/Tag
Kinder	
(4 Monate bis 10 Jahre)	2–30 µg/Tag

Laborprobe: Blutserum; 24-Stunden-Urin; Arzneimittel drei Tage vor der Probenentnahme absetzen; auf Kaffee, Tee, Alkohol und Nikotin vor der Probenentnahme verzichten; Stress vermeiden

---

(Hirsutismus), Wachstumsstörungen bei Kindern. Ursachen sind Hypophysentumoren, ACTH-produzierende Tumoren oder eine Kortisontherapie.

Zustände und Erkrankungen mit erhöhten Kortisolwerten
- Cushing-Krankheit
- Gutartiger Nebennierenrindentumor (Adenom)
- Bösartiger Nebennierenrindentumor (Karzinom)
- Tumor mit ACTH-Produktion (kleinzelliges Bronchialkarzinom)
- Akute Psychose
- Starker Stress
- Arzneimittel (Amphetamine, Östrogene, ACTH, Vasopressin)
- Nikotin

Verminderte Werte

Bei einem verminderten Angebot an Glukokortikoiden im Blut spricht man von Hypokortisolismus, der in der Regel das Erscheinungsbild der Addison-Krankheit (Bronzehaut-Krankheit) hat: zunehmen-

de Muskelschwäche und -schmerzen, Abmagerung, Angstneurosen, bräunliche Verfärbung der Haut und Schleimhäute, Herzstolpern, zu niedriger Blutdruck und zu niedrige Körpertemperatur sowie Verdauungsstörungen. Als Ursachen kommen Hypophysentumoren sowie Zerstörung oder Schädigung der Nebennierenrinde (Tuberkulose, Leukämie, Tumormetastasen) in Frage.

Zustände und Erkrankungen mit verminderten Kortisolwerten
- Addison-Krankheit (primäre Nebennierenrinden-Insuffizienz)
- Nebennierenrindenschwäche durch andere Ursachen (sekundäre Nebennierenrinden-Insuffizienz)
- Hypophysenunterfunktion
- Längere ACTH-Therapie (Hemmung der Nebennierenrindenfunktion)
- Längere Kortison-Therapie (Hemmung der Nebennierenrindenfunktion)
- Schwere Allergien
- Arzneimittel (Dexamethson, Lithium)

Sexualorgane

In den Geschlechtsdrüsen des Mannes (Hoden) und der Frau (Eierstöcke) reifen die Zellen heran, die für die Fortpflanzung notwendig sind. Die Geschlechtsdrüsen geben Hormone ab, die für die Ausprägung der männlichen und weiblichen Geschlechtsmerkmale zuständig sind, die Sexualhormone. Sie gehören zur Gruppe der Steroidhormone und wirken nicht nur prägend auf die Geschlechtsmerkmale, sondern sie regulieren auch die Funktion der Organe, welche die Sexualhormone produzieren: Eierstöcke, Hoden, Plazenta und Nebennierenrinde. Die Produktion der Sexualhormone wird nämlich vom vegetativen Nervensystem, dem Zwischenhirn und der Hirnanhangsdrüse gesteuert. Sexualhormone können im Blut nachgewiesen werden, Abbauprodukte der Hormone werden mit Hilfe von Urinanalysen bestimmt.

Weibliche Sexualhormone

Die Eierstockhormone (Östrogene, Gestagene, Testosteron) beeinflussen die Veränderungen der Gebärmutterschleimhaut, die bei der Frau im Laufe des Menstruationszyklus stattfinden. Die endokrine Aktivität der Eierstöcke (die Sexualhormone freisetzen) unterliegt, durch Gonadotropine gesteuert, der Kontrolle der Hirnanhangsdrüse. Die Hormonaktivität der Eierstöcke ist im Gebärmutterhalsschleim und in Zellen der Scheide nachweisbar. Die weiblichen Sexualhormone werden insbesondere dann untersucht, wenn Unfruchtbarkeit der Frau oder eine Funktionsstörung der Eierstöcke vorliegt.

Männliche Sexualhormone

Männliche Sexualhormone werden auch als Androgene bezeichnet. Sie werden

Die Diagnostik der Sexualfunktion im Labor

Frauen
Zur Beurteilung der weiblichen Geschlechtsfunktion ist die Bestimmung der folgenden Laborwerte sinnvoll:
■ Östradiol
■ Progesteron
■ Prolaktin
■ Follikel stimulierendes Hormon (FSH)
■ Luteinisierendes Hormon (LH)

Männer
Zur Beurteilung der männlichen Geschlechtsfunktion ist die Bestimmung der folgenden Laborwerte sinnvoll:
■ Testosteron
■ Follikel stimulierendes Hormon (FSH)
■ Luteinisierendes Hormon (LH)
■ Untersuchung des männlichen Samens (Ejakulat)

hauptsächlich in bestimmten Zellen (Leydig-Zellen) der Hoden produziert – geringere Androgenmengen werden in der Nebennierenrinde gebildet sowie in den weiblichen Eierstöcken. Von insgesamt neun Androgenen sind vor allem Testosteron mit einem Anteil von etwa 55 Prozent und Dehydroepiandrosteron (DHEA) mit einem Anteil von etwa 20 Prozent an den Androgenen von Bedeutung. Die männlichen Sexualhormone werden insbesondere dann untersucht, wenn nach den Ursachen einer Unfruchtbarkeit beim Mann oder einer Vermännlichung bei der Frau gesucht wird.

> ## Männlich – Weiblich
> Der weibliche Körper kann auch männliche Geschlechtshormone (Androgene) und der männliche Körper weibliche Geschlechtshormone (Östrogene) produzieren.

Östron und Östriol. Östrogene werden in den Eierstöcken (Ovarien) und den Ei-Follikeln sowie während der Schwangerschaft auch in der Plazenta gebildet. Auch in den Nebennieren und Hoden wird Östrogen produziert. Überschüssige Östrogene werden in der Leber abgebaut und über die Nieren mit dem Harn ausgeschieden. Alle Fortpflanzungsfunktionen bei der Frau werden durch Sexualhormone gesteuert. Darüber hinaus wirken Östrogene auch auf das zentrale Nervensystem, die Blutgerinnung und zahlreiche Stoffwechselprozesse (Knochen-, Eiweiß-, Fettstoffwechsel, Mineralstoff- und Wasserhaushalt) ein.

Östrogene

Als Östrogene gelten die weiblichen Sexualhormone Östradiol (Estradiol),

Östrogenüberschuss bei Mann und Frau

Sowohl der männliche als auch der weibliche Körper können Östrogene bilden.

Wichtige Östrogen-Wirkungen

- Reifung der Ei-Follikel
- Auslösung der Freigabe von Luteinisierungshormon (LH) für den Eisprung
- Aufbau der Gebärmutterschleimhaut (Endometrium) während der ersten Hälfte des weiblichen Zyklus
- Transport des Eis
- Zusammensetzung der Sekrete der Gebärmutter (Uterus) und des Gebärmutterhalses (Zervix)
- Beschaffenheit und Feuchtigkeit der Scheidenschleimhaut (Vaginalepithel)

Ein Östrogenüberschuss (Hyperöstroge-nismus) führt jeweils zu unterschiedlichen Konsequenzen:

Weiblicher Östrogenüberschuss kann durch eine Eierstockschwäche (Ovarialinsuffizienz) oder Östrogenüberdosierung verursacht werden. Er kann auch vor den Wechseljahren (Präklimakterium), bei hormonaktiven Tumoren und bei Mädchen vor der Geschlechtsreife auftreten, was zur Frühpubertät führt. Die Folgen eines Östrogenüberschuss bei Frauen sind Veränderungen der Gebärmutterschleimhaut mit verlängerter Menstruation und Menstruationsbeschwerden (Dysmenorrhö).

Männlicher Östrogenüberschuss kann durch eine Östrogen-Überproduktion in den Nebennieren oder bestimmten Hodenzellen (Sertoli-Zellen) entstehen. Bei Leberzirrhose ist der Östrogenabbau gestört, was häufig zur Verweiblichung betroffener Männer beiträgt. Wird zu wenig männliches Geschlechtshormon (Androgene) gebildet, kann die Östrogenwirkung überwiegen – es kommt dann gleichfalls zur Verweiblichung mit Potenzverlust und Störung des Sexualtriebs (Libidostörung). Bei Jugendlichen können in diesem Fall die männlichen Geschlechtsmerkmale unter- oder fehlentwickelt sein.

17 β-Östradiol

Das wichtigste und wirksamste Eierstockhormon ist 17 β-Östradiol. Es wird im reifenden Ei-Follikel unter dem Einfluss von Follikel stimulierendem Hormon (FSH) in speziellen Eierstockzellen (Thekazellen) gebildet. Dieses Hormon beeinflusst in erster Linie den Aufbau der Gebärmutterschleimhaut (Endometrium), die Funktionen der Scheide und der Brüste sowie die Reaktionen auf Regulationsvorgänge des Zwischenhirns und der Hirnanhangsdrüse. Östradiol und Progesteron sind die zentralen Steuerungshormone des Menstruationszyklus. Die Bestimmung der Östradiol-Laborwerte bei geschlechtsreifen Frauen ist insbesondere zur Beurteilung der Eierstock-

funktion bei weiblicher Sterilität und bei ausbleibender Monatsblutung (Amenorrhö) sowie zur Tumordiagnostik sinnvoll.

Erhöhte Werte

Erhöhte Östradiolwerte weisen bei der gesunden Frau auf den Zeitpunkt des Eisprungs hin. Krankhaft erhöhte Östradiolwerte kommen vor allem bei hormonaktiven Tumoren vor.

Zustände und Erkrankungen mit erhöhten Östradiolwerten
- Östrogen produzierende Tumoren
- Gonadotropin produzierende Tumoren des Hypophysenvorderlappens

Normalwerte – 17 β-Östradiol

Follikelphase   30–300 ng/l

Ovulationsphase   100–600 ng/l

Gelbkörperphase

(Lutealphase)   100–300 ng/l

Wechseljahre (Postmenopause)   < 10 ng/l

Mädchen vor der Pubertät   < 5–15 ng/l

Laborprobe: Blutserum; Blutplasma

Verminderte Werte

Krankhaft verminderte Östradiolwerte können auf eine Eierstockschwäche hinweisen. Wenn die Krankheitsursache in den Eierstöcken liegt (primäre Ovarialinsuffizienz), kann die Regelblutung ausbleiben (primäre Amenorrhö) oder Zyklusstörungen treten auf. Die Eierstockfunktionsschwäche kann aber auch durch Störungen des Hypophysenvorderlappens oder des Hypothalamus verursacht sein. Ausbleibende Regelblutungen, fehlender Eisprung oder Sterilität werden nicht selten durch psychische oder vegetative Störungen sowie durch Störungen der Ei-Follikelreifung und der Gelbkörper ausgelöst.

Zustände und Erkrankungen mit verminderten Östradiolwerten

- Primäre Eierstockfunktionsschwäche (Ovarialinsuffizienz)
- Sekundäre Eierstockfunktionsschwäche (Ovarialinsuffizienz durch Schwäche des Hypothalamus oder der Hypophyse)
- Menstruationszyklen ohne Eisprung (anovulatorische Zyklen)
- Gelbkörperschwäche (Corpus-luteum-Insuffizienz)

Therapie mit Östrogenen

Östrogene werden heute mit verschiedener Zielsetzung therapeutisch eingesetzt. Sie sind im Körper an unterschiedlichen Zielorganen (Vagina, Eierstöcke, Gebärmutter, Knochen) wirksam und beeinflussen eine Anzahl von Stoffwechselprozessen, wobei auch verschiedene Nebenwirkungen auftreten können.

Östrogenhaltige Vaginalcremes können bei entzündlichen Veränderungen der Vaginalschleimhaut mit Gewebeschwund vor und während der Wechseljahre sowie zur Behandlung von Schmerzen beim Geschlechtsverkehr eingesetzt werden.

Bei Eierstockfunktionsschwäche (Ovarialinsuffizienz), Sterilität oder nach operativer Eierstockentfernung können Östrogene erfolgreich zur Behandlung benutzt werden.

Bei der Empfängnisverhütung (Kontrazeption) werden Östrogene als wirksamer Inhaltsstoff der Antibabypille verwendet.

In der Hormonersatztherapie nach der Menopause werden Östrogene (zusammen mit Gestagenen) trotz kontroverser Einschätzung dieser Behandlungsmethode eingesetzt. Neueste Studienergebnisse zeigten, dass die langfristigen Herz-Kreislauf-Schutzeffekte der Hormontherapie nicht so ausgeprägt sind, wie man bisher angenommen hatte: Eine Vorbeugung gegen Herzerkrankungen (koronare Herzerkrankung) ist demnach nur während der ersten vier Jahre der Hormoneinnahme zu erwarten. Die Hormonersatztherapie nach der Menopause kann Knochenschwund (Osteoporose) vorbeugen.

Beim Prostatakarzinom spielt häufig die Produktion männlicher Geschlechtshormone für das Tumorwachstum eine Rolle. Östrogene werden dann unter anderem als so genannte Antiandrogene therapeutisch eingesetzt.

Gestagene

Gestagene sind gleichfalls Steroidhormone und in erster Linie zur Erhaltung einer Schwangerschaft erforderlich. Die wichtigsten Gestagene sind Progesteron und Prolaktin.

Wichtige Wirkungen von Gestagenen (Progesteron, Prolaktin)

- Bestimmung der Gelbkörperphase (Lutealphase) des Menstruationszyklus
- Vorbereitung des Organismus auf eine Schwangerschaft
- Voraussetzung für die Empfängnis
- Voraussetzung für die Ei-Einnistung (Nidation)
- Aufrechterhaltung der Schwangerschaft
- Veränderung des Schleims der Gebärmutter (Zervixschleim) und der Scheide (Vaginalepithel)

Progesteron

Die Hauptaufgabe dieses Hormons ist die Vorbereitung der weiblichen Genitalorgane auf die Aufnahme und Reifung eines befruchteten Eis sowie der Schutz und die Erhaltung einer Schwangerschaft. Progesteron wird vorwiegend im Gelbkörper (Corpus luteum), aber auch im Mutterkuchen (Plazenta) und der Nebennierenrinde produziert. Unter dem Einfluss von Progesteron kommt es zu einer Umwandlung der Gebärmutterschleimhaut – die notwendige Voraussetzung für eine erfolgreiche Schwangerschaft. Progesteron ist an der Steuerung der gesamten weiblichen Fortpflanzungsfunktion beteiligt. Das Hormon wird in der Leber inaktiviert und über die Nieren mit dem Harn ausgeschieden. Die Bestimmung der Progesteronwerte im Blut ist zur Prüfung des Menstruationszyklus sowie zum Nachweis einer Gelbkörperschwäche sinnvoll.

Normalwerte – Progesteron

Follikelphase	< 1 µg/l	**Wechseljahre**	
Gelbkörperphase		(Postmenopause)	< 1 µg/l
(Lutealphase)	≥ 8 µg/l		

Laborprobe: Venöses Blutserum/Blutplasma

Erhöhte Werte

Während der Schwangerschaft steigt der Progesteronspiegel im Blut deutlich an. Die Ausschüttung von Progesteron führt zu einem leichten Anstieg der Körpertemperatur (Basaltemperatur), der zur Bestimmung der fruchtbaren Tage beziehungsweise für die Empfängnisverhütung genutzt werden kann.

Zustände und Erkrankungen mit erhöhten Progesteronwerten
- Angeborenes adrenogenitales Syndrom (AGS)
- Schwangerschaft
- Fruchtbare Tage

Verminderte Werte

Krankhaft verminderte Progesteronwerte können auf eine Gelbköper- beziehungsweise Eierstockschwäche hinweisen. Zur Überprüfung der Gelbkörperfunktion werden die Werte fünf, sieben und zehn Tage nach dem Eisprung bestimmt.

Zustände und Erkrankungen mit verminderten Progesteronwerten
- Gelbkörperschwäche (Corpus-luteum-Insuffizienz)
- Eierstockfunktionsschwäche (Ovarialinsuffizienz)
- Sexuelle Unterentwicklung (primärer oder sekundärer Hypogonadismus)

Prolaktin

Prolaktin wird im Hypophysenvorderlappen gebildet. Es aktiviert die Produktion von Muttermilch und sorgt für die Aufrechterhaltung der Milchsekretion aus den weiblichen Brustdrüsen während der Stillphase. Darüber hinaus sind Prolaktin und andere weibliche Geschlechtshormone für die Entwicklung der weiblichen Brüste erforderlich. Frauen haben geringfügig höhere Prolaktinkonzentrationen im Blut als Männer. Die Bestimmung der Prolaktinwerte ist vor allem bei Verdacht auf Erkrankungen der Hirnanhangsdrüse (Hypophyse) und des Zwischenhirns (Hypothalamus) sinnvoll. Erniedrigte Prolaktinkonzentrationen im Blut haben praktisch keine diagnostische Bedeutung.

Normalwerte – Prolaktin

Frauen   **Männer**   41–289 µU/ml

    Vor den Wechseljahren 35–357 µU/ml
    Wechseljahre   53–520 µU/ml

Laborprobe: Blutserum; Psychopharmaka und Mittel gegen Bluthochdruck absetzen; Stresszustände vor Entnahme der Laborprobe vermeiden

---

Wann sollten die Prolaktinwerte bestimmt werden?

Bei Frauen

- Eventuelle Sterilität
- Gelbkörperschwäche
- Milchfluss (Galaktorrhö)
- Gesichtsfeldeinschränkung
- Unklare Kopfschmerzen
- Vermännlichung (Virilismus)
- Ausbleibende Regelblutung (Amenorrhö)
- Zyklusstörungen (Oligomenorrhö)
- Hypophysen- und Hypothalamuserkrankungen

Bei Männern

- Sexuelle Unterentwicklung (Hypogonadismus)
- Brustdrüsenwachstum (Gynäkomastie)
- Milchfluss (Galaktorrhö)
- Potenzverlust
- Gesichtsfeldeinschränkung
- Kopfschmerzen
- Libidostörungen
- Hypophysen- und Hypothalamuserkrankungen

Erhöhte Werte

Erhöhte Prolaktinwerte im Blut werden auch als Hyperprolaktinämie bezeichnet. Eine solche Störung führt bei der Frau außerhalb der Schwangerschaft zu Zyklusstörungen und einer Hemmung der Eierstockfunktion (Anovulation) – beim Mann zu Libidoverlust und Potenzstörungen. Krankhaft erhöhte Prolaktinkonzentrationen werden vor allem durch Hypophsentumoren hervorgerufen. Bei Männern mit erhöhten Prolaktinkonzentrationen im Blut liegt fast immer ein Tumor der Hirnanhangsdrüse (Hypophysenadenom) vor.

Zustände und Erkrankungen mit erhöhten Prolaktinwerten

- Schwangerschaft
- Stillzeit
- Prolaktin produzierender Tumor (Prolaktinom)
- Hypophysentumor
- Hodgkin-Krankheit
- Sarkoidose
- Erkrankungen des Lymphsystems (lymphoproliferative Erkrankungen)
- Nierenschwäche (Niereninsuffizienz)
- Arzneimittel (Dopamin-Antagonisten, Psychopharmaka, Antihypertensiva)

Androgene

Männliche Sexualhormone (Androgene) werden vom männlichen und weiblichen Organismus produziert. Androgene werden hauptsächlich in Hodenzellen (Leydig-Zellen), aber auch in den Eierstöcken und der Nebennierenrinde hergestellt. Der Androgenanteil von Testosteron beträgt 55 Prozent, von Dehydroepiandrosteron (DHEA) und DHEA-Sulfat 35 Prozent.

Androgen-Doping

Die Eiweiß, Knochen und Muskel aufbauenden Effekte männlicher Geschlechtshormone werden häufig missbräuchlich zur Steigerung sportlicher Leistungsfähigkeit (Doping) eingesetzt. Die chronische Anwendung von Androgenen führt langfristig zu vielen, teilweise lebensbedrohlichen Nebenwirkungen, steigert die Aggressivität, den Geschlechtstrieb und kann die Persönlichkeitsstruktur eines Menschen deutlich verändern.

Testosteron

Das männliche Sexualhormon Testosteron wirkt bereits in der Gebärmutter auf die Entwicklung der primären und sekundären Geschlechtsmerkmale und der Körpergröße ein. Es aktiviert die Eiweißproduktion (anabole Wirkung) und stimuliert die Knochenbildung und Zunahme der Muskelmasse. Testosteron sorgt für männliche Behaarung (Bartwuchs) und prägt das Sexualverhalten deutlich.

Erhöhte Werte

Erhöhte Testosteronwerte bei der Frau führen zur Vermännlichung.

Zustände und Erkrankungen mit erhöhten Testosteronwerten

Beide Geschlechter

- Arzneimittel (Clomiphen, Kontrazeptiva, Anabolika, Gestagene, Antibiotika, Diuretika, Antirheumatika)
- Bösartige Nebennierenrindentumoren (Karzinome)
- Gutartige Nebennierenrindentumoren (Adenome)
- Gutartige Hypophysentumoren (Adenome)
- Vorzeitige Pubertät (Pubertas praecox)
- Angeborene Enzymdefekterkrankungen

Normalwerte – Testosteron			
Frauen	0,2–0,9 ng/ml	**Männer**	2,7–10,7 ng/ml
Laborprobe: Blutserum; Blutplasma			

Frauen
- Eierstocktumoren
- Eierstockzysten
- Fehlende Testosteronempfindlichkeit

Verminderte Werte

Ein Testosteronmangel beim Mann, kann Unfruchtbarkeit verursachen.

Zustände und Erkrankungen mit verminderten Testosteronwerten

Beide Geschlechter

- Arzneimittel (Cyproteron, Dexamethason, Digoxin, Spironolacton)
- Störungen oder Erkrankungen der Hirnanhangsdrüse (Hypophyse)
- Störungen oder Erkrankungen des Zwischenhirns (Hypothalamus)

Männer
- Hodenfunktionsstörungen
- Hodenveränderungen (Missbildung, Tumor, Verletzung)
- Angeborene Enzymdefekterkrankungen

Dehydroepiandrosteron-Sulfat (DHEAS)

Dehydroepiandrosteron (DHEA) und DHEA-Sulfat (DHEAS) stammen ausschließlich aus der Nebennierenrinde. Mit Hilfe der DHEAS-Laborwertbestimmung lassen sich bei Frauen Störungen der Nebennierenrinde beziehungsweise der Eierstöcke unterschieden.

Erhöhte Werte

Erhöhte DHEAS-Werte bei der Frau führen zur Vermännlichung. Je höher der gemessene DHEAS-Wert (> 700 µg/dl) ist, desto wahrscheinlicher ist ein Nebennierenrindenkarzinom – DHEAS ist demnach auch ein Tumormarker der Nebennierenrinde.

Zustände und Erkrankungen mit erhöhten DHEAS-Werten
- Hirsutismus (verstärkte Behaarung)
- Vermännlichung bei Frauen
- Bösartige Nebennierenrindentumoren
- Adrenogenitales Syndrom
- Cushing-Syndrom

Verminderte Werte

Verminderte DHEAS-Werte weisen auf eine Nebennierenrindenschwäche hin.

Zustände und Erkrankungen mit verminderten DHEAS-Werten
- Nebennierenrindenschwäche

Normalwerte – DHEAS			
Frauen	0–334 µg/dl	**Männer**	5–440 µg/dl
Laborprobe: Venöses Blutserum; Blutplasma			

Stoffwechsel

Der menschliche Körper benötigt ständig Energie. Er kann sie aus zugeführter Nahrung beziehen und Energieträger in bestimmten Organen speichern. So stellt er sicher, dass auch dann genug Energie verfügbar ist, wenn keine Nahrung aufgenommen wird. Diese Nährstoffe müssen jedoch im Körper erst zu verwertbarer Energie umgewandelt werden. Für diese Umwandlung sorgt der Körperstoffwechsel. Die wichtigsten Energiequellen sind Zucker, Fett und Eiweiß.

Zucker (Kohlehydrate)

Im Organismus werden Kohlehydrate, die etwa in Brot, Reis und Nudeln enthalten sind, im Verlauf des Kohlenhydratstoffwechsels in Zucker (Glukose) umgewandelt. Kohlehydrate sind chemisch gesehen aus Kohlenstoff, Wasserstoff und Sauerstoff zusammengesetzt. Einfachzucker (Monosaccaride) wie Traubenzucker (Glukose), Fruchtzucker (Fruktose) und Galaktose sind schnell verfügbare Treibstoffe für Energie verbrauchende Funktionsprozesse. Diese Einfachzucker werden aus den komplizierter aufgebauten Zwei- und Mehrfachzuckern (Di- und Polysaccaride) der Kohlehydrate gewonnen. Der größte Teil der Kohlehydrate, die wir mit

> ### Diabetes
> In Deutschland leiden mehr als drei Millionen Menschen an einer Zuckerkrankheit.

der Nahrung aufnehmen, besteht aus Zwei- oder Mehrfachzuckern. Während des Verdauungsprozesses werden die Kohlehydrate nach und nach in einfache Zuckerstoffe zerlegt. Kohlehydrate sind nur in pflanzlichen Nahrungsmitteln (überwiegend in Getreide) enthalten, die einzige Ausnahme ist Milch.

Zucker für Nerven und Muskeln

Eine kontinuierliche und ausreichende Versorgung mit Glukose ist insbesondere für die Funktion des zentralen Nervensystems von großer Bedeutung. Auch bei Muskelarbeit wird Zucker als Brennstoff benötigt. Der Körper verfügt aus diesem Grund über ein wirksames System zur Steuerung des Blutzuckers. An diesem System sind mehrere kontrollierende Hormone beteiligt – das wichtigste Hormon ist Insulin, das in den Langerhans-Inseln gebildet wird. An der Blutzuckerregulation selbst sind folgende Organe beteiligt: Dünndarm, Bauchspeicheldrüse, Nebenniere, Leber sowie das Zwischenhirn (Hypothalamus) und die Hirnanhangsdrüse (Hypophyse) als Kontrollorgane. In der Leber und in der Muskulatur wird Glukose in Form von Glykogen gespeichert und bei Bedarf mobilisiert. Wenn der Glykogenvorrat der Leber aufgebraucht ist – etwa nach zwölf Stunden –, kann Traubenzucker auch aus Eiweiß (Protein) hergestellt werden (Gluconeogenese).

Zuckerstoffwechsel-störungen

Wenn der Körper den normalerweise erforderlichen Zuckergehalt des Blutes bei unterschiedlichen Belastungszuständen oder bei der Zufuhr von Glukose nicht mehr regulieren kann, spricht man von einer gestörten Glukosetoleranz. Es kann dann zu Zuständen mit zu hohen Blutzuckerwerten (Hyperglykämie) oder stark verminderten Blutzuckerwerten (Hypoglykämie) kommen – beide Zustände sind gefährlich, sollten erkannt und behandelt werden.

Diabetes mellitus

Die Zuckerkrankheit (Hyperglykämie) beziehungsweise der Diabetes mellitus

Den Blutzucker beeinflussende Faktoren

Blutzucker erhöhende Faktoren
- Zuckeraufnahme mit der Nahrung aus dem Darm
- Mobilisierung der Zuckervorräte (Glykogen) durch das Bauchspeicheldrüsenhormon Glukagon und das Nebennierenhormon Adrenalin
- Zuckergewinnung durch Umbau von Fett (Fettsäuren) und Eiweiß durch das Nebennierenhormon Kortisol
- Hemmung der Insulinwirkung durch Erkrankung der Leber
- Mangel an Insulin durch nachlassende Produktion in der Bauchspei-

cheldrüse oder bei Dünndarmfunktionsstörungen
- Arzneimittel

Blutzucker senkende Faktoren
- Hormonstimulierung (indirekte Insulin-Stimulierung) im Dünndarm durch Aufnahme von Kohlehydraten
- Muskelarbeit
- Alkoholismus
- Fastenperioden
- Schwangerschaft
- Mangelernährung
- Arzneimittel

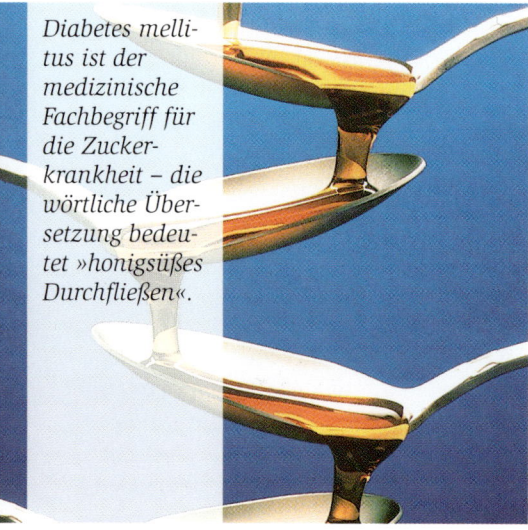

Diabetes mellitus ist der medizinische Fachbegriff für die Zuckerkrankheit – die wörtliche Übersetzung bedeutet »honigsüßes Durchfließen«.

(wörtlich übersetzt: »honigsüßes Durchfließen«) ist eine chronische Erkrankung des gesamten Stoffwechsels, da in der Regel auch der Fett- und Eiweißstoffwechsel gestört sind. Eine frühzeitige und konsequente Behandlung des Diabetes mellius ist besonders wichtig, weil als Folge der Stoffwechselstörung schwere diabetische Späterkrankungen drohen. Diese gehen in erster Linie auf krankhafte Veränderungen an großen und kleinen Blutgefäßen zurück:

- Herzkranzgefäßerkrankung (koronare Herzerkrankung)
- Hirndurchblutungsstörungen
- Periphere arterielle Durchblutungsstörungen (Unterschenkelgeschwüre, Ulcus cruris)
- Degeneration der Netzhaut am Auge (diabetische Retinopathie)
- Grauer Star

- Schwere Nierenschäden (diabetische Nephropathie)
- Diabetischer Fuß
- Wundheilungsstörungen der Haut

Diese schweren Krankheitsbilder treten vor allem als Folge einer lang anhaltenden Überzuckerung des Blutes auf. Man unterscheidet zwei Formen von Diabetes mellitus:

Diabetes mellitus Typ I Diabetes mellitus Typ I ist ein insulinabhängiger Diabetes (IDDM). Man geht heute davon aus, dass der Typ-I-Diabetes eine Autoimmunerkrankung ist, die zur Zerstörung der Insulin produzierenden Zellen (Beta-Zellen) in der Bauchspeicheldrüse führt. Es gibt eine erbliche Veranlagung für Diabetes mellitus I, wobei auch Umweltfaktoren eine Rolle spielen sollen. Hauptsächlich sind davon junge Menschen betroffen. Typ-I-Diabetiker müssen lebenslang mit dem Hormon Insulin behandelt werden.

Diabetes mellitus Typ II Diabetes mellitus Typ II ist ein nicht-insulinabhängiger Diabetes (NIDDM). Etwa 80 Prozent aller Diabetiker leiden an dieser Form der Zuckerkrankheit, für die ebenfalls eine erbliche Veranlagung eine Rolle spielen kann. Meist tritt die Erkrankung erst nach dem 30. Lebensjahr auf (»Alterszucker«). Zum Diabetes mellitus Typ II kommt es vermutlich durch eine verminderte Ausschüttung des Hormons Insulin nach einer Belastung mit Glukose sowie einer nachlassenden Wirksamkeit von Insulin (Insulinresistenz). Man unterscheidet hier noch genauer folgende Formen von Typ-II-Diabetes:

- Diabetes mellitus Typ IIa: nicht-insulinabhängiger Diabetes ohne Übergewicht.
- Diabetes mellitus Typ IIb: nicht-insulinabhängiger Diabetes mit Übergewicht (Fettsucht)
- MODY-Formen (maturity onset type diabetes in young people): Diabetes mellitus Typ II aufgrund bestimmter Erkrankungen und Störungen

(Drüsenerkrankungen, Arzneimittel, Giftstoffe) sowie Schwangerschaft oder einer Glukosetoleranzstörung

Unterzuckerung (Hypoglykämie)

Bei einer Hypoglykämie ist der Blutzuckerspiegel krankhaft vermindert. Bleibt dieser Zustand länger bestehen, kommt es vor allem zu Störungen des zentralen Nervensystems mit vielfältigen Symptomen. Eine Unterzuckerung kann zahlreiche Ursachen haben – am häufigsten kommt es zur akuten Unterzuckerung durch Alkoholgenuss oder Arzneimittel (orale

---

Symptome der Zuckerkrankheit

(Hyperglykämie)

- Gewichtsverlust trotz normaler Nährstoffzufuhr
- Übermäßiger Durst
- Übermäßige Harnproduktion
- Leistungsschwäche
- Infektionsanfälligkeit

Symptome der Unterzuckerung (Hypoglykämie)

- Aggressivität
- Alpträume
- Depressionen
- Hautausschläge (Ekzeme)
- Heißhunger
- Herzklopfen
- Juckreiz
- Kalte Hände und Füße
- Konzentrationsstörungen
- Kopfschmerzen
- Müdigkeit, Schwächegefühl, Schwächeanfälle
- Muskelschmerzen, -zucken
- Permanentes Gähnen

- Psychosen (geistige Verwirrung, Reizbarkeit, Angststörungen)
- Rückenschmerzen
- Ruhelosigkeit
- Schlafstörungen
- Schweißausbrüche
- Schwindel
- Sehstörungen
- Sexualstörungen
- Übelkeit
- Verdauungsstörungen (Darmkrämpfe)
- Weinkrämpfe
- Zittern

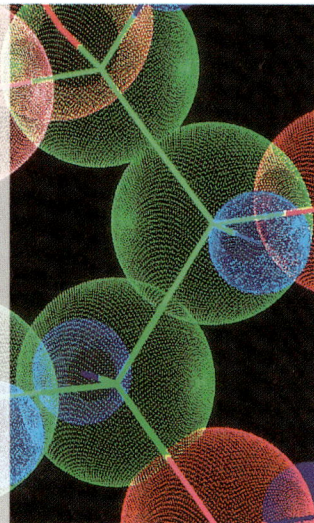

*Das blutzucker-
regulierende
Hormon Insu-
lin besteht aus
zwei gekoppel-
ten Aminosäu-
renketten. Hier
ist die B-Kette
dargestellt mit
Kohlenstoff
(grün), Sauer-
stoff (rot) und
Wasserstoff
(blau).*

Antidiabetika, Insulin) – aber auch durch reichliche Kohlehydratzufuhr, Magen-, Darm-, Leber- und Bauchspeicheldrüsenerkrankungen, erhöhte Harnsäurewerte, Hormonfunktionsstörungen, Umweltgiftwirkung und konstitutionelle Schwäche (vegetative Labilität). Eine Unterzuckerung kann zu akut lebensbedrohlichen Zuständen führen.

Laborwerte des Zuckerstoffwechsels

Die wichtigsten Laborwerte zur Beurteilung des Zuckerstoffwechsels sind Blutzucker (Glukose), der Glukosetoleranztest, glykierte Eiweißstoffe wie Hämoglobin A1c (HbA1c) sowie Insulin, das Proinsulin-Enzym C-Peptid und die Zuckerausscheidung im Harn. Die strenge regelmäßige Kontrolle der Zuckerwerte ist die wichtigste Voraussetzung für eine wirksame Diabetes-Therapie.

Blutzucker (Glukose)

Der Blutzuckerwert kann im kapillären oder venösen Vollblut, im Blutplasma oder im Blutserum gemessen werden. Da in Europa bevorzugt Kapillarblut zur Messung des Blutzuckers verwendet wird, beziehen sich die angegebenen Laborwerte nur auf Kapillarblut.

Erhöhte Werte

Werden wiederholt erhöhte Blutzuckerwerte gemessen, deutet dies grundsätzlich auf eine Zuckerkrankheit hin. Wenn der Verdacht auf eine Zuckerkrankheit vorliegt, sind weitere Untersuchungen sinnvoll:

- Mehrfache Kontrollen der Blutzuckerwerte zu unterschiedlichen Zeiten (Tages- und Wochen-Blutzuckerprofil)
- Zuckerbelastungstest (Glukosetoleranztest)
- Untersuchung glykierter Eiweiße (HbA1c) im Blut
- Untersuchung des Hormons Insulin
- Untersuchung des Harns auf Zucker
- Untersuchung auf andere Stoffwechselstörungen (Fett, Eiweiß)

Zustände und Erkrankungen mit erhöhten Blutzuckerwerten
- Diabetes mellitus Typ I
- Diabetes mellitus Typ II
- Rauchen
- Psychischer Stress

Verminderte Werte

Am häufigsten werden verminderte Blutzuckerwerte nach Alkoholgenuss oder Einnahme von Arzneimitteln beobachtet.

Zustände und Erkrankungen mit verminderten Blutzuckerwerten
- Mangel- oder Fehlernährung
- Psychischer Stress
- Alkoholgenuss
- Arzneimittel (Antidiabetika)
- Insulinzufuhr
- Muskelarbeit
- Magen-, Darm-, Leber- und Bauchspeicheldrüsenerkrankungen

Besonders wichtig bei erhöhten Blutzuckerwerten!
- Streben Sie Ihr Normalgewicht an.
- Nehmen Sie nur langsam ab.

- Bewegen Sie sich ausreichend und regelmäßig körperlich.
- Schränken Sie Ihren Zuckerkonsum ein.
- Vermeiden Sie psychischen Stress.
- Rauchen Sie nicht.
- Vermeiden Sie Alkoholgenuss.
- Sorgen Sie für einen geregelten Tagesablauf.
- Schlafen Sie ausreichend.
- Kontrollieren Sie Ihre Blutzuckerwerte.

Glukosetoleranztest

Mit Hilfe dieses Zuckerbelastungstests soll die Reaktionsfähigkeit der Blutzuckerregulation des Körpers geprüft werden. Der Test wird folgendermaßen durchgeführt: Die erste Blutentnahme erfolgt im nüchternen Zustand. Anschließend wird eine Zuckerlösung mit 100 Gramm Traubenzucker getrunken, dann werden während der folgenden zwei Stunden alle 30 Minuten Blutproben entnommen. Im weiteren Verlauf werden zusätzlich Blutproben in stündlichem Abstand bis zur fünften oder sechsten Stunde nach der Zuckerbelastung kon-

---

Normalwerte – Blutzucker

Nüchternblutzuckerwert

Erwachsene	70–100 mg/dl	*Kinder*	1–6 Jahre	74–127 mg/dl
			7–19 Jahre	70–106 mg/dl

Laborprobe: Kapillarblut nach Einstich am Ohrläppchen oder der Fingerkuppe; 12-stündige Nahrungskarenz für den Nüchternblutzuckerwert; Blutzuckerwert eine Stunde nach der Nahrungsaufnahme (=postprandialer Blutzuckerwert)

Bewertung – Glukosetoleranztest

Bewertung	12 Stunden nüchtern	1–2 Stunden nach Zuckerbelastung
Nicht diabetisch	≤ 100 mg/dl	≤ 130 mg/dl
Diabetes-Verdacht	101–119 mg/dl	131–179 mg/dl
Diabetes mellitus	≥ 120 mg/dl	≥ 180 mg/dl

Laborprobe: Kapillarblut nach Einstich am Ohrläppchen oder der Fingerkuppe; normale kohlehydratreiche Ernährung 3 Tage vor der Laborprobenentnahme; 12-stündige Nüchternheit vor dem Test; Bettlägerigkeit oder starke körperliche Belastung vermeiden; 3-tägiger Abstand zur letzten Menstruationsblutung; störende Arzneimittel absetzen

trolliert. Eine Mitbestimmung der Hormone Kortisol und Insulin ist sinnvoll. Abschließend sollte der Harn auf Zucker untersucht werden. Möglicherweise auftretende Symptome (Unterzuckerung!) sollten mit Angabe der Uhrzeit notiert werden.

Erhöhte Werte
Bei erhöhten beziehungsweise krankhaften Testergebnissen sollte in jedem Fall eine fachärztliche Untersuchung folgen und eine geeignete Therapie eingeleitet werden.

Zustände und Erkrankungen mit erhöhtem Testergebnis
- Zwölffingerdarmgeschwür (Duodenalulkus)

Vorsicht Unterzuckerung!
Während des Zuckerbelastungstests können plötzliche Unterzuckerungen auftreten, die Verwirrtheit, Verhaltensstörungen oder sogar Schockzustände verursachen können. Darum sollte die Testperson unter medizinischer Beobachtung sein – eine Zuckerlösung für den Notfall einer akuten Hypoglykämie muss auf jeden Fall griffbereit zur Verfügung stehen.

- Zustand nach Magenoperation (Billroth-II-Operation)
- Zu wenig Kalium im Blut (Hypokaliämie)
- Zu wenig Magnesium im Blut (Hypomagnesiämie)
- Zu geringe Kohlehydratzufuhr
- Antibabypille
- Arzneimittel

Verminderte Werte
Je länger es dauert, bis eine Unterzuckerung durch die hormonelle Gegensteuerung wieder normalisiert wird, desto wahrscheinlicher ist eine Zuckerstoffwechselstörung. Eine eingehende fachärztliche Untersuchung ist dann in einem solchen Fall angezeigt.

Zustände und Erkrankungen mit vermindertem Testergebnis
- Störung der Nährstoffaufnahme (Malabsorption)
- Arzneimittel

Einflussfaktoren des Glukosetoleranztests
- Arzneimittel
- Organerkrankungen
- Psychischer Stress
- Schwangerschaft
- Fettstoffwechselstörung
- Schilddrüsenüberfunktion
- Leberzirrhose

Überzuckerung – Gefahr ohne Warnzeichen!

Während eine Unterzuckerung (Hypoglykämie) innerhalb kurzer Zeit zu zahlreichen auffälligen Beschwerden führt, merkt ein von einer Zuckerstoffwechselstörung mit Überzuckerung (Hyperglykämie) Betroffener nichts von seiner Erkrankung. Die Hyperglykämiephasen werden häufig erst spät oder durch Zufall wahrgenommen. Man sollte den Zuckerstoffwechsel früh genug testen, da sonst schwere diabetische Organ- (Gefäßsystem, Niere, Herz) und Stoffwechselerkrankungen (Fett, Eiweiß) drohen.

Hämoglobin A1c (HbA1c)

Bei einer Zuckerstoffwechselstörung mit Überzuckerung werden auch Körpereiweißstoffe verzuckert (glykiert). Dies kann die gefürchteten diabetischen Folgeerkrankungen verursachen. Solche krankhaften Vorgänge können durch Untersuchung der Bluteiweiße – etwa eines bestimmten Eiweißes des Blutfarbstoffes (Hämoglobin A1c) – kontrolliert werden. Mit der Kontrolle der glykierten Hämoglobine kann man sich über die Stoffwechsellage der zurückliegenden vier bis sechs Wochen informieren (»Blutzuckergedächtnis«).

Erhöhte Werte

Je höher der Blutzuckerspiegel im Blut des Patienten ist, desto höher sind die Konzentrationen an verzuckertem Blutfarbstoff.

Normalwerte – HbA1c

Sehr gut eingestellter Diabetes	< 6 %	Schlecht eingestellter Diabetes	9–10 %
Gut eingestellter Diabetes	6–7 %	Sehr schlecht	
Mäßig eingestellter Diabetes	7–9 %	eingestellter Diabetes	> 10 %

Laborprobe: Venenblut; Nüchternheit

Harnzucker (Glukose im Harn)

Normalwerte – Glukose im Harn		
Spontanurin	bis 150 mg/l	Harnteststreifen negativ

Laborprobe: Spontanurin

Wenn der Blutzuckerwert über 150 bis 180 Milligramm pro Deziliter liegt, wird Glukose über die Nieren mit dem Harn ausgeschieden. Ob Zucker im Urin nachweisbar ist, kann im Labor oder zu Hause mit Hilfe eines Teststreifens nachgeprüft werden.

Erhöhte Werte
Der Nachweis von Zucker im Harn bedeutet immer den Verdacht auf eine vorliegende Zuckerkrankheit.

Zustände und Erkrankungen mit erhöhten Harnzuckerwerten
- Diabetes mellitus Typ I
- Diabetes mellitus Typ II
- Nieren-Diabetes (renaler Diabetes)
- Nierenschädigung durch Giftwirkung
- Schwangerschaft

Urineiweißkontrolle bei Diabetikern empfehlenswert!
Eine gefürchtete Spätfolge der Zuckerkrankheit ist ein zunehmender Verlust der Nierenfunktion (diabetische Nephropathie). Ein Warnzeichen für eine Nierenschädigung ist die vermehrte Ausscheidung von Eiweiß (Albumin) im Urin. Aus diesem Grund sollten Diabetiker mehrmals pro Jahr eine Urineiweißkontrolle durchführen lassen.

Behandlung des Diabetes mellitus

Die Zuckerkrankheit ist eine komplexe Stoffwechselstörung, die den ganzen Körper betrifft und häufig mit Organerkrankungen oder Risikofaktoren verbunden ist. Dementsprechend schwierig ist es, eine optimale Behandlung zu finden. Oberstes Ziel jeder Therapie ist die Langzeitkontrolle des Blutzuckerspiegels – die Therapie muss so eingerichtet werden, dass weder Unter- noch Überzuckerungen des Blutes auftreten (= Einstellung des Diabetes). Außerdem sollten Diabe-

> **Rauchverbot**
> Bei rauchenden Diabetikern werden doppelt so häufig Nierenleiden festgestellt wie bei Nichtrauchern.

tiker sich regelmäßig ärztlich untersuchen lassen, um Anzeichen von möglichen Folgeschäden der Diabeteserkrankung rechtzeitig zu bemerken und behandeln zu können.

- Insulinabhängige Diabetiker (Typ I) werden mit dem Hormon Insulin behandelt, das in der Regel lebenslang und regelmäßig unter die Haut (subkutan) gespritzt werden muss.
- Nicht-insulinabhängige Diabetiker (Typ II) werden meist mit oralen, die Insulinproduktion anregenden Arzneimitteln (Antidiabetika) behandelt.
- Alle Diabetiker müssen eine bestimmte Diät einhalten, sich regelmäßig körperlich bewegen und bei Übergewicht das Körpergewicht reduzieren.

Diabetiker sollten Alkohol vermeiden beziehungsweise in begrenzten Mengen möglichst zu den Mahlzeiten trinken. Um Stress zu verringern, sind Entspannungstechniken wie Autogenes Training sehr hilfreich.

Laborzielwerte für die Therapie insulinabhängiger Diabetiker Typ I

Laborwert	Einstellung durch Therapie		
	gut	*mäßig*	*schlecht*
Blutzucker			
nüchtern	80–110 mg/dl	111–140 mg/dl	> 140 mg/dl
nach dem Essen	100–145 mg/dl	146–180 mg/dl	> 180 mg/dl
HbA1c	< 6,5 %	6,5–7,5 %	> 7,5 %
Cholesterin	< 200 mg/dl	200–250 mg/dl	> 250 mg/dl
Triglyzeride	< 150 mg/dl	150–200 mg/dl	> 200 mg/dl

Gefahr für Diabetiker Typ II: hohe Blutfettwerte!

Bei Diabetikern ist das Risiko für Herzerkrankungen (koronare Herzkrankheit) deutlich erhöht. Aus diesem Grund ist auch die Kontrolle der Blutfettwerte von großer Bedeutung. Man kann drei Gruppen mit unterschiedlich hohem Risiko für Herzerkrankungen bei folgenden Blutfettwerten unterscheiden.

	LDL-Cholesterin	HDL-Cholesterin	Triglyzeride
Geringes Risiko	< 100 mg/dl	> 45 mg/dl	< 200 mg/dl
Mäßiges Risiko	100–129 mg/dl	35–45 mg/dl	200–399 mg/dl
Hohes Risiko	≥ 130 mg/dl	< 35 mg/dl	≥ 400 mg/dl

Fett (Lipide)

Fett gehört zu den mit der Nahrung aufgenommenen Energieträgern des Körpers. Das Nahrungsfett wird im Darmtrakt mit Hilfe von Gallensäuren so umgewandelt, dass der Körper es aufnehmen kann. Fett wird im Blutplasma an Eiweißkörper gebunden, wobei die so genannten Lipoproteine entstehen. In Mukosa-Dünndarmzellen werden dann die wichtigsten Fetteiweiß-Bestandteile (Lipoproteine) des Fettstoffwechsels produziert:

> ### Cholesterinester
> HDL-, LDL- und VLDL-Fetteiweißstoffe werden auch als Cholesterinester bezeichnet.

- Cholesterin (Gesamtcholesterin)
- HDL-Cholesterin = high density lipoproteins = Fetteiweiß hoher Dichte
- LDL-Cholesterin = low density lipoproteins = Fetteiweiß niedriger Dichte
- VLDL-Cholesterin = very low density lipoproteins = Fetteiweiß sehr niedriger Dichte
- Triglyzeride

Gefährliches Fett

Abnorm veränderte Blutfettwerte beziehungsweise Fettstoffwechselstörungen gelten neben Bluthochdruck und Rauchen als dritter wichtiger Risikofaktor für Gefäßerkrankungen, insbesondere für Herzkranzgefäßerkrankungen (koronare Herzkrankheit). Die Ergebnisse großer Studien haben gezeigt, dass sich das Risiko für eine Herz-Kreislauf-Erkrankung mit der Höhe des Serumcholesterinwertes verändert – je höher die Cholesterinwerte sind, desto größer die Gefahr für Arteriosklerose mit den drohenden Folgeerkrankungen: koronare Herzkrankheit, Angina pectoris (Brustenge) und plötzlicher Herztod. Für die frühzeitige Entdeckung dieser Erkrankungen spielt die Bestimmung von individuellen Risikofaktoren eine ganz entscheidende Rolle.

Risikofaktoren der Arteriosklerose

Bei der Arteriosklerose findet durch Ablagerungen in den Arterien eine zunehmende »Verkalkung« der Gefäße statt. Dadurch verhärten die Arterien, der Blutfluss wird behindert und es kann bis zum vollständigen Verschluss der Gefäße kommen. Es gibt Faktoren, die den Umbau im arteriellen Gefäßsystem des Körpers beschleunigen oder verstärken. Solche Einflussgrößen werden als Risikofaktoren bezeichnet – die Vermeidung dieser Risikofaktoren hat größte Bedeutung für die Vorbeugung gegen Herz-Kreislauf-Erkrankungen.

- Risikofaktoren erster Ordnung sind Fettstoffwechselstörungen, Bluthochdruck, Zigarettenrauchen und die Zuckerkrankheit.

- Risikofaktoren zweiter Ordnung sind Bewegungsmangel, erhöhte Harnsäurewerte im Blut, Übergewicht und Stress.

Manche Risikofaktoren, etwa Übergewicht oder Bewegungsmangel, können wirksam günstig beeinflusst werden. Es gibt jedoch einige andere Risikofaktoren für Arteriosklerose wie eine erbliche Veranlagung, eine Herz-Kreislauf-Erkrankung vor dem 50. Lebensjahr, höheres Lebensalter oder hormonelle Faktoren, die nicht beeinflussbar sind.

Arteriosklerose-Risikofaktoren, die günstig beeinflusst werden können

- Fettstoffwechselstörung
- Bluthochdruck (Hypertonie)
- Zigarettenrauchen
- Übergewicht

> ### Tödlich
> In Industrienationen sterben fast 40 Prozent der Menschen an Herz-Kreislauf-Erkrankungen.

- Zuckerkrankheit (Diabetes mellitus)
- Bewegungsmangel
  - Stress
  - Hormonelle Empfängnisverhütungsmittel

Die medizinische Wissenschaft ist heute übereinstimmend der Ansicht, dass nicht die absolute Höhe der gemessenen Fettstoffwechsel-Laborwerte eine Herz-Kreislauf-Gefährdung begründet, sondern dass sich die Grenzwerte der noch als unschädlich eingestuften Blutfettwerte an der Zahl der vorliegenden individuellen Risikofaktoren orientieren muss. Aus diesem Grund gibt es keine absoluten »gesunden« Blutfettwerte, sondern die Risikoeinschätzung der Höhe der im Blut gemessenen Fettstoffe wird vom »krankhaften« individuellen Risikoprofil abhängig gemacht.

Individuelles Risikoprofil und Blutfettwerte

Nicht die absolute Höhe der Blutfettwerte ist für die Abschätzung eines Herz-Kreislauf-Risikos ausschlaggebend! Wie hoch die Blutfettwerte bei einem Menschen sein dürfen, damit keine langfristige Gefährdung des Herz-Kreislauf-Systems entsteht, muss unter Berücksichtigung anderer vorliegender Risikofaktoren (Bluthochdruck, Rauchen, Übergewicht) festgelegt werden. Darüber hinaus reicht nicht die Bestimmung der Cholesterinwerte allein, sondern es müssen alle Fettwerte, Cholesterin, HDL-, LDL-Cholesterin, Triglyzeride sowie möglichst auch Lipoprotein (a) und Homocystein berücksichtigt werden. Sprechen Sie mit Ihrem Arzt über Ihr individuelles Fettstoffwechsel-Risiko und eine mögliche Behandlung.

Cholesterin in Lebensmitteln (Milligramm pro 100 Gramm)

■ Kalbshirn	2150		■ Brathähnchen	75
■ Butter	280		■ Gänsebraten	70
■ Austern	260		■ Lachs	60
■ Schweineleber	250		■ Quark (40 %)	37
■ Sahne	109		■ Vollmilch	11
■ Bockwurst	100		■ Quark (10 %)	1
■ Camembert (50 %)	93		■ Kartoffeln	0
■ Kalbfleisch	90		■ Äpfel	0
■ Schmelzkäse (45 %)	82		■ Brötchen	0

Cholesterin

Cholesterin kann überall im Körper produziert werden. Es ist ein lebenswichtiger Baustoff von Zellmembranen und Fetteiweißstoffen sowie unentbehrlich für die Produktion bestimmter Hormone und von Gallensäuren. Cholesterin wird in der Leber abgebaut und über die Galle und den Darm ausgeschieden. Da Cholesterin im Blutplasma schlecht löslich ist, wird es im Blut als komplexe Verbindung (Apolipoprotein) transportiert, die sich hauptsächlich aus LDL-Cholesterin sowie in geringerem Umfang aus HDL- und VLDL-Cholesterinestern zusammensetzt. Die Cholesterinwerte werden in erster Linie deshalb bestimmt, um das individuelle Risiko für Herzerkrankungen abklären zu können.

Altersabhängig

Die Cholesterin-Konzentrationen nehmen mit zunehmendem Alter zu, wobei damit auch ihr Aussagewert für eine Herz-Kreislauf-Gefährdung abnimmt.

Erhöhte Werte

Chronisch abnorm erhöhte Cholesterinwerte erhöhen auch das Risiko für Herz-Kreislauf-Erkrankungen (Durchblutungsstörungen, koronare Herzkrankheit, Herzinfarkt, Schlaganfall, Herztod), da sie langfristig gefäßschädigende Wirkungen haben.

Zustände und Erkrankungen mit erhöhten Cholesterinwerten

• Cholesterinreiche Ernährung
  • Erworbene oder angeborene Fettstoffwechselstörung (Hyperlipidämie)
  • Angeborene Hypercholesterinämie (Typ IIa, IIb, III, IV)
  • Schilddrüsenunterfunktion (Hypothyreose)

Normalwerte – Cholesterin

Frauen und Männer ≤ 200 mg/dl

Laborprobe: Blutserum/Blutplasma; konstante Ernährungsbedingungen einige Tage vor Entnahme der Laborprobe; 12-stündige Nüchternheit

- Arteriosklerose (Atherosklerose)
- Fettsucht (Adipositas)
- Zuckerkrankheit (Diabetes mellitus)
- Nierenerkrankungen (nephrotisches Syndrom)
- Arzneimittel (Antibabypille, Kortison)
- Psychischer Stress

Verminderte Werte

Niedrige Cholesterinwerte im Blut kommen seltener vor und treten vor allem ernährungsbedingt sowie bei schweren Organstörungen (Leber, Schilddrüse) auf. Menschen mit niedrigen Cholesterinwerten erleiden sehr selten einen Herzinfarkt.

Zustände und Erkrankungen mit verminderten Cholesterinwerten

- Cholesterinarme Ernährung
- Schwere Leberschäden
- Schilddrüsenüberfunktion (Hyperthyreose)
- Chronischer Durchfall

Cholesterinester

Cholesterin kann überall im Körper hergestellt werden und liegt im Blutserum zu 25–40 % frei verfügbar und zu 60–75 % als Cholesterinester vor. Mit Hilfe einer Messung der Cholesterinesterwerte im Blut kann vor allem das Arterioskleroserisiko abgeschätzt werden.

LDL-Cholesterin kann mit Zellen der arteriellen Blutgefäße reagieren und fördert Fettablagerung an den Gefäßwänden. Aus diesem Grund ist LDL-Cholesterin für die Arterioskleroseentstehung von zentraler Bedeutung – man bezeichnet LDL-Cholesterin deswegen auch als »böses« Cholesterin.

HDL-Cholesterin hingegen wird als »gutes« Cholesterin bezeichnet, da es überflüssiges Cholesterin aufnehmen und sogar bereits bestehende Fettablagerungen an den Gefäßwänden abbauen kann.

VLDL-Cholesterin wird bei einem Verdacht auf eine Fetteiweißübersättigung des Blutes (Hyperlipidämie) bestimmt. Ob VLDL-Cholesterin auch zu einer Arteriosklerose beiträgt, ist nicht sicher bekannt.

Normalwerte – Cholesterinester

Frauen und Männer

HDL-Cholesterin		≤ 35 mg/dl
LDL-Cholesterin	Idealbereich	< 155 mg/dl
	Idealbereich bei zusätzlichen Risikofaktoren	< 135 mg/dl
	mäßiges Risiko	155–190 mg/dl
	hohes Risiko	> 190 mg/dl
VLDL-Cholesterin		≤ 40 mg/dl

Laborprobe: Blutserum/Blutplasma; konstante Ernährungsbedingungen einige Tage vor Entnahme der Laborprobe; 12-stündige Nüchternheit

Erhöhte Werte

Bei andauernder Erhöhung der *LDL-Cholesterinwerte* ist meist auch das arterielle Gefäßrisiko sowie die Gefahr für Herzerkrankungen erhöht.

Zustände und Erkrankungen mit erhöhten LDL-Cholesterinwerten
- Fettstoffwechselstörungen
- Arteriosklerose

Verminderte Werte

Bei anhaltender Verminderung der *HDL-Cholesterinwerte* ist meist auch das arterielle Gefäßrisiko sowie die Gefahr für Herzerkrankungen erhöht.

Zustände und Erkrankungen mit verminderten HDL-Cholesterinwerten
- Fettstoffwechselstörungen
- Arteriosklerose

Triglyzeride

Triglyzeride sind Gemische von Fettstoffbausteinen. Mit Hilfe der Triglyzeridwerte im Blut kann das Arterioskleroserisiko abgeschätzt und der Erfolg blutfettsenkender Maßnahmen (Diät, Arzneimittel) kontrolliert werden.

Erhöhte Werte

Wenn die Triglyzeridwerte dauerhaft erhöht sind, beeinflusst dies vor allem das Risiko für Gefäßerkrankungen (Arteriosklerose).

Zustände und Erkrankungen mit erhöhten Triglyzeridwerten
- Arteriosklerose
- Angeborene Fettstoffwechselstörung (Hypertriglyzeridämie Typ IV)
- Nierenerkrankungen
- Lebererkrankungen

Normalwerte – Triglyzeride

Frauen und Männer   ≤ 200 mg/dl

Laborprobe: Blutserum/Blutplasma; konstante Ernährungsbedingungen einige Tage vor Entnahme der Laborprobe; 12-stündige Nüchternheit

- Schilddrüsenunterfunktion (Hypothyreose)
- Bauchspeicheldrüsenentzündung (Pankreatitis)
- Zuckerkrankheit (Diabetes mellitus)
- Fettsucht (Adipositas)
- Alkoholmissbrauch

Achtung – erhöhtes Gefäßrisiko!

Wenn zu viele Fetteiweißstoffe im Blut sind, steigt das Risiko für gefäßbedingte Erkrankungen von Herz und Kreislauf an. Studien haben eindeutig nachgewiesen, dass größte Gefahr vor allem dann besteht, wenn

- das Verhältnis von LDL-Cholesterin und HDL-Cholesterin größer als 5 ist und gleichzeitig
- die Triglyzeridwerte im Blut über 200 mg/dl liegen.

So können Sie Ihre Blutfettwerte senken

Ernährung

Fett: insgesamt beschränken; statt tierischer besser pfanzliche Fette verwenden: Distel-, Sonnenblumen-, Soja- und Olivenöl

Fleisch: Huhn, Truthahn, Kalb, Kaninchen, Wild

Eier/Milch: entrahmte Milch, fettarmer Käse, Hüttenkäse, Quark etc.

Fisch: weiße Fische (z. B. Scholle), fetthaltiger Fisch (z. B. Lachs)

Obst/Gemüse: Erbsen, Bohnen, Mais, Kartoffeln (mit Schale), frisches Obst, Trockenfrüchte

Nüsse: Walnüsse, Kastanien, Macadamias

Getreide: Vollkornmehl, -brot, -flocken, -nudeln, Hafermehl, Getreidemehl, Hafergrütze, Mais, ungeschälter Reis

Dessert: fettarmer Pudding, Sorbet, fettarmer Joghurt, Magermilchpudding, fettarme Saucen

Getränke: Tee, Kaffee mit fettarmer Milch, Mineralwasser, zuckerfreie Limonaden und Fruchtsäfte, klare Suppen, alkoholfreies Bier

Süßigkeiten: zuckerfreie Süßstoffe

Gewürze: Kräuter, Senf, Pfeffer, Essig

Lebensstil

- Regelmäßig und ausreichend körperlich bewegen
- Übergewicht abbauen
- Rauchen aufgeben
- Psychischen Stress vermeiden

Arzneimittel

- Lipidsenker

━━━━━━━━━━ **Lipoprotein (a)** ━━━━━━━━━━

Normalwerte – Lipoprotein (a)

≤ 30 mg/dl

Laborprobe: Blutserum; 12-stündige Nüchternheit

Erhöhte Werte von Lipoprotein (a), einem weiteren Blutfett, gelten neueren Forschungsergebnissen zufolge als wichtiger unabhängiger Risikofaktor für den Herzinfarkt und die koronare Herzkrankheit. Dieser Fetteiweißstoff unterliegt ausschließlich einer genetischen Kontrolle, kann also nicht beeinflusst werden. Die Bestimmung von Lipoprotein (a) ist vor allem bei Patienten mit Verdacht auf Herz-Kreislauf-Risiko sinnvoll. Sind gleichzeitig auch die LDL-Cholesterinwerte erhöht, vervielfacht sich das Herz-Kreislauf-Risiko.

Erhöhte Werte

Ist der Lipoprotein-(a)-Spiegel im Blut höher als 30 Milligramm pro Deziliter, steigt die Gefahr für gefährliche Gefäßveränderungen am Herzen in starkem Maße an.

Zustände und Erkrankungen mit erhöhten Lipoprotein-(a)-Werten

- Arteriosklerose
- Erblich bedingte hohe Lipoprotein-(a)-Konzentrationen im Blut
- Frauen nach der Menopause

Blutfettwerte im Profil

Wenn alle wichtigen Blutfettwerte im Labor bestimmt worden sind (Lipidprofil), kann mit Hilfe einer Fettstoffwechsel-Gesamtbewertung die Gefahr für eine Herzkranzgefäßerkrankung (koronare Herzkrankheit) abgeschätzt werden. Als ungünstiges Lipidprofil gilt folgende Laborwerte-Konstellation:

- Erhöhte Cholesterinwerte
- Erhöhte LDL-Cholesterinwerte
- Verminderte HDL-Cholesterinwerte
- Erhöhte Triglyzeridwerte
- Erhöhte Lipoprotein-(a)-Werte

Das Herz-Kreislauf-Risiko vervielfacht sich, wenn zusätzlich folgende Risikofaktoren vorliegen:

- Bluthochdruck (Hypertonie)
- Herzkrankheiten in der Familie
- Zuckerkrankheit (Diabetes mellitus)
- Rauchen
- Alkoholmissbrauch
- Psychischer Stress
- Magnesiummangel

Eiweiß (Protein)

Eiweißstoffe (Proteine) sind ein Grundbestandteil fast aller Körpergewebe. Die Eiweißstoffe bestehen bei Pflanzen und Tieren aus Aminosäuren, die teilweise vom Organismus selbst hergestellt werden können, und müssen als Nahrungsbestandteil zugeführt werden – Proteine enthalten mehr als 100 Aminosäuren. Beim Menschen werden die Aminosäuren, die er nicht selbst produzieren kann, auch »essenzielle Aminosäuren« genannt. Sie müssen mit der Nahrung aufgenommen werden, damit es nicht zu Eiweißmangel mit entsprechenden Stoffwechselstörungen kommt. Im menschlichen Körper finden sich Eiweißstoffe unterschiedlicher Größe (Oligopeptid, Polypeptid, Protein) und Form (lang gestreckt, kugelig). Eiweißstoffe sind an zahlreichen Körperprozessen (Sauerstofftransport, Flüssigkeitsregulation) und Zellvorgängen beteiligt, sie erfüllen Stütz- und Strukturfunktionen (Muskeln, Haare) und können sich mit anderen Stoffen (Fett, Zucker, Blutfarbstoff, Mineralstoffe und Spurenelemente) verbinden. Für die Laboruntersuchung sind vor allem Blutplasmaeiweiße (Plasmaproteine) sowie Harnstoff als Eiweißabbauprodukt und die Serumeiweiß-Elektrophorese von Bedeutung.

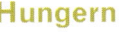

Hungern

Täglich bildet der Körper etwa 14 Gramm des Bluteiweißkörpers Albumin. Die Albuminproduktion wird vor allem durch die Ernährung beeinflusst – mehrwöchiges Fasten oder starke Mangelernährung senken den Eiweißanteil im Blut.

Eiweißmangel

Ein Mangel an Eiweißkörpern im Blut (Hypoproteinämie) kann viele Ursachen haben. Grundsätzlich kann immer dann ein Eiweißmangel im Organismus entstehen, wenn die Eiweißaufnahme oder die Eiweißherstellung gestört sind, oder wenn der Körper übermäßig Bluteiweißkörper verliert.

- Eiweißaufnahmestörung (Fasten, Vegetarismus oder Essstörungen)
- Eiweißproduktionsstörung (Leberschädigungen)
- Eiweißverlust – Insbesondere bei schweren Nierenerkrankungen kann es zu starken Eiweißverlusten kommen, aber auch bei Hauterkrankungen (nässende Ekzeme), Verbrennungen und bei Blutwäsche (chronische Hämodialyse).

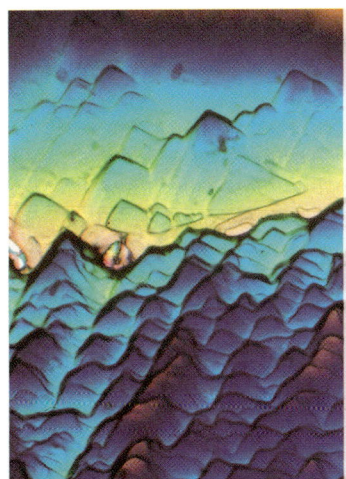

Eiweiß ist lebenswichtiges Nahrungsmittel und Grundbaustoff fast aller Körpergewebe. Hier ist eine der zahlreichen Aminosäuren (Histidin) in Kristallform dargestellt.

Die Aufgaben von Eiweiß im Körper

- Regulierung der Flüssigkeitsmenge innerhalb und außerhalb von Zellen
- Transport von Fett, Hormonen oder Spurenelementen (Eisen, Kupfer)
- Blutgerinnung
- Stütz- und Strukturelement
- Auslösung von Entzündungsreaktionen
- Abwehrfunktionen gegen Bakterien und Viren (Antikörper)
- Bestandteil wichtiger Stoffwechselreaktionen (Enzyme)

Laborwerte des Eiweißstoffwechsels

Die Bestimmung der folgenden Laborwerte erlaubt einen gute Beurteilung des Eiweißstoffwechsels und der Nierenfunktion:
- Gesamteiweiß
- Harnstoff (Reststickstoff)
- Spezielle Plasmaproteine
- Kreatinin
- Eiweiß im Harn
- Serumeiweiß-Elektrophorese

Gesamteiweiß (Gesamtprotein)

Durch die Bestimmung der Gesamteiweißwerte im Blutserum bekommt man Anhaltspunkte für mögliche Störungen im Eiweißstoffwechsel. In der Gesamteiweißmenge im Blut sind mehr als 100 verschiedene Eiweißstoffe enthalten. Stark veränderte Gesamteiweißwerte kommen seltener vor; meist sind die Abweichungen gering, sodass man von einer Plasmaproteinstörung (Dysproteinämie) spricht.

Erhöhte Werte
Massiv erhöhte Gesamteiweißwerte kommen eher selten vor. Geringfügig erhöhte Werte weisen häufig auf eine Störung des Wasserhaushalts hin.

Zustände und Erkrankungen mit erhöhten Gesamteiweißwerten
- Chronisch entzündliche Erkrankungen (Leberentzündung, Blutvergiftung, Tripper, Malaria)
- Leberzirrhose
- Flüssigkeitsverluste (Durchfälle, Erbrechen, Dursten, Schwitzen, Diabetes insipidus, Nierenversagen)
- Blutkrebs (Plasmozytom)
- Waldenström-Krankheit

Verminderte Werte
Verminderte Gesamteiweißwerte im Blut (Hypoproteinämie) beruhen in der Regel auf einer Verringerung des Eiweißstoffes Albumin, der normalerweise in der Leber

---

Normalwerte – Gesamteiweiß

Kinder 1–18 Jahre   57–80 g/l   **Erwachsene**   66–83 g/l

Laborprobe: Blutserum

---

hergestellt wird, oder auf einer Störung der Antikörperbildung.

Zustände und Erkrankungen mit verminderten Gesamteiweißwerten
- Antikörpermangelsyndrom
- Schwere Leberschäden
- Eiweißmangelernährung (Hungerzustände, Magen-Darm-Tumoren)
- Nahrungsmittelallergie
- Angeborene Enzym- und Stoffwechselstörungen
- Mukoviszidose
- Schwere Nierenerkrankungen mit Eiweißverlust (Glomerulonephritis, nephrotisches Syndrom)
- Entzündliche (Colitis ulcerosa, Crohn-Krankheit) und nicht-entzündliche Darmerkrankungen (Darmpolypen, Darmdivertikel)
- Schwere Hauterkrankungen (Verbrennungen, nässende Ekzeme, Blasen bildende Hautkrankheiten)
- Lymphabflussstörungen
- Wasserbauch (Aszites)
- Dialyse
- Nach Operationen
- Infusionstherapie
- Schwangerschaft
- Blutarmut durch Blutung und Blutverluste (hämorrhagische Diathese)
- Tumorerkrankungen

Harnstoff

Harnstoff ist das Endprodukt des Eiweiß- beziehungsweise Aminosäurenstoffwechsels und wird in der Leber gebildet. Beim Abbau von etwa 3 g Eiweiß entsteht etwa 1 g Harnstoff. Wenn Eiweiß zerfällt, bildet sich giftiges Ammoniak, das vom Körper sofort in den ungiftigen Harnstoff umgebaut wird. Harnstoff wird durch die Nieren aus dem Blut gefiltert und mit dem Urin ausgeschieden. Die Menge des ausgeschiedenen Harnstoffes ist von verschiedenen Faktoren abhängig: der Eiweißzufuhr, dem Eiweißstoffwechsel sowie der Leber- und Nierenfunktion. Die Normalwerte für Harnstoff im Blutserum sind deshalb sehr weit gefasst. Die Harnstoffwerte sind vor allem für die Beurteilung der Nierenfunktion und des Stoffwechsels bei Blutwäsche-Patienten (Dialyse) von Bedeutung. In der Labormedizin werden die Begriffe Harnstoff und Harnstoff-N (BUN) gleich verwendet.

Normalwerte – Harnstoff

Erwachsene		17–43 mg/dl		
Kinder	*1–3 Jahre*	11–36 mg/dl	*14–19 Jahre*	18–45 mg/dl
	4–13 Jahre	15–36 mg/dl		

Laborprobe: Blutserum; Blutplasma

Erhöhte Werte

Erhöhte Harnstoffwerte im Blutserum werden als Azotämie bezeichnet und vor allem bei gestörter Nierenfunktion beobachtet – allerdings ist dann bereits die Filterleistung der Nieren auf ein Viertel der normalen Leistung verringert.

Zustände und Erkrankungen mit erhöhten Harnstoffwerten
- Akutes Nierenversagen (Urämie)
- Chronische Nierenschwäche (Niereninsuffizienz)
- Blutung
- Häufiges Erbrechen
- Durchfälle
- Verbrennungen
- Austrocknung
- Harnleiter-, Harnblasen-, Harnröhrenverschluss (Prostataentzündung, Harnsteine, Tumoren)
- Zufuhr großer Eiweißmengen (Fleisch)
- Hohes Lebensalter
- Vitamin-C-Zufuhr (Ascorbinsäure)
- Magenpförtnerschwäche

Verminderte Werte

Verminderte Harnstoffwerte haben in der Regel keinen Krankheitswert.

Zustände und Erkrankungen mit verminderten Harnstoffwerten
- Streng vegetarische Ernährung
- Fastenkuren
- Schwangerschaft
- Kindheit

Serumeiweiß-Elektrophorese

Mit dem Begriff Serumeiweiß-Elektrophorese bezeichnet man ein Verfahren, mit dessen Hilfe die Anteile bestimmter Bestandteile des Eiweißstoffes Albumin sichtbar gemacht werden können. Die wichtigsten Gruppen dieser Bestandteile sind Albumin selbst sowie α1-, α2-, β- und γ-Globuline. Mit Hilfe von Elektrizität spalten sich Serumeiweißstoffe auf einer Trägerfolie in einzelne Eiweißbausteine auf. Entsprechend den unterschiedlichen Mengen der Eiweißbausteine entsteht eine charakteristische Wellenform mit einer sehr hohen ersten

Normalwerte – Elektrophorese
(Amidoschwarz-Methode)

Albumin	60,6–68,6 %	β-Globulin	7,0–10,4 %
α1-Globulin	1,4–3,4 %	γ-Globulin	12,1–17,7 %
α2-Globulin	4,2–7,6 %		

Laborprobe: Blutserum

Welle (Albumin) und vier kleineren Wellen. Veränderungen dieser Wellenform können bestimmten Serumeiweißstörungen (Dysproteinämie) beziehungsweise bestimmten Erkrankungen zugeordnet werden. Diese Laboruntersuchung wird zur Diagnose und Verlaufsbeurteilung bei folgenden Störungen benutzt:

- Akute und chronische Entzündungsreaktionen
- Eiweißverlust-Zustände (Niere, Magen, Darm, Haut)
- Lebererkrankungen
- Erhöhte Blutkörperchensenkungsgeschwindigkeit (BSG)
- Eiweißausscheidung im Harn
- Erhöhte oder verminderte Gesamteiweißwerte

Erhöhte Werte

Bei zahlreichen, insbesondere entzündlichen Erkrankungen sind bestimmte Eiweißkörper in der Serumeiweiß-Elektrophorese vermehrt nachweisbar.

Die »Eiweißwelle«

Wie eine solche Welle, die das Ergebnis der Eiweißelektrophorese anzeigt, aussehen kann, können Sie der auf Seite 21 abgebildeten Darstellung entnehmen.

Zustände und Erkrankungen mit veränderten Werten der Serumeiweiß-Elektrophorese

- Frühphase akuter Entzündungen (Infektionen, Gewebeuntergang, Verbrennungen)
- Spätphase akuter Entzündungen (Lungen-, Hirnhaut-, Nierenentzündung, Blutvergiftung)
- Chronisch aktive Entzündungen (Leber-, rheumatische Gelenk-, Herzinnenhautentzündung)
- Chronische Entzündungen (Infektionen, rheumatische Erkrankungen)
- Bösartige Tumoren
- Leberzirrhose
- Nierenerkrankungen (nephrotisches Syndrom)
- Antikörpermangel
- Arzneimittel (Zytostatika, Nebennierenrinden-Hormone)
- Chronisch lymphatische Leukämie (CLL)

Purine (Nukleinsäuren)

Jede Zelle des Körpers verfügt über Erbinformationen, die aus der Kombination bestimmter Aminosäuren besteht und zur Produktion der notwendigen Eiweißstoffe erforderlich ist. Die Erbinformation selbst liegt verschlüsselt in so genannten Nukleinsäuren vor – der Desoxyribonukleinsäure (DNA) und der Ribonukleinsäure (RNA). Die Bausteine der DNA und RNA sind die Pyrimidin- und Purinbasen. Das Stoffwechselprodukt, das bei Umbauvorgängen der Nukleinsäuren ständig entsteht, ist die Harnsäure. Aus der Nahrung und der Eigenproduktion des Körpers stehen täglich 400 bis 800 Milligramm Harnsäure zur Verfügung. Harnsäure wird über die Nieren mit dem Harn ausgeschieden. Die Harnsäure ist ein Basislaborwert.

> ## Großzehe
> Wenn im Grundgelenk an der großen Zehe plötzlich Entzündungszeichen wie Rötung, Schwellung und Schmerzen auftreten, könnte eine Gichterkrankung dahinterstecken.

Gicht

Bei Gicht, im Volksmund Zipperlein genannt, ist am häufigsten das Grundgelenk der großen Zehe oder das Kniegelenk akut druckempfindlich, stark gerötet und geschwollen. Gichtknötchen treten darüber hinaus auch am Ohr und über verschiedenen Gelenken, etwa am Ellbogengelenk, auf und werden als »Tophi« bezeichnet. Die pulsierenden Schmerzen bei akuten Gichtanfällen sind sehr stark. Meist kommt noch Fieber hinzu. Gicht entsteht durch zu viel Harnsäure im Blut, die sich als Harnsäurekristalle in Gelenken ablagert und Entzündungen mit akuten schmerzhaften Anfällen verursachen kann. Kristallisierte Harnsäuresalze können im Knorpel, in Sehnenscheiden und der Haut abgelagert werden, Gelenke und die Nieren schädigen und Nierensteinleiden verursachen. Die Anfälligkeit für Gicht kann erblich bedingt sein. Männer erkranken zehnmal häufiger an Gicht als Frauen, wobei das Gichtrisiko mit zunehmender Harnsäurekonzentration im Blut ansteigt. Die Gichterkrankung erfordert eine Dauertherapie mit Arzneimitteln, die die Bildung von Harnsäure verhindern oder die Ausscheidung von Harnsäure erhöhen. Gesunde (purinarme) Ernährung und (bewegungsintensive) Lebensweise sowie Normalgewicht beugen Gicht vor.

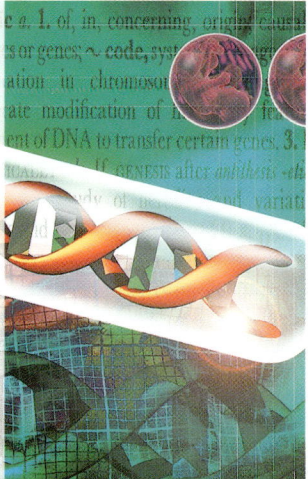

Die Information für die Produktion bestimmter Eiweißstoffe wird durch die Kombination so genannter Nukleinsäuren festgelegt, die im Zellkern als gedrehte Leiter (Doppelhelix) angeordnet sind.

Harnsäure

Die Harnsäure-Bestimmung ist vor allem für die Diagnose und Verlaufs- sowie Therapiekontrolle der Gicht (Arthritis urica) von Bedeutung. Auch für Patienten mit erhöhtem Stoffwechselrisiko bei einer vorliegenden Herzkranzgefäßerkrankung (koronare Herzkrankheit) und Patienten mit Nierensteinleiden (Nephrolithiasis) sollten die Harnsäurewerte im Blut kontrolliert werden. Die Ursachen, die zu erhöhten Harnsäurewerten führen, sind Störungen des Purin-Stoffwechsels, eine erhöhte Zufuhr von Purinen mit der Nahrung und eine eingeschränkte Nieren- oder Darmfunktion. Folgende Faktoren begünstigen erhöhte Harnsäurewerte beziehungsweise das Gichtrisiko:

- Übergewicht (Adipositas)
- Bluthochdruck (Hypertonie)
- Hohe Blutfettwerte (Hypertriglyzeridämie)
- Zuckerkrankheit (verminderte Glukosetoleranz, Hyperinsulinämie)

- Überreiche Mahlzeiten
- Psychischer Stress

Darüber hinaus beeinflussen zahlreiche Arzneimittel die Höhe des Harnsäurespiegels: unter anderem Salizylate, Zytostatika, blutgerinnungshemmende Mittel (Kumarine) und Kortison.

Erhöhte Werte

Wenn die Harnsäurekonzentration im Serum über 6,5 Milligramm pro Deziliter liegt, spricht man von Hyperurikämie. Eine Hyperurikämie gilt als indirekter Risikofaktor der koronaren Herzkrankheit. Wie hoch die Hyperurikämie ausfällt, wird durch Umweltfaktoren beeinflusst (Ernährung, Alkohol, körperliche Aktivität, Arzneimittel). Hyperurikämien sind entweder erblich bedingt oder erworben und entstehen entweder durch eine Harnsäure-Überproduktion oder eine verminderte Harnsäureausscheidung durch die Nie-

Herzrisiko

Chronisch hohe Harnsäurewerte gelten als Risikofaktor für eine Herzkranzgefäßerkrankung. Ein gesunder Lebensstil kann dieses Risiko günstig beeinflussen.

Normalwerte – Harnsäure

| Frauen | 2,3–6,1 mg/dl | Kinder | 5–11 Jahre | 3,0–6,4 mg/dl |
| Männer | 3,6–8,2 mg/dl | | 12–17 Jahre | 3,2–8,1 mg/dl |

Laborprobe: Blutserum; Blutplasma

ren. Hohe Harnsäurewerte treten zehnmal häufiger bei Männern als bei Frauen auf. Die Komplikationen von erhöhten Harnsäurewerten umfassen akute Gichtanfälle, chronische Gicht und Nierenerkrankungen.

Zustände und Erkrankungen mit erhöhten Harnsäurewerten

- Gicht (Arthritis urica)
- Akuter Gichtanfall
- Erbliche Gicht im Kindesalter (Lesch-Nyhan-Syndrom)
- Nierenschwäche (Niereninsuffizienz)
- Blutkrebs (Leukämie)
- Polycythaemia vera
- Polyglobulie
- Schwere körperliche oder psychische Belastungen
- Alkoholkonsum (Bier)
- Purinreiche Ernährung (Fleisch, Innereien)
- Hungerzustände, Fastenkuren
- Röntgenbestrahlungen
- Vergiftungen (Blei, Kadmium, Beryllium)
- Drüsenerkrankungen (Schilddrüsen-, Nebenschilddrüsenüberfunktion)
- Chemotherapie
- Arzneimittel
- Harntreibende Mittel (Diuretika)

Gicht- und Nierensteinrisiko

In Abhängigkeit von der Höhe der Harnsäurewerte kommt es unterschied-

lich häufig zu Gicht oder Nierensteinleiden, die behandelt werden müssen.

Gicht

- Harnsäurewerte von 7–7,9 mg/dl verursachen in 16,7 % der Fälle eine Gicht.
- Harnsäurewerte von 8–8,9 mg/dl verursachen in 25 % der Fälle eine Gicht.
- Harnsäurewerte über 9 mg/dl verursachen in 90 % der Fälle eine Gicht.

> **Gichtniere**
>
> Nicht nur schmerzhafte Gelenkerkrankungen, sondern vor allem auch die Nieren werden durch hohe Harnsäurewerte im Blut geschädigt. Häufig werden Nierensteinleiden begünstigt.

Nierensteine

- Harnsäurewerte von 5,1–7 mg/dl verursachen in 12 % der Fälle ein Nierensteinleiden.
- Harnsäurewerte von 7,1–9 mg/dl verursachen in 19 % der Fälle ein Nierensteinleiden.
- Harnsäurewerte von 9,1–11 mg/dl verursachen in 26 % der Fälle ein Nierensteinleiden.
- Harnsäurewerte über 11 mg/dl verursachen in 35 % der Fälle ein Nierensteinleiden.

Verminderte Werte

Wenn die Harnsäurekonzentration im Serum unter zwei Milligramm pro Deziliter liegt, spricht man von Hypourikämie. Verminderte Harnsäurewerte werden vor allem durch eine verminderte Harnsäurebildung (metabolische Hypourikämie), eine erhöhte Harnsäureausscheidung durch die Nieren (renale Hypourikämie) oder durch Kombination beider Störungen verursacht.

Zustände und Erkrankungen mit verminderten Harnsäurewerten
- Überdosierung von Mitteln gegen Gicht (Allopurinol-Überdosis)
- Schwere Lebererkrankungen
- Nierenfunktionsstörungen
- Kupferspeicherkrankheit (Wilson-Krankheit)
- Schwermetallvergiftung
- Xanthinurie
- Arzneimittel (Salizylate, Röntgenkontrastmittel, Phenylbutazon, Östrogene)

Erhöhte Harnsäure senken
Ziel der Behandlung von erhöhten Harnsäurewerten beziehungsweise einer Gichterkrankung ist die Senkung der Harnsäure auf Werte von 5,0 bis 5,5 mg/dl.

- Bei Harnsäurewerten bis 9,0 Milligramm pro Deziliter ohne weitere Beschwerden sollte die Ernährung umgestellt werden: Alkohol (Bier), Kaffee, üppige Fleischmahlzeiten, Wurst, Innereien und Fleischextrakte vermeiden und täglich mindestens zwei Liter Flüssigkeit zu sich nehmen.
- Bei Harnsäurewerten bis 9,0 Milligramm pro Deziliter mit Gichtanfällen oder Nierensteinen sollten Arzneimittel eingesetzt werden, die die Harnsäure senken – etwa Allopurinol, das die Harnsäurebildung hemmt.
- Eine Dauerbehandlung mit Harnsäure senkenden Arzneimitteln ist dann sinnvoll, wenn trotz Normalgewicht und purinarmer Ernährung der Harnsäurewert mehr als 9,0 Milligramm pro Deziliter beträgt, ein zusätzlicher Bluthochdruck und Nierensteine vorliegen sowie häufig Gichtanfälle aufgetreten sind.

Purinreiche Kost: Gift bei Gicht!

Gichtkranke sollten auf bestimmte Nahrungsmittel weitgehend verzichten, die purinreich sind und das Fortschreiten der Gichterkrankung begünstigen können:
- Alkohol (besonders Rotwein)
- Fleisch
- Geflügel
- Wurst und fleischhaltige Produkte
- Innereien
- Hering
- Sardellen
- Ölsardinen
- Tütensuppen und Brühwürfel
- Hülsenfrüchte
- Spinat
- Blumenkohl
- Spargel
- Pilze
- Scharfe Gewürze
- Majonäse, Remouladen
- Marinaden

Organe und Systeme

Aus bestimmten Laborwerten oder Kombinationen von Laborwerten kann der Arzt ersehen, in welchem Zustand sich Organe wie Herz, Leber, Bauchspeicheldrüse oder Nieren befinden. Ebenso kann der Funktionszustand der Körpersysteme wie der Bewegungsapparat, das Immunsystem und vor allem der Blutkreislauf festgestellt werden. Man kann mit Hilfe von Laboruntersuchungen auch die Diagnose von Erkrankungen bestimmter Organe absichern.

Blut

Das Blut ist der wichtigste Körpersaft. Die Blutzellen versorgen den menschlichen Organismus mit lebenswichtigem Sauerstoff, transportieren Kohlendioxid ab, sorgen für die Anlieferung von energiereichen Nährstoffen, für den Abtransport von Abfallstoffen – und sie übernehmen wichtige Abwehrfunktionen. Man unterscheidet vier verschiedene Typen von Blutgruppen im so genannten AB0-Blutgruppensystem. Darüber hinaus können einzelne oder mehrere Blutbestandteile, die Blutzellen, die Blutbildung und die Blutgerinnungsfunktion durch Krankheiten oder bösartiges Wachstum gestört werden. Die wichtigsten Blutzellen sind rote Blutkörperchen (Erythrozyten), die verschiedenen Gruppen weißer Blutkörperchen (Leukozyten) und die Blutplättchen (Thrombozyten).

Die Hauptaufgaben des Blutes

Der Transport von Sauerstoff aus den Lungen zu den Zellen und der Abtransport von Kohlensäure aus den Geweben zu den Lungen wird von den roten Blutkörperchen (Erythrozyten) erledigt.

Der Transport von Nährstoffen vom Darm zu den Geweben und der Abtransport von Abfallstoffen, die anschließend über die Nieren ausgeschieden werden, ist Aufgabe des flüssigen Teils des Blutes, des Plasmas.

Die Verteidigung des Organismus gegen Angreifer ist Aufgabe der weißen Blutkörperchen (Leukozyten), die in gewisser Hinsicht die schweren Geschütze des Immunsystems darstellen. Die Granulozyten und Monozyten müssen Kontakt mit Eindringlingen aufnehmen und sie »auffressen«. Die Lymphozyten produzieren Antikörper, die verhindern, dass Keime oder Fremdkörper im Körper bleiben und sich dort ausbreiten können.

Der Schutz vor Blutverlusten durch Gerinnung ist Aufgabe der Blutplättchen.

AB0-Blutgruppen-System

Zu Beginn dieses Jahrhunderts wurden zahlreiche Untersuchungen durchgeführt, die ergaben, dass vier Hauptblutgruppen existieren, die mit den Symbolen 0 (Null), A, B und AB bezeichnet wurden (AB0-Blutgruppensystem). Bis zu dieser Entdeckung führten Blutübertragungen (Transfusionen) nur zu sehr schlechten Ergebnissen – die Patienten litten unter schwerwiegenden, oft sogar tödlichen Komplikationen. Erst als die Blutgruppen bekannt waren, konnte man tatsächlich wirksame Bluttransfusionen vornehmen.

Die Roten machen den Unterschied

Jede Blutgruppe ist durch Besonderheiten der roten Blutkörperchen gekennzeichnet: Es gibt zwei spezielle Substanzen, die Agglutinogene A und B, von denen entweder eine vorhanden ist, während die andere fehlt (was die Gruppen A und B ergibt), oder von denen beide gleichzeitig vorhanden (Gruppe AB) oder beide nicht vorhanden (Gruppe 0) sind. Die roten Blutkörperchen im Blut der Blutgruppe A enthalten Blutantigene zur spezifischen Antikörperbildung (A-Agglutinogene) und das Plasma enthält Anti-B-Agglutinogene. Das Blut eines Menschen mit einer bestimmten Blutgruppe enthält niemals Agglutinogene, die die Verklumpung der eigenen Erythrozyten auslösen könnten. Das Blut jedes Menschen besitzt also Agglutinogene, die es ermöglichen, die roten Blutkörperchen mit Hilfe des entgegengesetzten Faktors zu verklumpen. So hat das Blut der Gruppe A Anti-B-Agglutinogene, die die roten Blutkörperchen der Blutgruppe Faktor B verklumpen, und umgekehrt.

AB0-Blutgruppen

Blutgruppe	Merkmal (Antigen)	Antikörper	Häufigkeit (Deutschland)	Häufigkeit (Welt)
A	A	Anti-B	44 %	45 %
B	B	Anti-A	12 %	3 %
AB	A und B	–	6 %	8 %
0	–	Anti-A, Anti-B	38 %	44 %

Bluttransfusionsrisiko

In bestimmten Fällen verklumpen die roten Blutkörperchen des Blutspenders beim Kontakt mit dem Blut des Empfängers und werden durch Zerfallsvorgänge (Hämolyse) zerstört. Diese Unverträglichkeit, die schwere, ja sogar tödliche Komplikationen verursachen kann, tritt dann ein, wenn Spender und Empfänger nicht den gleichen oder miteinander verträglichen Blutgruppen angehören. Damit lebensbedrohliche Unverträglichkeitsreaktionen bei Blutübertragung (Transfusion) vermieden werden, bestimmt man vor größeren Operationen routinemäßig die Blutgruppenzugehörigkeit. Spenderblut wird zu diesem Zweck auf einem Testfeld mit Empfängerblut jeder Blutgruppe vermischt: Blut derjenigen Blutgruppen, das keine Auflösungsreaktionen in der Blutmischung zeigt, ist für eine Blutübertragung geeignet.

Welches Spenderblut für welchen Empfänger?

- Blut der Gruppe A kann Menschen mit der gleichen Blutgruppe und mit der Blutgruppe AB gegeben werden.
- Blut der Gruppe B kann Menschen mit der gleichen Blutgruppe oder mit der Blutgruppe AB gegeben werden.
- Blut der Gruppe AB kann nur Menschen mit der gleichen Blutgruppe gegeben werden.
- Blut der Gruppe 0 kann universell gegeben werden. Die Menschen mit dieser Blutgruppe werden deshalb als »Universalspender« bezeichnet.

Universalspender und Universalempfänger

Blutgruppe 0 ist als Spenderblut für alle anderen Blutgruppen geeignet (»Universalspender«), jedoch können Menschen mit der Blutgruppe 0 nur Blut ihrer eigenen Gruppe empfangen.

Blut der Blutgruppe AB ist mit dem Blut jeder anderen Blutgruppe verträglich. Menschen, die dieser Blutgruppe angehören werden »Universalempfänger« genannt.

Andere Blutmerkmale

Neben den vier Blutgruppen gibt es noch ein weiteres auf der Oberfläche von roten Blutkörperchen unterscheidbares Merkmal, den so genannten Rhesusfaktor. Ob ein solcher Rhesusfaktor vorhanden ist, wird bei der Bestimmung der Blutgruppe routinemäßig ermittelt.

- Bei 85 Prozent aller Europäer ist ein Rhesusfaktor nachweisbar, diese Menschen sind Rhesus-positiv.
- Bei 15 Prozent aller Europäer ist ein Rhesusfaktor nicht nachweisbar, diese Menschen sind Rhesus-negativ.

Unverträglichkeitsreaktionen durch unterschiedliche Rhesusfaktoren sind vor allem dann möglich und gefährlich, wenn im Verlauf einer Geburt mütterliches Rhesus-negatives Blut mit kindlichem Rhesus-positivem Blut – und umgekehrt – in Berührung kommt. In einem solchen Fall muss das Kind beobachtet werden, und im Notfall sofort einen Blutaustausch bekommen. Über die vier Blutgruppen und den Rhesusfaktor hinaus gibt es eine große Anzahl agglutinogener Faktoren, die schwach ausgeprägt sind und deshalb kaum in Erscheinung treten. Die Kombination aller beschriebenen Gruppierungs-Systeme ergibt mehr als 120 000 verschiedene Blutgruppen. Jedes Individuum hat demnach seine eigene unverwechselbare Kombination von Agglutinogenen.

Herz

Das Herz ist das zentrale Element des Kreislaufsystems. Es ist ein Hohlmuskel, der wie eine Pumpe funktioniert – mit Druck und Sog. Wenn das Herz Druck ausübt, presst es das in ihm enthaltene Blut in die Arterien. Wenn es Sog ausübt, nimmt es das in den Venen herantransportierte Blut auf. Das Herz kann diese doppelte Funktion erfüllen, denn es zieht sich zusammen (Systole) und erschlafft (Diastole) zeitlich aufeinander abgestimmt.

Das Herz befindet sich im mittleren Teil des Brustkorbs zwischen den beiden Lungenflügeln. Es ist von einem wässrig-faserhaltigen (serofibrösen) Beutel umgeben, dem Herzbeutel (Perikard). Das Innere des Herzens wird von einer Muskelwand in zwei Hälften, die rechte und die linke Hälfte, geteilt. Jede dieser Hälften besteht aus zwei Hohlräumen: einem oberen, dem Vorhof mit Herzohr, und einem unteren, der Herzkammer. Die beiden Vorhöfe werden von der Vorhofkammer-Scheidewand voneinander getrennt, die beiden Herzkammern von der Herzkammerscheidewand. Man kann also von zwei Herzen sprechen, dem rechten und dem linken Herzen.

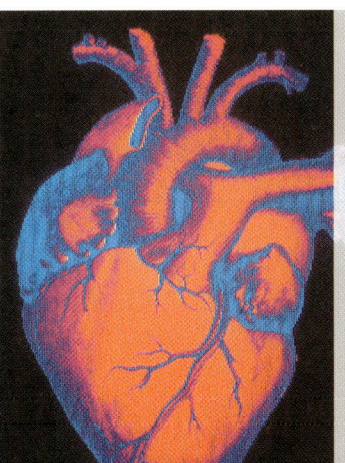

Das Herz ist der Motor der Blutbewegung im Gefäß-Kreislaufsystem. Blut wird in die großen Körperarterien und -venen sowie die Herzkranzgefäße gepumpt.

Kleiner und großer Blutkreislauf

Das rechte Herz pumpt das Blut in die Lungen und erzeugt dadurch den kleinen Kreislauf, den Lungenkreislauf.

Das linke Herz pumpt das Blut in den ganzen Körper und erzeugt damit den großen Kreislauf, den Körperkreislauf.

Der Blutkreislauf funktioniert folgendermaßen: Das verbrauchte sauerstoffarme Blut fließt vom Körper in das rechte Herz und wird von da aus in die Lungen gepumpt, um dort Kohlendioxid abzugeben oder Sauerstoff aufzunehmen. Das nun wieder sauerstoffreiche Blut wird in die linke Herzkammer gepumpt, um von dort wieder in den Körper zu gelangen.

Herzinfarkt

Das Herz ist der »Motor« des Blutes. Dieser Motor benötigt jedoch selbst eine »Brennstoffversorgung« durch das Blut und besitzt deshalb ein eigenes arterielles Blutgefäßsystem, die Herzkranzgefäße (Koronararterien). Sind Herzkranzgefäße verengt oder verschlossen, erreicht das Blut nicht mehr alle Bereiche des Herzmuskels. Teile des Herzgewebes sterben ab, und es kommt zum Herzinfarkt. Bei Frauen haben Herzkrankheiten deutlich zugenommen – vor allem nach dem 50. Lebensjahr, nach den Wechsel-

jahren, steigt das Herzinfarktrisiko deutlich an. Untersuchungen haben jedoch gezeigt, dass Frauen, die nach der Menopause zur Behandlung von Wechseljahre-Beschwerden regelmäßig Hormone (Hormonschutztherapie mit Östrogenen) einnehmen, ihr Herzinfarktrisiko verringern können.

Symptome eines Herzinfarkts

Als typische Anzeichen eines eingetretenen Herzinfarktes machen sich schwere Brustschmerzen, häufig hinter dem Brustbein, sowie Übelkeit und Erbrechen und ein vernichtendes Angstgefühl bemerkbar. Außerdem kann es zu Schweißausbrüchen, Herzstolpern, Atemnot, Kreislaufkollaps und Schock kommen. Häufig strahlen die Schmerzen in den linken Arm hinein. In einem solchen Fall besteht Infarktverdacht, und man sollte sofort einen Arzt oder Notarzt rufen. Der Hauptgrund für viele Herzinfarkttodesfälle ist immer noch, dass zu viel Zeit vergeht, bis ein Arzt gerufen wird und eine rasche Therapie eingeleitet werden kann.

Viele Infarkte

In Deutschland erleiden pro Jahr schätzungsweise 500 000 Menschen einen Herzinfarkt – davon enden 100 000 Infarkte tödlich.

**Wichtige Laborwerte für die Diagnose und
Verlaufskontrolle des Herzinfarktes**

- Kreatinkinase (CK, CK-MB)
- Lactat-Dehydrogenase (LDH-1)
- Myoglobin
- Glutamat-Oxalacetat-Transaminase (GOT)
- Cardiales Troponin (cTnT)

Diagnose Herzinfarkt

Für die korrekte Diagnose eines Herzinfarkts können akute Symptome, typische Infarktzeichen im Elektrokardiogramm (EKG) sowie ein Anstieg bestimmter Laborwerte benutzt werden. Der weitere Krankheitsverlauf nach einem Infarkt kann mit Hilfe anderer Laborwerte kontrolliert werden. Zu diesen messbaren Laborwertveränderungen kommt es deshalb, weil durch den Untergang von Herzmuskelgewebe bestimmte Stoffe, meist Enzyme, vermehrt im Blut nachweisbar sind.

Kreatinkinase (CK)

Die Kreatinkinase (CK) ist ein Enzym, das vorwiegend im Skelett- und Herzmuskel vorkommt. Das Enzym ist ein wichtiger Bestandteil des zellulären Energiestoffwechsels, der für Muskelaktivität erforderlich ist. Im Organismus kommen drei verschiedene CK-Isoenzyme vor (CK-MM, CK-MB, CK-BB), die bevorzugt in bestimmten Organsystemen enthalten sind: CK-MM in der Skelettmuskulatur, CK-BB im zentralen Nervensystem und CK-MB im Herzmuskel, das deshalb für die Infarktdiagnostik sehr wichtig ist.

Erhöhte Werte

Bei Patienten mit Verdacht auf einen akuten Herzinfarkt liegt der Aktivitätsanstieg der CK-MB gegenüber der erhöhten Gesamt-CK bei 5 bis 25 Prozent. Herzinfarkte führen meist zu CK-Werten von

Normalwerte – Kreatinkinase

Gesamt-CK	*Frauen*	10–70 U/l
	Männer	10–80 U/l
CK-MB	*Erwachsene*	bis 10 U/l (< 6 % der Gesamt-CK)

Laborprobe: Blutserum

100 bis 1250 U/l. Bei der Hälfte der Patienten sind die CK-MB-Werte bereits vier bis fünf Stunden nach dem Infarkt krankhaft erhöht und steigen der Schwere des Krankheitsverlaufs entsprechend an.

Zustände und Erkrankungen mit erhöhten Kreatinkinasewerten
- Herzinfarkt
- Herzmuskelentzündung (Myo-, Endo-, Perikarditis)
- Akute und chronische Skelettmuskelschäden
- Kaiserschnitt-Entbindung
- Leber-, Bauchspeicheldrüsen-, Magen-, Darmerkrankungen
- Hirnschäden (Operationen, Hirnblutung, Schädel-Hirn-Verletzung)

LDH

Die Lactat-Dehydrogenase (LDH) ist ein im Zellplasma gelöstes Enzym, das in allen Körpergeweben vorkommt und an Oxidationsvorgängen in der Zelle beteiligt ist. Man unterscheidet zwei LDH-Gruppen vom Herz- und Muskeltyp. Darüber hinaus gibt es fünf LDH-Isoenzyme, die zur Diagnostik von Organschäden analysiert werden können: LDH-1 und LDH-2 kommen überwiegend im Herzmuskel und in roten Blutkörperchen vor.

Erhöhte Werte

Bei einem akuten Herzinfarkt kommt es bereits nach sechs bis zwölf Stunden zu einem deutlichen LDH-Anstieg, wobei der LDH-1-Wert dann meist größer als 45 Prozent der Gesamt-LDH und der Quotient LDH-1/LDH-2 bei 80 Prozent der Betroffenen größer als 1 ist. Nach Infarkten werden nach 24 bis 60 Stunden Maximalwerte gemessen. Nach 7 bis 15 Tagen normalisieren sich die Werte wieder.

Zustände und Erkrankungen mit erhöhten LDH-Werten
- Herzmuskelschaden (Herzinfarkt)
- Bluterkrankungen
- Muskelerkrankungen
- Leber- und Gallenwegerkrankungen

Normalwerte – LDH

(DGKC-Methode)

Gesamt-LDH

Erwachsene	120–140 U/l	

(Zelluloseazetatfolien-Elektrophorese)

LDH-Isoenzyme

LDH-1	18–33 %
LDH-2	28–40 %

Laborprobe: Blutserum

GOT

Normalwerte – GOT
(DGKC-Methode)

Frauen	≤ 15 U/l	Männer	≤ 19 U/l

Laborprobe: Blutserum; Blutplasma

Die Glutamat-Oxalacetat-Transaminase (GOT) wird als Aspartat-Aminotransferase (AST) bezeichnet. Transaminasen sind am Aminosäurenstoffwechsel beteiligt und können zur Diagnostik sowie der Verlaufs- und Therapiekontrolle von Erkrankungen der Leber, des Herzinfarkts und Skelettmuskelerkrankungen eingesetzt werden.

- Leberentzündung (Hepatitis)
- Lebervergiftung
- Alkoholismus
- Fettleber
- Gallenwegentzündungen
- Therapie mit Heparin
- Lungenembolie
- Skelettmuskelerkrankungen
- Schwere körperliche Arbeit

Erhöhte Werte

Innerhalb von vier bis acht Stunden nach einem Herzinfarkt steigen die GOT-Werte an und erreichen nach 16 bis 48 Stunden Maximalwerte. Am dritten bis sechsten Tag nach dem Infarkt normalisieren sich die Werte wieder. Die Höhe des GOT-Wertes hängt von der Größe des Infarktes ab.

Enzyme

Die Laborwerte bestimmter Enzyme, die bevorzugt in Herzmuskelzellen vorkommen, eignen sich besonders gut zur Diagnose eines Herzinfarkts und zur Kontrolle des weiteren Krankheitsverlaufs.

Zustände und Erkrankungen mit erhöhten GOT-Werten

- Herzinfarkt
- Herzentzündung
- Herzoperationen

Herzmuskelerkrankung oder andere Organstörungen?

Um den Herzinfarkt diagnostisch von anderen Erkrankungen abzugrenzen, können die Quotienten CK/GOT beziehungsweise LDH/GOT bestimmt werden:

- Ein CK/GOT-Wert kleiner als 10 weist auf eine Herzmuskelerkrankung hin.
- Ein CK/GOT-Wert größer als 10 weist auf eine Skelettmuskelerkrankung hin.
- Ein LDH/GOT-Wert größer als 12 weist auf eine Erkrankung der roten Blutkörperchen hin.

Myoglobin

Normalwerte – Myoglobin

< 70–110 µg/l

Laborprobe: Blutserum; Blutplasma

Myoglobin im Serum kann entweder aus der Herz- oder aus der Skelettmuskulatur stammen und wird vor allem nach schweren Muskelgewebeverletzungen freigesetzt. Die Myoglobinmessung wird bei Verdacht auf Herzinfarkt zur Frühdiagnose benutzt sowie zum Ausschluss eines Infarktes und zur Erfolgskontrolle einer blutgerinnungshemmenden Therapie (Thrombolyse).

Erhöhte Werte

Myoglobin ist im Blut bereits zwei bis vier Stunden nach dem Beginn der Schmerzen bei einem Herzinfarkt erhöht. In Verbindung mit einem Elektrokardiogramm (EKG) kann eine Messung der Myoglobinwerte zur frühest möglichen Diagnose beziehungsweise zum Ausschluss eines Herzinfarktes benutzt werden.

Zustände und Erkrankungen mit erhöhten Myoglobinwerten
- Herzinfarkt
- Skelettmuskelschäden
- Myoglobinämien
- Hochleistungssport

Leber

Die Leber ist das größte Organ des gesamten Organismus. Sie hat zahlreiche Funktionen, wie beispielsweise für die Verdauung unabdingbare Galle auszuschütten, Zucker (Glykogen) zu speichern und diesen nach und nach in das Blut abzugeben und vom Darm aufgenommene Giftstoffe (Toxine) abzubauen. Die Gallenblase ist ein »Nebenorgan« der Leber mit der Aufgabe, die von der Leber produzierte Gallenflüssigkeit nach Bedarf zu speichern. Sie füllt die ganze rechte, unter den Rippenknorpeln liegende Körperregion (Hypochondrium) und einen Teil der Magengrube aus und reicht bis ins linke Hypochondrium.

Die Leber liegt unter dem Zwerchfell, oberhalb des Magens und der Gedärme. Die Leberarterie schafft das für die Ernährung der Leber notwendige Blut heran. Die Pfortader enthält das vom Darm kommende Blut, das mit Verdauungsprodukten gesättigt ist, die von der Leber verarbeitet werden müssen. Das gesamte Blut, das in diesen dicken Gefäßen ankommt, verteilt sich im ganzen Organ über ein feines Kapillarnetz und fließt über die Lebervenen, die in die untere Hohlvene münden, ab.

> ### Lebenswichtiges Organ
>
> Die Leber ist als »chemische Fabrik« des Organismus an mehr als 500 lebensnotwendigen körpereigenen Aufgabenstellungen beteiligt.

die Gallengänge, die die von den Zellen produzierte Galle aufnehmen. Die Kanälchen vereinigen sich, bilden immer dickere Gallengänge und verlassen die Leber über einen Kanal, der Lebergang genannt wird. Die Leber und das Gallenwegssystem sind von großer Bedeutung für die Entgiftung und Verdauungsfunktion des Körpers.

Lebergewebe

Die Leber setzt sich aus zahlreichen hirsekorngroßen Körperchen zusammen, den Leberläppchen. Die Läppchen sind durch Zwischenräume voneinander getrennt, die Glisson-Felder oder Periportalfelder heißen. In diesen Feldern verlaufen die Gefäße, die von der Leberarterie und der Pfortader kommen. Sie dringen in die Leberläppchen ein und verästeln sich dort um die Zellen herum, die entlang der Achse des Läppchens strahlenförmig angeordnet sind. Nachdem das Blut durch das Kapillarnetz zwischen den Zellen hindurchgeflossen ist, tritt es über die zentrale Vene eines jeden Läppchens, die seine Achse bildet, aus. Alle Leberläppchenzentralvenen münden in zunehmend dickere Gefäße, bis hin zu den Lebervenen, die die Leber verlassen. Außerdem verlaufen zwischen den Zellen, in umgekehrter Richtung zu den Gefäßen,

Lebererkrankungen

Da die Leber an zahlreichen Enzymfunktionen beteiligt ist, spielen die Laborwerte der Leberenzyme eine besondere Rolle bei Erkrankungen dieses Organs. Die Leber wird vor allem von chronischen Giftwirkungen, Infektionen und Entzündungen geschädigt. Ein sichtbares Zeichen für Störungen der Leberfunktion ist die so genannte Gelbsucht (Ikterus).

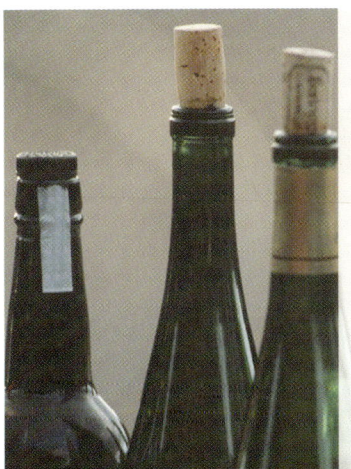

Chronisch exzessiver Alkoholgenuss kann zu schweren Leberschäden führen – ein gelegentliches Glas Rotwein hingegen wirkt durchaus gesundheitsfördernd.

Die wichtigsten Aufgaben der Leber

- Entgiftung des Körpers (Nahrungs-gifte, Genussmittel, Medikamente)
- Produktion von Galle
- Speicherung von Energieträgern (Glykogen)

- Bildung von Enzymen
- Produktion von Bluteiweißstoffen
- Produktion von Gerinnungsstoffen
- Hemmung der Wirkung körpereige-ner Hormone

Gelbsucht (Ikterus)

Die für Gelbsucht typische gelbliche Verfärbung der Haut und der Augen wird durch die Einlagerung von braun-gelben Gallenpigmenten in der Haut hervorgerufen. Die Gallenpigmente können auch die Haut reizen und dadurch Juckreiz verursachen. Viele Arzneimittel können Gelbsucht dadurch auslösen, dass entweder rote Blutzellen zu früh abgebaut werden oder die Leberfunktion gestört wird. Auch die Kanäle, durch die der Gallenfarbstoff Bilirubin die Leber verlässt, können blockiert oder durch Entzündungen in ihrer Funktion gestört sein.

Drogen

Illegale Drogen beziehungs-weise oftmals lebensgefährliche »Drogencocktails« können die Leber schädigen. Infizierte Injektionsnadeln verursachen häufig auch Leberent-zündungen (Hepatitis).

Galleabflussstörung (Cholestase)

Wenn der Abfluss der Galle gestört ist, treten vermehrt gallenpflichtige Stoffe (Bilirubin, Gallensäuren, Cholesterin, Gallenenzyme) im Serum auf. Die Galleflussstörung kann durch einen Verschluss der Gallenwege verursacht sein (Gallenwegstenose), aber auch eine Funktionsstörung der Leber kann den Galleabfluss behindern.

Leberschwäche (akute Leberinsuffizienz)

Es handelt sich um eine lebensbedrohliche, akute schwere Leberfunktionsstörung, bei der die Giftstoffe nicht mehr aus dem Blut entfernt werden können und deshalb innerhalb von Wochen durch giftige Substanzen im Blut schwere Störungen des zentralen Nervensystems im Gehirn des Menschen (hepatische Enzephalopathie) ausgelöst werden.

Leberentzündungen (Hepatitis)

Leberentzündungen können akut oder chronisch auftreten. Chronische Leberentzündungen dauern mindestens sechs

Monate und können vielfältige Beschwerden verursachen. Akute Leberentzündungen gehen häufig auf Virusinfektionen zurück. Die unterschiedlichen Viren, die Hepatitis A, B, C, D und E verursachen, können durch eine gezielte Hepatitis-Serologie identifiziert werden.

Bauchschmerzen

Lebererkrankungen dürfen nicht selbst kuriert werden, sondern müssen ärztlich behandelt und kontrolliert werden. Die Diagnose ist häufig schwierig und die Krankheitsursache kaum beeinflussbar.

Lebervergiftung (toxische Lebererkrankung)

Leberschädigungen können durch die Wirkung zahlreicher Arzneimittel, durch Umwelt- und Industriegifte (Nitroverbindungen, aromatische oder Halogen-Kohlenwasserstoffe und Schwermetalle) sowie durch Leberverfettung entstehen. Schwerer chronischer Alkoholismus führt in vielen Fällen zum bindegewebigen Umbau von Lebergewebe, die Leber schrumpft und verliert nach und nach ihre Funktion (Leberzirrhose). Die Leber kann dann nicht mehr die lebenswichtige Entgiftung des Organismus durchführen.

Lebertumoren

Das Lebergewebe selbst ist seltener von einer Krebserkrankung betroffen, häufiger finden sich in der Leber Tochtergeschwülste (Lebermetastasen), die von Krebserkrankungen aus anderen Körperregionen stammen. Leberkrebs entsteht meist aufgrund einer Leberzirrhose, er kann aber auch als Spätfolge einer Hepatitis-B-oder -C-Infektion auftreten.

Laborwerte bei Lebererkrankungen

Genaue Aussagen über möglicherweise vorliegende Leber- und Gallenwegerkrankungen sind nur durch den Zusammenhang unterschiedlicher Laborwerte der Leberdiagnostik möglich. In der Regel werden bei einem Krankheitsverdacht die so genannten »Leberwerte« bestimmt.

Wichtige Laborwerte für die Leberdiagnostik

- Alkalische Phosphatase (AP)
- Bilirubin
- Cholinesterase (ChE)
- Gamma-Glutamyl-Transferase (GGT)
- Glutamat-Dehydrogenase (GLDH)
- Glutamat-Pyruvat-Transaminase (GPT)
- Glutamat-Oxalacetat-Transaminase (GOT)
- Lactat-Dehydrogenase (LDH)

Alkalische Phosphatase (AP)

Normalwerte – Alkalische Phosphatase
(DGKC-Methode)

Frauen	bis 50 Jahre und Normalgewicht	55–147 U/l
	über 50 Jahre und Übergewicht	60–170 U/l
Männer		70–175 U/l

Laborprobe: Blutserum

Die alkalische Phosphatase (AP) umfasst eine Gruppe von Eiweißstoffen, die bei alkalischem pH-Wert des Blutes eine enzymatische Aufspaltung von Phosphatverbindungen unter Anwesenheit von Magnesiumionen bewirkt. In größerer Menge kommt die alkalische Phosphatase im Knochensystem, Lebergewebe und Gallenganggewebe vor. Man bestimmt die alkalische Phosphatase, um Knochen- und Leber-Gallenwegerkrankungen zu diagnostizieren und den Krankheitsverlauf zu beobachten. Die AP ist in Zellen, die die Knochensubstanz aufbauen (Osteoblasten), besonders aktiv – aus diesem Grund sind erhöhte AP-Werte während der Wachstumsphase und der Schwangerschaft unbedenklich.

Erhöhte Werte

Ein Anstieg der AP-Werte im Blutserum deutet meist auf Leber-Gallenweg- und Knochenskeletterkrankungen hin.
Weitere Untersuchungen der ableitenden Gallenwege und des Knochensystems sind empfehlenswert.

Zustände und Erkrankungen mit erhöhten AP-Werten

- Virushepatitis
- Alkoholische Hepatitis
- Fettleber
- Kollagenerkrankung der Leber (Amyloidose)
- Gallenwegverschluss mit Gelbsucht (Verschlussikterus)
- Leberzirrhose
- Gallengangerkrankung (Cholangitis)
- Schwangerschaft (Schwangerschaftscholestase)
- Eitrige Leberabszesse
- Leberzellkrebs, Lebertumoren, Lebermetastasen
- Arzneimittel (Östrogene)
- Lymphkrebs (Hodgkin-Lymphom)
- Knochenerkrankungen (Rachitis, Osteomalazie, Knochentumoren)
- Rheumatische Erkrankungen
- Crohn-Krankheit
- Zuckerkrankheit
- Schilddrüsenüberfunktion (Hyperthyreose)
- Heilungsphase nach Knochenbrüchen

Verminderte Werte

Verminderte AP-Werte im Blutserum sind selten.

Zustände und Erkrankungen mit verminderten AP-Werten

• Bypass-Operation
• Eiweißmangelernährung
• Magnesiummangel
• Schilddrüsenunterfunktion (Hypothyreose)
• Schwere Blutarmut (Anämie)
• Angeborener Phosphatasemangel (familiäre Hypophosphatasämie)

AP als Tumormarker

Die AP ist – etwa in Verbindung mit der sauren Phosphatase und der Prostata-Phosphatase – auch als Tumormarker bei dem Verdacht auf bestimmte Krebserkrankungen, beispielsweise der Vorsteherdrüse, der Brustdrüse oder des Knochensystems, geeignet.

• Prostatakrebs
• Brustkrebs
• Fettleber
• Knochenkrebs (Osteosarkom, Ewing-Sarkom)
• Blutkrebs (multiples Myelom)

Bilirubin

Bilirubin entsteht bei dem Abbau von Blutfarbstoff (Hämoglobin) in der Leber, der Milz und im Knochenmark. Nach verschiedenen chemischen Umwandlungsvorgängen in der Leber wird aus wasserunlöslichem Bilirubin wasserlösliches Bilirubin, das in die Gallenkapillaren ausgeschieden wird. Wenn zu viel Bilirubin im Blut ist, kann die Leber diesen Stoff nicht mehr aufnehmen und es kommt zu einer Bilirubin-Ablagerung in fettreichen Geweben, beispielsweise in der Haut (Gelbsucht) und im Gehirn. Gleiches geschieht bei Leberschäden, die eine Störung der Verstoffwechselung von Bilirubin verursachen können. Im Blutserum können zahlreiche unterschiedliche Bilirubinformen gemessen werden. Zur Bilirubin-Beurteilung werden in der Regel im Labor das Gesamt-Bilirubin (besteht aus vier Bilirubinformen) und direktes Bilirubin bestimmt.

Normalwerte – Bilirubin

Gesamt-Bilirubin		Direktes Bilirubin	
Erwachsene	0,1–1,2 mg/dl	*Erwachsene und Kinder*	≤ 0,2 mg/dl
Kinder	0,2–1,0 mg/dl		

Laborprobe: Blutserum

Erhöhte Werte

Erhöhte Bilirubinwerte sind meist mit einer Gelbsucht (Ikterus) verbunden: Bei Neugeborenen führen Werte von mehr als 4 Milligramm pro Deziliter und bei Erwachsenen von mehr als 2,5 Milligramm pro Deziliter zu einer Gelbsucht. Der Bilirubinwert kann in Verbindung mit den klinischen Beschwerden zur Unterscheidung verschiedener Formen von Gelbsucht (hepatischer, prä-, intra-, posthepatischer Ikterus) benutzt werden. Darüber hinaus können Lebergewebeschäden und biochemische Funktionsstörungen zu erhöhten Bilirubinwerten führen. Wenn Bilirubin über den Urin ausgeschieden wird, verfärbt sich dieser bierbraun.

Zustände und Erkrankungen mit erhöhten Bilirubinwerten

- Blutarmut (hämolytische Anämien: Sichelzellanämie, Transfusions-, Autoimmun-, Arzneimittelanämien)
- Neugeborenen-Gelbsucht (Icterus neonatorum)
- Blutgruppenunverträglichkeit
- Hirnfunktionsstörungen durch Bilirubin (Bilirubin-Enzephalopathie)
- Neugeborenen-Bluttransfusion
- Herzoperationen
- Akute Virusleberentzündung (Virushepatitis A, B, C, D, E)
- Autoimmunhepatitis
- Akute Alkoholhepatitis
- Lebervergiftung (Industrie- und Umweltgifte)
- Leberzirrhose
- Leberzellkrebs
- Lebertransplantation
- Schwangerschaftsgelbsucht
- Gallengangerkrankungen (Cholestase, Cholangitis bei Gallensteinen oder Bauchspeicheldrüsenkrebs)
- Angeborener Bilirubin-Überschuss (Hyperbilirubinämie-Syndrome)

Das Gelbe im Auge

Gelbsucht tritt am auffälligsten durch eine Gelbfärbung des Augenweißes in Erscheinung – darüber hinaus bekommt auch die Haut zunehmend einen Gelbstich. Bei Neugeborenen ist Gelbsucht innerhalb der ersten Lebenstage normal.

Cholinesterase

Cholinesterasen (ChE) sind Enzyme, die am Fettstoffwechsel beteiligt sind und als Acetylcholinesterasen für die bioelektrische Signalübermittlung für Muskelaktivität eine wichtige Rolle spielen. Cholinesterasen kommen im Blutplasma, der Leber, der Darmschleimhaut, der Bauchspeicheldrüse, der Milz und in der weißen Substanz des zentralen Nervensystems vor.

Erhöhte Werte

Erhöhte Cholinesterasewerte werden überwiegend bei chronischem Eiweißver-

Normalwerte – Cholinesterase

Männer und Frauen ab 40; Kinder ab 6 Jahren	3500–8500 U/l
Schwangere; Frauen mit Antibabypille-Einnahme	2400–7400 U/l

Laborprobe: Blutserum; Blutplasma

lust durch erhöhte Eiweißausscheidung durch den Darm oder die Nieren beobachtet. Die Cholinesterasen steigen unter diesen Bedingungen an, weil der Körper die Eiweißproduktion (Albumin) dann erhöht und in der Leberzelle verstärkt Albumin und Cholinesterase gebildet werden.

Zustände und Erkrankungen mit erhöhten Cholinesterasewerten

- Zuckerkrankheit (Diabetes mellitus)
- Herzkranzgefäßerkrankung (koronare Herzkrankheit)
- Fettstoffwechsel-störung (Hyperlipo-proteinämie Typ IV)
- Fettleber
- Fettsucht (Adipositas)
- Nierenerkrankung (nephrotisches Syndrom)
- Schilddrüsenüber-funktion (Hyperthyreose)
- Gelbsucht (Ikterus)
- Familiär bedingte Cholinesterase-erkrankung

Verminderte Werte
Die verminderte Cholinesterase-Aktivität

zeigt vor allem Lebererkrankungen mit Leberfunktionsstörungen, schwere Allgemeinerkrankungen und Herzinfarkt an.

Zustände und Erkrankungen mit verminderten Cholinesterasewerten

- Akute Leberentzündung (Hepatitis)
- Chronische Leberentzündung (Hepatitis)
- Leberzirrhose
- Leberschwäche (Leberinsuffizienz)
- Chronische Leberstauung
- Lebertumoren (Lebermetastasen)
- Lebertransplantation
- Leberschock-Syndrom (schwere Erkrankungen, Intensivpatienten)
- Blutvergiftungsschock (septischer Schock)
- Muskelschwund (progressive Muskeldystrophie)
- Herzinfarkt
- Blutarmut (perniziöse Anämie)
- Trichinenbefall
- Arzneimittel (Muskelrelaxanzien, Antibiotika, Physostigmin, Hormone, Psychopharmaka, Bronchodilatatoren)
- Pestizid-Vergiftung

> **Leberleistung**
> Die Cholinesterase-Aktivität ist ein Laborwert, der die Leistungsfähigkeit der Leber kennzeichnet.

GGT (γ-GT)

Die Gamma-Glutamyl-Transferase (GGT) gehört zu einer Gruppe von Enzymen, die im Eiweißstoffwechsel Transportaufgaben erfüllt. Die GGT ist die genaueste Kenngröße zur Diagnose von Leber- und Gallenwegerkrankungen – darüber hinaus kann es auch bei Nierenerkrankungen und Muskelstoffwechselstörungen zu Veränderungen des GGT-Wertes kommen.

Erhöhte Werte

Bei etwa 95 Prozent aller Patienten mit erhöhten GGT-Werten liegen Erkrankungen der Leber oder Gallenwege vor. Bei Gallenwegerkrankungen ist die GGT immer erhöht.

Zustände und Erkrankungen mit erhöhten GGT-Werten

- Akute Leberentzündung (Virushepatitis)
- Chronische Leberentzündung (Virushepatitis)
- Akute alkoholbedingte Leberentzündung
- Alkoholismus
- Leberzirrhose
- Fettleber
- Gallenwegerkrankungen (Cholestase, Gallensteine, Cholangitis)
- Lebertumoren
- Lebermetastasen
- Chronische und akute Durchblutungsstörungen (Rechtsherzinsuffizienz)
- Arzneimittel (Zytostatika, Diuretika, Rheuma-, Schilddrüsen-, Tuberkulosemittel)
- Industrie- und Wohngifte
- Bauchspeicheldrüsenentzündung (Pankreatitis)
- Bauchspeicheldrüsenkrebs (Pankreaskopfkarzinom)
- Herzinfarkt
- Nierenerkrankungen (Nierenversagen, nephrotisches Syndrom, Nierentransplantation)
- Zuckerkrankheit (Diabetes mellitus)
- Hirntumor und Hirnblutung

Alkoholismus-Marker

Wenn die GGT deutlich sowie auch die Transaminasen (GPT, GOT) erhöht sind, besteht dringender Verdacht auf eine alkoholtoxische Fettleber – bei Abstinenz können sich die GGT-Werte innerhalb von fünf Wochen wieder normalisieren.

Normalwerte – GGT

Frauen	9–36 U/l	**Kinder**	2–42 U/l
Männer	12–46 U/l		

Laborprobe: Blutserum; Blutplasma

GLDH

Normalwerte – GLDH

Frauen	≤ 3 U/l	Männer	≤ 4 U/l

Laborprobe: Blutserum; Blutplasma

Die Glutamat-Dehydrogenase (GLDH) ist ein Enzym, das am Energiestoffwechsel in allen Körperzellen (in den so genannten Mitochondrien) beteiligt ist. Erhöhte GLDH-Werte treten jedoch nur bei schwerer Schädigung beziehungsweise beim Untergang von Leberzellen auf. Die GLDH-Werte gelten als Maßstab der biochemischen Funktionsleistung des Lebergewebes (Leberparenchym).

Erhöhte Werte

Erhöhte GLDH-Werte kommen nur bei Lebererkrankungen vor.

Zustände und Erkrankungen mit erhöhten GLDH-Werten

- Akute Leberentzündung (Virushepatitis)
- Leberzirrhose
- Fettleber
- Gallengangverschluss mit Gelbsucht (Verschlussikterus)
- Leberzellkrebs
- Lebermetastasen
- Lebervergiftung
- Durchblutungsstörungen der Leber (Rechtsherzschwäche, Lebervenenthrombose, Lebertransplantation)

GPT und GOT

Die Glutamat-Pyruvat-Transaminase (GPT) wird auch als Alanin-Aminotransferase (ALT) und die Glutamat-Oxalacetat-Transaminase (GOT) als Aspartat-Aminotransferase (AST) bezeichnet – diese Enzymgruppen gelten als so genannte Transaminasen. Transaminasen sind am Aminosäurenstoffwechsel beteiligt und können zur Diagnostik sowie der Verlaufs- und Therapiekontrolle von Erkrankungen der Leber sowie des Herz-

infarkts (GOT) und von Skelettmuskelerkrankungen (GOT) eingesetzt werden.

Erhöhte Werte

Transaminasen sind die wichtigsten Kenngrößen für die Diagnose von Erkrankungen der Leber- und Gallenwege sowie des Herzens. Steigen beide Transaminasen an, ist eine Lebererkrankung wahrscheinlich. Steigt nur der GOT an, besteht der dringende Verdacht auf eine Herz-

Normalwerte – GPT und GOT
(DGKC-Methode)

Frauen		Männer		Kinder über 1 Jahr	
GPT	≤ 19 U/l	GPT	≤ 23 U/l	GPT	5–21 U/l
GOT	≤ 15 U/l	GOT	≤ 19 U/l	GOT	5–22 U/l

Laborprobe: Blutserum; Blutplasma

erkrankung. Die Höhe der GPT-Werte kennzeichnet die Ausdehnung und Schwere der Leberzellschäden, da GPT nur in Leberzellen vorkommt und bei Leberzellschäden vermehrt im Blutserum erscheint: Bei einer Virushepatitis sind GPT-Werte von mehr als 1000 U/l nachweisbar. Bei Leberdurchblutungsstörungen sowie Lebergewebeuntergang liegen die GPT-Werte über 100 U/l.

Zustände und Erkrankungen mit erhöhten GPT/GOT-Werten

- Akute Leberentzündung (Virushepatitis A, B, C, D, E, Zytomegalie-, Epstein-Barr-Virushepatitis, Bakterien, Protozoen)
- Chronische Leberentzündung
- Alkoholische Lebererkrankung (Fettleber, Hepatitis)
- Leberzirrhose
- Gallenwegerkrankung (Cholestase, Cholangitis)
- Leberzellkrebs
- Lebermetastasen
- Schockleber-Syndrom (Blutverlust, Blutvergiftung, Lungenembolie, Herzinsuffizienz)
- Schwangerschafts-Lebererkrankung (Cholestase, Fettleber)
- Blutgerinnungshemmende Therapie mit Heparin
- Arzneimittel (Schmerzmittel, Narkosemittel, Östrogene, Anabolika, Chemotherapeutika, Antibiotika, Magen-, Rheuma-, Blutdruckmittel)
- Pilzgifte (Knollenblätterpilz)
- Illegale Drogen (Kokain)
- Herzinfarkt
- Herzentzündung (Myokarditis)
- Herzoperation
- Herzrhythmusstörungen
- Lungenembolie
- Skelettmuskelerkrankungen (Muskelschwund, Myositis)
- Schwere körperliche Arbeit

Transaminasen

Steigen beide Transaminasen (GPT und GOT) an, so liegt wahrscheinlich eine Leber- und Gallenwegstörung vor – steigt nur die GOT an, ist vermutlich der Herzmuskel geschädigt.

LDH

Die Lactat-Dehydrogenase (LDH) ist ein im Zellplasma gelöstes Enzym, das in allen Körpergeweben vorkommt und an Oxidationsvorgängen in der Zelle beteiligt ist. Man unterscheidet zwei LDH-Gruppen vom Herz- und Muskeltyp. Darüber hinaus gibt es fünf LDH-Isoenzyme, die zur Diagnostik von Organschäden analysiert werden können: LDH-1 und LDH-2 kommen überwiegend im Herzmuskel und in roten Blutkörperchen vor, LDH-3 überwiegend in der Milz, den Lungen, Lymphknoten, Thrombozyten sowie endokrinen Drüsen und LDH-4 und LDH-5 überwiegend in der Leber und in Skelettmuskeln. LDH-Isoenzyme können laborchemisch durch Elektrophorese unterschieden werden. Mit Hilfe der Gesamt-LDH werden Gewebeschäden geringeren Ausmaßes untersucht. Die einzelnen LDH-Werte werden bei Verdacht auf Herz- und Lungeninfarkt und bei Blutkrankheiten ermittelt.

Erhöhte Werte

Erhöhte LDH-Werte kennzeichnen Erkrankungen des Herzens, des Blutes, der Leber und der Skelettmuskulatur.

Zustände und Erkrankungen mit erhöhten LDH-Werten

Gesamt-LDH

- Kleinere Gewebeverletzungen
- Körperliche Belastungen
- Leistungssport

LDH-1 und LDH-2

- Herzmuskelschaden (Herzinfarkt, Herzoperation)
- Blutkörperchenzerfall (hämolytische Anämien)
- Blutbildungsstörungen (unwirksame Erythropoese)
- Muskelschwund (Muskeldystrophien, Muskelatrophien, Myositis)
- Niereninfarkt

Normalwerte – LDH

Gesamt-LDH *(DGKC-Methode)*

Erwachsene	120–140 U/l
Kinder (1 Monat bis 19 Jahre)	86–437 U/l

LDH-Isoenzyme *(Zelluloseazetatfolien-Elektrophorese)*

LDH-1	18–33 %	LDH-4	6–16 %
LDH-2	28–40 %	LDH-5	2–13 %
LDH-3	18–30 %		

Laborprobe: Blutserum

LDH-3

- Blutplättchenzerfall (Thrombozyten-zerfall)
- Erkrankungen des Lymphsystems (lymphoretikuläre Erkrankungen)
- Milzinfarkt
- Lungenembolie
- Bösartige Tumoren
- Endokrine Drüsenerkrankungen

LDH-4 und LDH-5

- Lebererkrankungen (Entzündung, Abs-zess, Tumoren)
- Gallenwegerkrankungen
- Rechtsherzschwäche (Rechtsherzin-suffizienz)
- Skelettmuskelverletzungen
- Prostatakrebs
- Bösartige Erkrankungen

Virusinfektionen der Leber

Leberentzündungen werden überwiegend durch infektiöse Viren verursacht (Virus-hepatitis) und müssen als schwerwiegen-de organische Erkrankungen betrachtet werden. Mit der so genannten Hepatitis-Serologie verfügt die moderne Laborme-dizin über spezielle Diagnosemethoden zur Unterscheidung von Virusinfektionen der Leber durch Hepatitis-A-, -B-, -C-, -D- und -E-Viren (HAV, HBV, HCV, HDV, HEV). Diese sind in unterschiedlichem Umfang ansteckend und gefährlich.

Hepatitis A

Die Hepatitis A ist die häufigste und ver-gleichsweise am wenigsten gefährliche Leberinfektion. Sie wird in der Regel durch verunreinigte Nahrungsmittel und verseuchtes Wasser – meist in Ländern mit geringem Hygienestandard – übertra-gen. Die Erkrankung heilt meist folgen-los ab. Vor allem in Entwicklungsländern (Afrika) sowie in Asien und Südamerika kann die Hepatitis A epidemisch auftre-ten. Eine Impfung ist möglich (normales Immunglobulin). Der beste vorbeugende Schutz gegen Hepatitis A ist die Beach-tung der Nahrungsmittelhygiene.

Hepatitis-Serologie

- Hepatitis A (HAV): Nachweis von Antikörpern, Antigen und Virusiso-lierung
- Hepatitis B (HBV): Nachweis von Antikörpern, Antigen und Nukle-insäure
- Hepatitis C (HCV): Nachweis von Antikörpern und Nukleinsäure
- Hepatitis D (HDV): Nachweis von Antikörpern, Antigen und Nukle-insäure
- Hepatitis E (HEV): Nachweis von Antikörpern und Nukleinsäure

Hepatitis B

Die Hepatitis B wird über das Blut (Blut-produkte, infizierte Injektionsnadeln) und über Sexualkontak-te übertragen. In zehn Prozent der Fälle ent-wickelt sich eine fort-schreitende chronische Leberentzündung, die zur Leberzirrhose und zum Verlust der Leber-funktionen führt. Eine Impfung zur Immuni-sierung ist möglich (HB-Immunglobulin).

nen. Man schätzt, dass etwa 20 Prozent der HCV-Leberentzündungen chronisch werden können.

> ### Hepatitisviren
>
> Die meisten infektiösen Leber-erkrankungen werden von Hepa-titisviren verursacht. Die Leberentzündungen können teil-weise schlimme Folgen haben.

Hepatitis C

Die Hepatitis C wird auf gleiche Art wie die Hepatitis B übertragen. Sie ist min-destens genauso gefährlich wie Hepati-tis B und umfasst 90 Prozent aller Leber-entzündungen, die nicht einer HAV- oder HBV-Infektion zugeordnet werden kön-

Hepatitis D

Die Hepatitis D tritt nur in Verbindung mit oder nach einer HBV-Infekti-on auf und ist entspre-chend ansteckend und gefährlich. Im Mittleren Osten, Mittelmeerraum und im Amazonasbecken kommen HDV-Infektionen häufiger vor. Eine Impfung ist möglich (HB-Immunglobulin).

Hepatitis E

Der Übertragungsweg, die Gefährlichkeit und Verbreitung der Hepatitis E entspre-chen größtenteils der Charakteristik der Hepatitis-A-Infektion.

Bauchspeicheldrüse

Die Bauchspeicheldrüse (Pankreas) liegt quer hinter dem Magen in der Bauch-höhle. Der breiteste Teil, der Kopf, ist vom Zwölffingerdarm eingerahmt. Die Form der Bauchspeicheldrüse ähnelt einem Farnblatt: Sie ist 16 Zentimeter lang, vier Zentimeter hoch, zwei Zenti-meter dick und wiegt etwa 70 Gramm. Man kann sie in drei Teile untergliedern: den Kopf, den Körper und den Schwanz.

Ein langer Sammelkanal verläuft in ganzer Länge durch die Bauchspeicheldrüse. Dies ist der Bauchspeicheldrüsengang (Wirsung-Gang), dessen Durchmesser zum Drüsenkopf hin langsam zunimmt. In diesen Gang münden zahlreiche, von den Drüsenläppchen ausgehende Kanäle. Der Wirsung-Gang, der die Bauchspei-cheldrüse am Kopfteil verlässt, vereinigt sich mit dem Hauptgallengang und mündet mit diesem auf Höhe einer kleinen Verdickung, der Vater-Ampulle, in den Zwölffingerdarm. Am Bauchspeicheldrüsenkopf entspringt aus dem Wirsung-Gang ein zusätzlicher Kanal, der Santorini-Kanal, der zwei Zentimeter oberhalb der Vater-Ampulle in den Darm mündet. Die Bauchspeicheldrüse produziert eine Flüssigkeit, die zahlreiche - Verdauungsenzyme enthält. Zusätzlich produziert sie das Hormon Insulin, das von den so genannten Beta-Zellen der Langerhans-Inseln hergestellt wird und der Blutzuckerregulation dient.

Insulin

Das wichtigste Hormon des Zuckerstoffwechsels, Insulin, wird in speziellen Zellen in der Bauchspeicheldrüse produziert, den so genannten Langerhans-Inseln.

Bauchspeicheldrüsenerkrankungen

Akute Bauchspeicheldrüsenentzündung

Plötzliche Bauchschmerzen in Verbindung mit erhöhten Werten der Pankreasenzyme Lipase und Amylase sind charakteristisch für die akute Bauchspeicheldrüsenentzündung (akute Pankreatitis), die einmalig oder immer wiederkehrend auftreten kann. Bei dieser Erkrankung kommt es zum Untergang von Pankreasgewebe und Funktionsstörungen.

Chronische Bauchspeicheldrüsenentzündung

Nach einem akuten Krankheitsereignis kommt es über einen längeren Zeitraum zu zunehmenden Funktionsstörungen und irreversiblen Gewebeschäden der Bauchspeicheldrüse: Es entsteht eine chronische Bauchspeicheldrüsenentzündung (chronische Pankreatitis). Bauchschmerzen können anfallsweise oder chronisch vorliegen. Im Spätstadium verkalkt die Bauchspeicheldrüse, wobei meist ein insulinpflichtiger Diabetes mellitus entsteht.

Bauchspeicheldrüsentumoren

Gutartige zystische Tumoren der Bauchspeicheldrüse sind selten. Häufiger kommen bösartige Tumoren (Pankreaskarzinom) vor, die meist vom Pankreasganggewebe, bevorzugt in der Region des Pankreaskopfes, ausgehen. Die Erkrankungshäufigkeit an einem Pankreaskarzinom nimmt weltweit zu, wobei ein direkter Zusammenhang zwischen Zigarettenrauchen und der Krebserkrankung zu bestehen scheint. Das Beschwerdenbild des Pankreaskarzinoms umfasst Gewichtsverlust, Oberbauchschmerzen, Gelbsucht und Appetitlosigkeit sowie häufig Juckreiz (verursacht durch den Verschluss der Gallenwege). In einem Fünftel der Fälle kommt es darüber hi-

Verdauung und Enzyme

Verdauung im Magen

Verschiedene Drüsen des Magens produzieren unterschiedliche Substanzen. Die in der Nähe des Magenpförtners gelegenen Drüsen geben Schleim ab, andere sind richtige Magendrüsen und produzieren Salzsäure und Pepsin zur Eiweißverdauung. Die zerkaute Nahrung wird im Magen zu Speisebrei umgewandelt.

Verdauung im Darm

Auf der Darmschleimhaut können winzige Erhebungen beobachtet werden, die frei in den Darmtrakt ragen: Darmzotten, die die Nährstoffe aufnehmen (absorbieren). Man kann auf der Schleimhaut außerdem die Öffnungen der Darmdrüsen sehen: Im Bereich des Zwölffingerdarms heißen sie Brunner-Drüsen, im restlichen Dünndarm Lieberkühn-Drüsen. Sie produzieren den Darmsaft, der den Speisebrei weiter verdaut.

Enzyme der Bauchspeicheldrüse

Im ersten Abschnitt des Dünndarms, dem Zwölffingerdarm (Duodenum), mündet der gemeinsame Ausführungsgang der Bauchspeicheldrüse (Pankreas) und der Gallenwege. Die Bauchspeicheldrüse produziert eine Flüssigkeit, die zahlreiche Verdauungsenzyme enthält, insbesondere folgende:

■ Lipase für die Fettverdauung
■ Amylase (α-Amylase) für die Kohlehydratverdauung
■ Trypsin und Chymotrypsin für die Eiweißverdauung

---

naus auch zu einer Zuckerkrankheit (Diabetes mellitus).

Gefährlicher Bauchspeicheldrüsenkrebs!

In westlichen Industriestaaten erkranken zehn von 100 000 Menschen an einem Pankreaskarzinom – und auch weltweit nimmt die Häufigkeit von Pankreaskrebs-Neuerkrankungen zu. Mittlerweile belegt das Pankreaskarzinom Platz vier der Krebstodstatistik. Die Wahrscheinlichkeit einer Krebserkrankung ist bei Männern im höheren Lebensalter von 60 bis 70 Jahren am größten.

Laborwerte bei Bauchspeicheldrüsenerkrankungen

Für die Diagnose der verschiedenen Formen von Bauchspeicheldrüsenentzündungen sind vor allem die Laborwerte

Lipase

Normalwerte – Lipase		
(Turbidimetrischer Test)		
Erwachsene ≤ 190 U/l		
Kinder 2–78 U/l	**Säuglinge**	5–27 U/l

Laborprobe: Blutserum

Lipase und Amylase von Bedeutung. Lipasen sind Enzyme, die Triglyzerid-Fettbestandteile in Glyzerin und freie Fettstoffe spalten und vorwiegend im Pankreas, aber auch im Dünndarm, von Gefäßen sowie Fettgewebezellen gebildet werden können. Spezielle Lipasen der Bauchspeicheldrüse spalten beispielsweise Olivenöl auf. Wenn es zu Gewebeschäden im Pankreas kommt, erscheinen Lipasen verstärkt im Blut. Die Enzyme reizen darüber hinaus die Venen und können deutliche Gefäßreaktionen (Gefäßweitstellung) auslösen.

Olivenöl
Die Fettverwertung etwa von Olivenöl geschieht fast ausschließlich durch enzymatische Aufspaltung mit Hilfe des Pankreassaftes.

Erhöhte Werte
Wenn eine Bauchspeicheldrüsenentzündung auftritt, kommt es bereits fünf bis sechs Stunden nach den ersten Beschwerden (beispielsweise ausstrahlende Bauchschmerzen im Oberbauch) zu erhöhten Lipasewerten, die etwa fünf bis sechs Tage lang auf diesem erhöhten Niveau bleiben.

Zustände und Erkrankungen mit erhöhten Lipasewerten
- Akute Bauchspeicheldrüsenentzündung (Pankreatitis)
- Akuter Schub einer chronischen Bauchspeicheldrüsenentzündung (Pankreatitis)
- Chronische Bauchspeicheldrüsenentzündung durch Abflussstörung im Drüsengang (Obstruktion)
- Akutes Oberbauchsyndrom (Durchbruch eines Geschwürs oder Aussackungen im Zwölffingerdarm, Gallenblasenentzündung, Darmverschluss)
- Endoskopische Darstellung der Bauchspeicheldrüsen- und Gallengänge (ERCP)
- Nierenschwäche (Niereninsuffizienz)
- Zuckerkrankheit (diabetische Ketoazidose)
- Leberentzündung (Virushepatitis)
- Ohrspeicheldrüsenentzündung (Mumps)
- Typhus abdominalis

Amylase (α-Amylase)

Das Enzym Alpha-Amylase (α-Amylase) wird von der Bauchspeicheldrüse, der Mundspeicheldrüse (Parotis) und im Eileiter produziert. Amylase ist zuständig für die Verdauung von Kohlehydraten. Der Großteil des Enzyms wird in den Pankreasgang ausgeschüttet (exkretorisches Enzym) und nur ein geringer Anteil in das Blut.

Dieses Verdauungsenzym kommt demnach an zwei Stellen des Körpers mit Nahrungsstoffen in Berührung: im Mund und im Darm. Es gibt etwa 25 Methoden zur Bestimmung der Amylase-Konzentration im Blut. Da die Serumanalysen sich rasch wieder normalisieren können, werden zur weiteren Verlaufskontrolle einer Bauchspeicheldrüsenerkrankung häufig zusätzlich die (ungenaueren) Amylasewerte im Urin untersucht. Darüber hinaus kann Amylase im Blut die arteriellen Gefäßwände reizen, was zur Entwicklung einer Arteriosklerose beiträgt. Die Amylase-Bestimmung dient in erster Linie der Diagnostik von krankhaften Veränderungen an der Bauch- und Mundspeicheldrüse.

> ## Klinikaufenthalt
> Bei einer akuten Bauchspeicheldrüsenentzündung ist die Behandlung in einer Klinik dringend erforderlich, da eine Intensivtherapie mit Infusionen erforderlich sein kann.

Erhöhte Werte

Vor allem wenn eine akute Bauchspeicheldrüsenentzündung auftritt, kommt es bereits fünf bis zwölf Stunden, nachdem die ersten Beschwerden aufgetreten sind (beispielsweise ausstrahlende Bauchschmerzen im Oberbauch), zu erhöhten α-Amylase-Werten, die etwa zwei bis fünf Tage lang auf diesem erhöhten Niveau bleiben können.

Zustände und Erkrankungen mit erhöhten Amylasewerten

- Akute Bauchspeicheldrüsenentzündung (Pankreatitis)
- Akuter Schub einer chronischen Bauchspeicheldrüsenentzündung (Pankreatitis)
- Chronische Bauchspeicheldrüsenentzündung (Pankreatitis) durch Abflussstörung im Drüsengang (Obstruktion)

Normalwerte – Amylase

Serum	< 120 U/l	Urin	< 600 U/l

Laborprobe: Blutserum; Blutplasma; 12- oder 24-Stunden-Urin

- Akutes Oberbauchsyndrom (Durchbruch eines Magen- oder Zwölffingerdarmgeschwürs, Darmverschluss, Peritonitis, Milzveneneinriss, Eileiterdrehung, -einriss)
- Bei zahlreichen bösartigen Tumoren (Lungen-, Darm-, Schilddrüsen-, Eierstock-, Prostatakrebs)
- Ohrspeicheldrüsenentzündung (Mumps)

- Alkoholismus
- Endoskopische Darstellung der Bauchspeicheldrüsen- und Gallengänge (ERCP)
- Leberentzündung (Virushepatitis)
- Typhus abdominalis
- Nierenschwäche (Niereninsuffizienz)
- AIDS
- Bauchspeicheldrüsenkrebs (Pankreaskarzinom)

Nieren und Harnwege

Wenn wir essen, entstehen in unseren Geweben Abfallstoffe, die in das Blut aufgenommen werden. Diese Abfallstoffe sind für unseren Organismus giftig und müssen ausgeschieden werden. In den Harnorganen werden schädliche Substanzen aus dem Blut entfernt, in Wasser aufgelöst und als Urin ausgeschieden. Die Nieren haben hierbei eine dreifache Aufgabe: Sie filtern das Blut, um es zu reinigen, regulieren die für die Ausscheidung notwendige Wassermenge und kontrollieren die Wassermenge, die in unserem Körper verbleiben muss, um das Flüssigkeitsvolumen konstant zu halten. In den Nieren wird das Vitamin D in eine für den Körper wirksame Form umgewandelt und es findet dort

die Synthese von Erythropoietin statt, das für die Produktion roter Blutkörperchen eine Rolle spielt.

Nieren

Die Nieren liegen zu beiden Seiten der Wirbelsäule in der Bauchhöhle direkt unter dem Zwerchfell. Sie liegen zwischen dem zwölften Brustwirbel, an dem die letzte Rippe ansetzt, und dem dritten Lendenwirbel. Die Nieren sind etwa zwölf Zentimeter lang, sechs Zentimeter breit und drei Zentimeter dick. Sie wiegen jeweils etwa 125 Gramm bei Frauen und 145 Gramm bei Männern.

> **Kläranlage**
> Die Nieren filtern Abfallstoffe aus dem Blut und sind für die Regulierung des Wasser- und Salzhaushaltes des Körpers zuständig.

Die Nieren sind der eigentliche Blutfilter des Organismus. Anatomisch bestehen sie aus einer äußeren Zone, die dunkler und kompakter ist (Nierenrinde), und einer inneren Zone, die heller und weniger kompakt ist (Nierenmark). Die Marksubstanz ist durch eine bestimmte Anzahl von Malpighi-Nierenpyramiden unterteilt. Die abgerundeten Spitzen dieser Pyramiden bilden die Nierenpapillen. Der Harn fließt tropfenweise aus den Papillen und wird von Nierenkelchen gesammelt, die genau unter den Nierenpapillen liegen. Der von den Nieren produzierte Harn wird über die Harnwege (Nierenbecken, Harnleiter, Blase und Harnröhre) ausgeschieden.

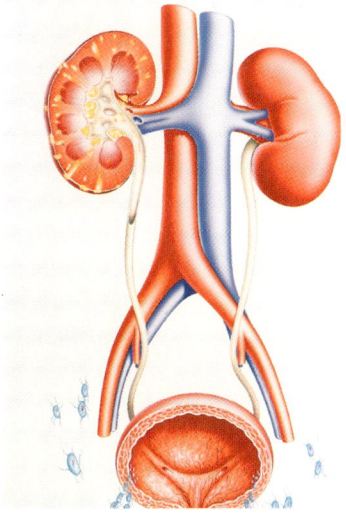

Wenn Bakterien in die Harnwege gelangen, kann es zu einer Infektion kommen, die über die Harnröhre, die Harnblase und Harnleiter bis zu den Nieren aufsteigen kann.

Harnleiter, Harnblase und Harnröhre

Harnleiter Die beiden Harnleiter sind etwa 30 Zentimeter lange Kanäle, die den Harn von den Nierenbecken zur Blase leiten.

Blase Die Blase ist das Speicherorgan, in dem sich der von den beiden Nieren kommende Harn sammelt, bevor er ausgeschieden wird. Sie ist ein muskulöses Hohlorgan, das im kleinen Becken hinter dem Schambein liegt. Die rückwärtige Wand befindet sich bei Frauen vor der Gebärmutter, bei Männern vor dem Mastdarm. Die Aufnahmefähigkeit der Blase beträgt etwa 350 Milliliter. Die Harnleiter verlaufen so durch die Blasenwand, dass sie dem Druck unterworfen sind, der entsteht, wenn der Harn sich sammelt.

Harnröhre Die Harnröhre leitet den Harn von der Blase nach außen. Sie ist bei Männern wesentlich länger (etwa 25 cm) als bei Frauen (etwa 3 cm). Bei Frauen mündet die Harnröhre vor der Vagina auf Höhe der Vulva. Bei Männern ist die Harnröhre am Blasenausgang von der Vorsteherdrüse (Prostata) umgeben und nimmt dort die Mündungen der Samenbläschen auf. Die Harnröhre gelangt schließlich durch den Beckenboden hindurch in den Penis, wo sie in den Schwellkörper eingebettet liegt, sich über die gesamte Länge des Penis erstreckt und an der Spitze der Eichel mündet.

Erkrankungen der Nieren und der Harnwege

Glomerulonephritis

Entzündliche Veränderungen betreffen vorwiegend die Nierenkörperchen (Glomerula), die Blutfiltereinheit der Nieren. Es gibt zahlreiche und unterschiedliche Formen einer Glomerulonephritis, die teilweise auch gefährlich sein können.

Nephrosklerose

Bei unbehandeltem schwerem Bluthochdruck (Hypertonie) kommt es zu Gewebeschäden und Funktionsveränderungen der Nieren.

Interstitielle Nephritis

Diese chronische Nierenbeckenentzündung beruht auf einer andauernden Entzündung von Nierengewebe aufgrund unterschiedlicher Ursachen. Häufig verursachen Antibiotika oder Schmerzmittelmissbrauch oder immer wiederkehrende Harnweginfektionen eine Erkrankung der Nieren, die schleichend und meist ohne große Beschwerden verläuft. Sie kann jedoch mit einer Nierenschwäche (Urämie) enden.

Nierenkolik

Krampfartige, sehr schmerzhafte Unterleibsbeschwerden sind nicht selten die Begleiterscheinung von Nierensteinleiden, wenn die ableitenden Harnwege akut verschlossen sind.

Nierentuberkulose

Diese Nierenerkrankung geht in der Regel von einer Lungentuberkulose aus und wird durch Infektion mit dem Tuberkulosebakterium (Mycobacterium tuberculosis) verursacht. Die Nieren sind neben den Lungen Hauptort der Tuberkuloseerkrankung.

Harnabflussbehinderung der Niere

Wenn der Harn aus den Nieren nicht abfließen kann, erhöht sich der Druck auf das Nierengewebe, wobei es zu Organschäden kommen kann, die sich nach vier bis sechs Wochen nicht mehr zurückbilden.

Nierensteinleiden

Nierensteinleiden (Nephrolithiasis, Urolithiasis) betreffen vor allem Männer und können viele Beschwerden verursachen – etwa eine Nierenkolik durch Verschluss der ableitenden Harnwege durch Nierensteine. Die Steine entstehen durch Zusammenballung kristallisierter Urinbestandteile.

Nieren- und Harnwegtumoren

Tumoren wie das Nierenzellkarzinom erweisen sich nach Gewebeuntersuchun-

Laborprogramm der Nierenfunktion

Das Nieren-Basisprogramm umfasst die Bestimmung folgender Laborwerte:

■ Harnsäure
■ Elektrolyte: Natrium, Kalium, Kalzium, Chlorid, Magnesium

Blut
■ Kreatinin
■ Kreatinin-Clearance
■ Gesamteiweiß
■ Serumeiweiß-Elektrophorese
■ Harnstoff

Urin
■ Urinuntersuchung mit dem Teststreifen: Erythrozyten, Hämoglobin, Leukozyten, Eiweiß, pH-Wert, Nitrit
■ Harnsediment

gen oft als gutartig – bösartiger Nierenkrebs mit Bildung von Tochtergeschwülsten (Metastasen) kann jedoch vorkommen. Tumormarker können derzeit nur sehr ungenau auf Nierenkrebs hinweisen.

Nierenvergiftung

Die Nierenfunktion kann durch chemische Giftstoffe (Toxine) akut oder chronisch schwer gestört werden. Zahlreiche Arzneimittel wirken nierenschädlich, außerdem Industrie- und Umweltgifte.

Chronische Nierenschwäche

Die Nierenschwäche (Niereninsuffizienz) führt zu Ausfällen der Stoffwechsel- und Ausscheidungsfunktionen der Nieren, die wiederum Störungen aller Organsysteme des Körpers verursachen können. Wenn Abfallstoffe des Körperstoffwechsels nicht mehr ausgeschieden werden, droht

eine lebensbedrohliche Niereninsuffizienz (Urämie). Ist die Nierenfunktion chronisch stark eingeschränkt, muss häufig regelmäßig eine künstliche Blutwäsche (Dialyse) durchgeführt werden.

Laborwerte der Nieren- und Harnwegerkrankungen

Erkrankungen der Nieren und der ableitenden Harnwege machen sich nicht immer durch Schmerzen bemerkbar. Sie können jedoch zu schweren Schäden führen. Aus diesem Grund ist es bei dem Verdacht auf Nierenerkrankungen sinnvoll, die Laborwerte zu untersuchen, die Auskunft über bestimmte Aspekte der Nieren- und Harnableitungsfunktion geben können.

Kreatinin

Kreatinin ist das Endprodukt des Muskelstoffwechsels. Es entsteht aus dem Energielieferanten Kreatinphosphat, wird in das Blut abgegeben und über die Nieren – beim Gesunden fast vollständig – mit dem Urin ausgeschieden. Die Kreatininmenge im Blut ist sowohl von der Muskelmasse des Menschen als auch von der Ausscheidungsfunktion der Nieren abhängig. Der Kreatininwert im Blut ist ein guter Maßstab zur Beurteilung der Filtrationsfähigkeit (glomeruläre Filtrationsrate, GFR) der Nieren. Er wird bestimmt bei unklaren Nierenbeschwerden, Bluthochdruck, akuten und chronischen Nierenerkrankungen, Blutvergiftung, Schock, Dialysebehandlung sowie zur Verlaufs- und Therapiekontrolle von Patienten mit Nierenerkrankungen. Zur Kreatinin-

Alarmzeichen

Wenn die Kreatininwerte im Blut deutlich erhöht sind, kann davon ausgegangen werden, dass die Filtrationsfähigkeit der Nieren bereits um mehr als die Hälfte eingeschränkt ist!

Bestimmung stehen unterschiedliche Methoden zur Verfügung.

Erhöhte Werte

Erhöhte Kreatininwerte im Blut treten erst dann auf, wenn die Filtrationsleistung der Nieren bereits um die Hälfte verringert ist.

Zuckerkrankheit Bei insulinpflichtigen Diabetikern (Diabetes mellitus Typ I) entwickelt sich in einem Fünftel bis der Hälfte der Fälle eine chronische Nierenschwäche (Niereninsuffizienz), bei nicht-insulinpflichtigen Diabetikern (Diabetes mellitus Typ II) muss in etwa fünf Prozent der Fälle mit einer Nierenschwäche gerechnet werden.

Bestimmte Arzneimittel können die Nierenfunktion deutlich stören: Antibiotika (Gentamicin), Chemothera-

Normalwerte – Kreatinin
(Jaffé-Reaktion mit Enteiweißung)

Frauen		0,57–1,17 mg/dl	Männer	0,67–1,36 mg/dl
Kinder	1 Jahr	0,25–0,62 mg/dl		
	2–6 Jahre	0,28–0,72 mg/dl		
	7–13 Jahre	0,30–1,00 mg/dl		
	14–17 Jahre	0,26–1,20 mg/dl		

Laborprobe: Blutserum; Blutplasma

Kreatinin-Ausscheidung im Urin

Alter	Urin-Kreatinin
20–29 Jahre	23,8 ± 2,3 mg/kg/24 Stunden
30–39 Jahre	21,9 ± 1,5 mg/kg/24 Stunden
40–49 Jahre	19,7 ± 3,2 mg/kg/24 Stunden
50–59 Jahre	19,3 ± 2,9 mg/kg/24 Stunden
60–69 Jahre	16,9 ± 2,9 mg/kg/24 Stunden
70–79 Jahre	14,2 ± 3,0 mg/kg/24 Stunden
80–89 Jahre	11,7 ± 4,0 mg/kg/24 Stunden
90–99 Jahre	9,4 ± 3,2 mg/kg/24 Stunden

peutika (Cisplatin, Trimethoprim), entwässernde Mittel (Spironolacton, Triamteren, Amilorid), Gichtmittel (Probenecid), Magensäuresekretionshemmer (Cimetidin) oder Rheumamittel (Indometacin).

Zustände und Erkrankungen mit erhöhten Kreatininwerten

- Zuckerkrankheit (Diabetes mellitus)
- Arzneimittel (Antibiotika, Chemotherapeutika)
- Akutes Nierenversagen (Blutung, Blutdruckabfall, Reanimation, Verbrennungen,Vergiftung, größere Operationen)
- Chronische Nierenschwäche (Niereninsuffizienz bei Glomerulonephritis oder interstitieller Nephritis, angeborene Nierenmissbildung)
- Nierenvergiftung (Schwermetalle, Lösungsmittel)
- Blutkörperchenzerfall (Hämolyse)
- Plasmozyton

Verminderte Werte

Verminderte Kreatininwerte haben meist keine besondere Bedeutung für ein Krankheitsgeschehen.

Zustände und Erkrankungen mit verminderten Kreatininwerten

- Höheres Lebensalter
- Schwangerschaft
- Muskelzerstörung (Quetschung, Verletzung, Operationen)
- Akute oder chronische Muskelerkrankungen (Myopathien)

Kreatinin-Ausscheidung im Urin

Ein gleicher Kreatininwert bei jungen und alten Menschen bedeutet nicht, dass die Filtrationsfähigkeit (GFR) der Nieren gleich ist. In der Regel ist die Ausscheidungsfunktion mit zunehmendem Alter geringer, weshalb häufig Arzneimittel, die durch die Nieren aus dem Körper entfernt werden sollen, bei Älteren niedriger dosiert werden müssen.

Kreatinin-Clearance

Der englische Begriff Clearance bedeutet Klärung, Klär- oder Reinigungsfähigkeit und bezieht sich auf die Filtrationsfunktion der Nieren. Kreatinin-Clearance heißt: Die Menge von Kreatinin, die pro Zeiteinheit von den Nieren filtriert wird. Für diese Laboruntersuchung der Nierenfunktion benötigt man zwei Blutproben und den über 24 Stunden gesammelten Urin. Die Kreatinin-Clearance wird mit folgender Formel berechnet:

$$\text{Clearance (C)} = (U \times V)/P$$

C entspricht dem Klärwert in ml/min, U entspricht der Urinkonzentration von Kreatinin in mmol/l, V entspricht dem Harnzeitvolumen in ml/min und P entspricht der Blutplasmakonzentration von Kreatinin in mmol/l.

Mit Hilfe der Kreatinin-Clearance kann abgeschätzt werden, ob die Filtrationsleistung (glomeruläre Filtrationsrate) der Nieren normal, leicht oder stark verringert ist – und ob bestimmte Arzneimittel für die Nieren giftig sind. Die direkte Messung der glomerulären Filtrationsrate (GFR) ist mit der Kreatinin-Clearance nicht möglich, sondern nur die annähernde Größenordnung der GFR. Die Bestimmung der Kreatinin-Clearance ist dann sinnvoll, wenn bei normalen Kreatininwerten folgende Befunde vorliegen: krankhafte Urin-Laborwerte, Bluthochdruck, Gicht, Nierensteine, Nierenschwäche und Zuckerkrankheit.

Erhöhte Werte

Bei Patienten mit Fettleibigkeit, Wassereinlagerungen im Gewebe, Leberzirrhose und Muskelschwund kann der Kreatinin-Clearance-Wert zu hoch ausfallen.

Verminderte Werte

Eine verminderte Kreatinin-Clearance weist in der Regel auf eine verminderte Filtrationsleistung der Nieren hin. Bei Erwachsenen nimmt die Kreatinin-Clearance mit zunehmendem Alter ab.

Zustände und Erkrankungen mit verminderter Kreatinin-Clearance
• Nierenerkrankungen

Normalwerte – Kreatinin-Clearance
(Jaffé-Reaktion)

Frauen	95–160 ml/min	**Männer** 98–156 ml/min
Kinder 3–13 Jahre	120–145 ml/min	

Laborprobe: Blutserum; Laborproben zu Beginn und am Ende der Urinsammelperiode; 24-Stunden-Urin; weniger als üblich trinken; Kaffee- und Alkoholverzicht

Abnehmende Filtrationsleistung der Nieren im Alter

Alter	Kreatinin-Clearence
20–29 Jahre	91–117 ml/min
30–39 Jahre	96–98 ml/min
40–49 Jahre	76–98 ml/min
50–59 Jahre	74–88 ml/min
60–69 Jahre	60–76 ml/min
70–79 Jahre	49–64 ml/min
80–89 Jahre	41–45 ml/min
90–99 Jahre	34–35 ml/min

- Therapie mit nierenschädlichen Arzneimitteln
- Zuckerkrankheit (Diabetes mellitus)
- Schwangerschaft
- Schwere Herzschwäche (Herzinsuffizienz)
- Nephrotisches Syndrom
- Blutwäsche (Dialyse)

Skelettsystem

Das Skelett wird durch Knochen gebildet und ist das Gerüst des Körpers. Durch die Beweglichkeit der Gelenke ermöglicht das Skelett dem Menschen, sich mit Hilfe der Muskelaktivität zu bewegen und zu gehen. Knochensubstanz ist jedoch keine starre Struktur, sondern das Ergebnis geregelter und dynamischer Knochensubstanzab- und -aufbauvorgänge durch spezielle Zellen:

- Für die Knochenbildung sind die so genannten Osteoblasten zuständig.
- Für den Knochenabbau (Knochenresorption) sind die so genannten Osteoklasten zuständig.

Einflussgrößen des Knochenstoffwechsels

Während der Wachstumsphase wird der Knochenstoffwechsel vor allem durch Hormone beeinflusst:
- Wachstumshormon
- Östrogene
- Androgene (Testosteron)

Insbesondere wenn nach der Menopause bei Frauen der Östrogenspiegel vermindert ist, kann dies den Knochenstoffwechsel ungünstig beeinflussen.

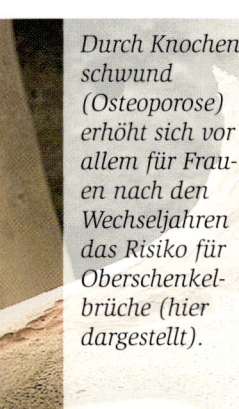

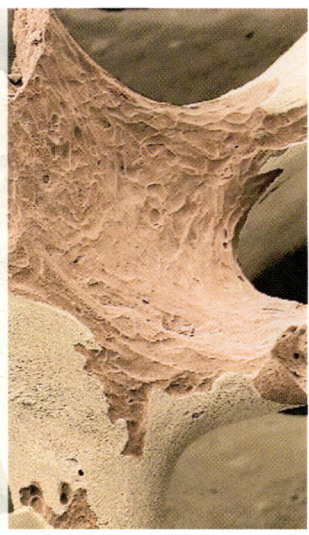

Durch Knochen-schwund (Osteoporose) erhöht sich vor allem für Frauen nach den Wechseljahren das Risiko für Oberschenkel-brüche (hier dargestellt).

Knochenstoffwechsel-störungen

Das Gleichgewicht von Knochenauf- und -abbauvorgängen ist entscheidend für die Stabilität des Skelettsystems. Dieses Gleichgewicht wird von zahlreichen Faktoren beeinflusst (Hormone, Mineralstoffe und Spurenelemente, Vitamine). Die wichtigsten Störungen des Knochenstoffwechsels sind die Osteomalazie und die Osteoporose.

Osteomalazie

Als Osteomalazie wird eine Mineralisationsstörung des Knochens bezeichnet, bei der von den Osteoblasten Knochensubstanz aufgebaut wird, die zu wenig Kalzium oder Phosphat enthält. Häufigste Ursache ist ein Mangel an Vitamin D, Kalzium und/oder Phosphat.

Der Mineralstoffwechsel von Kalzium und Phosphat beziehungsweise der Auf- und Abbau von Knochensubstanz wird ebenfalls durch Hormone reguliert:

- Parathormon, das in der Nebenschilddrüse gebildet wird, baut Kalzium aus den Knochen ab.
- Kalzitonin, das in der Schilddrüse produziert wird, hemmt die knochenabbauende Aktivität von Knochenzellen (Osteoblasten).

Auch Vitamin D, das in der Haut unter Einfluss ultravioletter Strahlung entsteht, ist für den Knochenstoffwechsel wichtig.

Osteoporose

Bei Knochenschwund (Osteoporose) ist das Gleichgewicht von Knochenaufbau und Knochenabbau gestört, wobei in der Regel ein allmählicher Verlust der Knochenmasse eintritt. Nach dem 35. Lebensjahr nimmt die Knochenmas-

Aufgaben des Skelettsystems

- ■ Stabilisierung der äußeren Gestalt
- ■ Schutz innerer Organe und des Gehirns
- ■ Mineralstoffspeicher (Kalzium und Phosphat)
- ■ Blutbildung (Knochenmark)

Häufige Erkrankungen des Bewegungsapparates

Stoffwechsel
■ Osteoporose
■ Osteomalazie
■ Gicht

Entzündung
■ Gelenkentzündung (Rheumatoide Arthritis)
■ Gelenkverschleiß (Arthrose)

se kontinuierlich um etwa 0,5 Prozent pro Jahr ab. In den zehn Jahren nach den Wechseljahren liegt der Knochenmasseverlust bei Frauen bei drei bis vier Prozent jährlich, anschließend normalisiert er sich wieder.

Laboruntersuchungen bei Knochen- und Gelenkbeschwerden

Da das Gleichgewicht des Knochenauf- und -abbaus von vielen Faktoren abhängt, können zur Beurteilung zahlreiche Laborwerte bestimmt werden.

Knochenbildung Die wichtigste Laboruntersuchung zur Beurteilung der Knochenbildung ist die alkalische Phosphatase (AP).

Knochenabbau Knochenabbauvorgänge können durch Untersuchung der Harnausscheidung bestimmter Substanzen (etwa Hydroxyprolin, Kalzium) sowie der sauren Phosphatase (SP) im Blut beurteilt werden.

Knochenstoffwechsel Über den Knochenstoffwechsel geben vor allem Hormone Auskunft: Parathormon (PTH), Calcitriol, Kalzitonin, Wachstumshormon (GH), Östrogene, Androgene und Schilddrüsenhormon.

Mineralstoffgehalt Die Laborwerte von Kalzium und Phosphat im Blut sind die wichtigsten Mineralstoffe zur Beurteilung des Knochenstoffwechsels.

Knochendichte Vor allem bei Frauen nach der Menopause kann die Messung der Knochendichte zur Bestimmung des Osteoporose- beziehungsweise Knochenbruchrisikos sinnvoll sein.

Entzündung Bei Erkrankungen des Bewegungsapparates spielen häufig entzündliche Prozesse eine große Rolle, bevorzugt im Bereich von Gelenken (Arthritis). Bei Beschwerden ist die zusätzliche Untersuchung der Blutkörperchensenkungsgeschwindigkeit (BSG) und des Blutbildes empfehlenswert.

Knochenabbau

Ab etwa Mitte dreißig nimmt bei jedem Menschen die Knochenmasse kontinuierlich ab.

Alkalische Phosphatase (AP)

Mit dem Begriff alkalische Phosphatase wird eine Gruppe von Eiweißstoffen gekennzeichnet, die bei alkalischem pH-Wert des Blutes eine enzymatische Aufspaltung von Phosphatverbindungen unter Anwesenheit von Magnesiumionen bewirkt. Die alkalische Phosphatase kommt vor allem im Knochensystem, Lebergewebe und Gallenganggewebe vor. Die Bestimmung der AP dient der Diagnose und Verlaufsbeurteilung von Erkrankungen der Knochen, Leber und Gallenwege. Die AP ist in Knochensubstanz aufbauenden Zellen (Osteoblasten) besonders aktiv – aus diesem Grund sind erhöhte AP-Werte während der Wachstumsphase und der Schwangerschaft unbedenklich. Als Knochen-AP werden verschiedene Isoenzyme der alkalischen Phosphatase bezeichnet. Vor allem Wachstumsstörungen können mit Hilfe der AP näher untersucht werden.

Erhöhte Werte

Ein Anstieg der AP-Werte im Blutserum deutet meist auf Leber-, Gallenweg- und Knochenskeletterkrankungen hin. Die Knochen-AP steigt vor allem bei erhöhter Aktivität der knochenaufbauenden Osteoblasten an.

Zustände und Erkrankungen des Skelettsystems mit erhöhten AP-Werten

- Knochenbruch
- Paget-Krankheit (ab dem 50. Lebensjahr auftretende Knochenschäden)
- Osteomalazie
- Osteoporose
- Vitamin-D-Mangel
- Vitamin-D-Stoffwechselstörung
- Arzneimittel (Barbiturate, Blutdrucksenker)
- Nierenerkrankungen (renale Osteodystrophie)
- Riesenwuchs (Akromegalie)

Normalwerte – Alkalische Phosphatase
(DGKC-Methode)

Gesamt-AP

Frauen	bis 50 Jahre mit Normalgewicht	55–147 U/l
	über 50 Jahre mit Übergewicht	60–170 U/l
Männer		70–175 U/l

Knochen-AP

Frauen	50 U/l
Männer	60 U/l

Laborprobe: Blutserum

- Therapie Kleinwüchsiger mit Wachstumshormon
- Nebenschilddrüsenstörung (Hyperparathyreoidismus)
- Knochenmetastasen
- Knochenkrebs (Osteosarkom, Ewing-Sarkom)

Gesunde Knochen

Eine gesunde Ernährung und ein gesunder Lebensstil können zur Erhaltung der Knochengesundheit beitragen.

Folgende Richtlinien sollten Sie beachten:
- Kalziumreiche Ernährung: Milch, Milchprodukte, grüne Gemüse, Getreide, Nüsse und Soja
- Regelmäßige körperliche Bewegung: Wandern, Sport und Gymnastik
- Frische Luft und Sonnenlicht fördern die Vitamin-D-Produktion
- Verzicht auf Rauchen und Einschränkung des Kaffeekonsums stärken die Knochen
- Einseitige Gelenkbelastungen meiden

Immunsystem

Das Abwehrsystem (Immunsystem) des Körpers schützt den Organismus vor Krankheitserregern und körperfremden Stoffen, macht diese unschädlich und entfernt sie. Darüber hinaus kennzeichnet der Begriff Immunität den Langzeitschutz vor bestimmten infektiösen Erregern. Das heißt, der Körper kann – meist während der Wachstumsphase – die Eigenschaften bestimmter Erreger kennen lernen und dieses Wissen in speziellen Abwehrzellen »speichern«. Dementsprechend sind die so genannten Kinderkrankheiten (Masern, Mumps, Windpocken) Ausdruck einer »Trainingsphase« des Immunsystems; in der Regel

Abwehrschwäche

Eine vorübergehende Schwäche des Abwehrsystems führt meist zu Erkrankungen, etwa einer Erkältung. Die chronische Abwehrschwäche kann lebensbedrohlich sein.

sind Erwachsene nicht mehr von diesen Erkrankungen betroffen. Darüber hinaus »trainieren« aber auch Schutzimpfungen den Körper zur Abwehr bestimmter Infektionskrankheiten. Das Immunsystem verfügt über zwei verschiedene Abwehrstrategien: spezifische und unspezifische Abwehrsysteme.

Unspezifische Abwehr

Das unspezifische Abwehrsystem ist angeboren und bildet die erste Abwehrfront gegen schädliche oder unerwünschte Eindringlinge. Das System reagiert schnell und meist auf gleiche Weise, schießt aber gelegentlich über das Ziel hinaus, was zu Fehlreaktionen oder sogar einer Schädigung des Organismus führen kann.

Spezifische Abwehr

Die spezifische Abwehrfunktion des Körpers ist »gelernt« beziehungsweise wird erworben. Nach dem ersten Kontakt mit einem Erreger merken sich lernfähige Abwehrzellen, die Lymphozyten, die Struktur des Eindringlings und können bei einem wiederholten Kontakt sofort und gezielt reagieren. Lymphozyten stellen das »Gedächtnis« des Abwehrsystems dar. Darüber hinaus gibt es so genannte

Stammbaum der wichtigsten Abwehrzellen.

Stammzelle
Myeloische Stammzelle
Lymphatische Stammzelle
Granulozyt
Monozyt
Mastzelle
Thymusdrüse
Knochenmark
Thymus-Stammzelle
Pro-B-Zelle
Unreife T-Zellen
Prä-B-Zelle
T-Helferzelle
Aktivierte T-Zelle
T-Killerzelle
B-Zellen
Natürliche Killerzelle

Antikörper, die passend zu bestimmten Erregereiweißstoffen hergestellt werden. Wenn ein passender Erregerstoff im Körper auftaucht, heften sich die Antigene an den Erreger an und machen ihn dadurch unwirksam. Anschließend sorgen Fresszellen dafür, dass die Fremdstoffe aus dem Körper entfernt werden.

Fehlfunktion und Autoimmunreaktion

Bei Fehlfunktionen des Abwehrsystems wird der Körper anfälliger für Infektionskrankheiten. Ist die Lernfähigkeit bestimmter Abwehrzellen gestört oder das »Abwehrtraining« fehlerhaft, kann es vorkommen, dass körpereigenes Gewebe nicht richtig beziehungsweise als »feindlich« erkannt und bekämpft wird – man spricht dann von Autoimmunreaktionen, die schwere Autoimmunerkrankungen verursachen können. Beispielsweise wird die Multiple Sklerose sehr wahrscheinlich durch eine Zerstörung der Nervenfaserschutzhüllen durch körpereigene Abwehrzellen verursacht.

Zellen der spezifischen Abwehr

Für die spezifische, »gelernte« Abwehr sind in erster Linie Lymphozyten zuständig. Lymphozyten stammen von weißen Blutzellen (Leukozyten) ab. Man unterscheidet verschiedene spezifische Abwehrzellen mit unterschiedlichen Aufgaben.

Spezifische Abwehrzellen des Immunsystems

Stammzellen weißer Blutkörperchen (Leukozyten) im Knochenmark – davon stammen ab:
- Myeloische Stammzellen, die Granulozyten, Monozyten und Mastzellen bilden
- Lymphatische Stammzellen, die Lymphozyten bilden

Vorläufer-Lymphozyten – davon stammen ab:
- Natürliche Killerzellen
- T-Zellen

- B-Zellen

T-Zellen – davon stammen ab:
- T-Helferzellen (CD-4-Zellen)
- T-Suppressorzellen (CD-8-Zellen)
- T-Gedächtniszellen
- T-Killerzellen

B-Zellen – davon stammen ab:
- B-Lymphozyten
- Plasmazellen
- B-Gedächtniszellen
- Immunglobuline

B-Lymphozyten Antikörper wie die so genannten Immunglobuline werden von Plasmazellen gebildet, die von lymphozytären B-Zellen abstammen. Sie schützen vor Bakterien und erneuten Infektionen (Reinfektion) durch Viren mit Hilfe von B-Gedächtniszellen.

T-Lymphozyten Diese Abwehrzellen aktivieren eine gezielte Abwehrreaktion, koordinieren die Abwehrstrategie (T-Helferzellen) oder unterdrücken gefährliche Angriffe auf körpereigenes Gewebe (T-Suppressorzellen). Einige T-Lymphozyten schädigen Erreger durch direkte Giftwirkung (zytotoxische T-Lymphozyten). Auch T-Lymphozyten verfügen über ein »Gedächtnis«, in dem die speziellen Merkmale von Eindringlingen gespeichert werden.

Natürliche Killerzellen Diese Abwehrzellen verfügen über bestimmte Stoffe (Zellgifte, Enzyme), die gezielt solche Zellen abtöten können, in denen sich schädliche Keime befinden.

Laborwerte des Immunsystems

Insbesondere auf dem Gebiet der Abwehrfunktion hat die Medizin innerhalb der vergangenen Jahrzehnte enorme Fortschritte gemacht. Aus diesem Grund stehen zahlreiche und sehr spezielle Mess- und Prüfmöglichkeiten zur Verfügung, um die Leistungsfähigkeit des Abwehrsystems zu beurteilen. Die Laboranalyse von Kenngrößen des Immunsystems zielt vor allem darauf ab, eine

Abwehrschwäche zu erkennen. Darüber hinaus können auch mögliche Allergien untersucht werden, sowie die HIV-Infektionen (AIDS).

Große Bedeutung besitzen Laboruntersuchungen des Immunsystems für die Diagnose immer wiederkehrender Infektionen, bei Umweltschadstoffen und Allergien. Die Beurteilung einer möglichen Abwehrschwäche ist insbesondere bei folgenden Zuständen oder Erkrankungen sinnvoll:

- Mehr als zwei Infektionen pro Jahr oder chronisch wiederkehrende Infektionen
- Häufige Pilzinfektionen
- Tumorerkrankungen
- Verdacht auf erblich bedingte Abwehrschwächen
- HIV-Infektion (AIDS)
- Vergiftungen unklarer Ursache
- Allergien (Heuschnupfen, Neurodermitis, Asthma bronchiale)

- Risikopatienten (Drogenabhängige)
- Unklare Entzündungsprozesse
- Chronisch entzündliche Darmerkrankungen (Colitis ulcerosa, Crohn-Krankheit)
- Erkrankungen des rheumatischen Formenkreises (rheumatische Arthritis, Bechterew-Krankheit)
- Systemische Lupus-Krankheit (SLE)
- Polymyalgie (Polymyalgia rheumatica)
- Sarkoidose

AIDS

HIV-Viren schädigen die gesamte Abwehrfähigkeit des Körpers so stark, dass selbst an sich harmlose Erreger tödlich wirken können. Kondome schützen vor AIDS-Ansteckung beim Sex.

Die Untersuchung des Immunsystems im Labor ist sehr umfangreich und komplex. Aus diesem Grund sollen an dieser Stelle nur zwei der wichtigsten Laborkenngrößen des Abwehrsystems vorgestellt werden: die Lymphozytenwerte und Immunglobulinwerte.

Zur genaueren Beurteilung stehen weitere spezielle Labormethoden zur Verfügung, etwa Antigen- und Antikörperuntersuchungen.

Wichtige Laborwerte zur Beurteilung des Immunsystems

- Weiße Blutkörperchen (Leukozytenzahl)
- Blutbild (weiße Blutkörperchen)
- Lymphozyten (T-, B-Lymphozyten, aktivierte Lymphozyten, T-Helfer-, T-Suppressorzellen, natürliche Killerzellen)
- Granulozytenfunktion
- Lymphozytenfunktion
- Blutkörperchensenkungsgeschwindigkeit
- Immunglobuline (IgG, IgA, IgM, IgE)
- Antikörper gegen spezielle Erreger
- Antigene gegen spezielle Erreger

Lymphozyten

Normalwerte – Lymphozyten

Lymphozyten-Typ	Anteil	absolute Zahl
T-Lymphozyten	60–75 %	700–2200 Zellen/µl
B-Lymphozyten	7–15 %	80–450 Zellen/µl
Natürliche Killerzellen	9–21 %	100–640 Zellen/µl
Aktivierte T-Lymphozyten	5–10 %	50–270 Zellen/µl
Zytotoxische T-Lymphozyten	2–8 %	20–180 Zellen/µl
T-Helferzellen (CD-4-Zellen)	40–50 %	400–1500 Zellen/µl
T-Suppressorzellen (CD-8-Zellen)	27–37 %	290–1100 Zellen/µl
T-Helfer/T-Suppressorzellen-Verhältnis	1,1–1,7	

Laborprobe: Venenblut

Abweichungen in der Anzahl der unterschiedlichen Lymphozyten-Typen können bei zahlreichen Störungen und Erkrankungen nachgewiesen werden. Eine richtige Deutung der Laborergebnisse ist in der Regel nur durch geschulte Ärzte (Immunologen) und Laborärzte möglich.

Erhöhte Werte

- Erhöhte T-Lymphozyten weisen in der Regel auf eine aktuelle oder kurz zurückliegende Abwehraktivierung, etwa durch Infektionen, hin.
- Ein Überschuss an T-Helferzellen kennzeichnet die erhöhte Abwehrbereitschaft des Organismus, etwa bei Allergien oder Autoimmunerkrankungen.
- Erhöhte T-Suppressorzellen und zytotoxische T-Lymphozyten sind bei vielen Virusinfektionen (HIV, Hepatitis-B) nachweisbar.
- Erhöhte Werte aktivierter T-Zellen deuten auf eine Überaktivierung des Immunsystems hin.
- Erhöhte B-Lymphozyten kennzeichnen chronische oder tief in das Körpergewebe reichende Infektionen (beispielsweise bei Furunkeln).

Verminderte Werte

- Verminderte T-Lymphozytenwerte weisen in der Regel auf eine eingeschränkte Abwehrfunktion hin.
- Ein Mangel an T-Helferzellen kennzeichnet die geschwächte Abwehrfunktion. Bei weniger als 400 Zellen/µl nimmt die Infektionsgefahr deutlich zu, und bei weniger als 200 Zellen/µl liegt eine Immunschwäche vor.

- Verminderte T-Suppressorzellen und zytotoxische T-Lymphozyten können etwa bei Überempfindlichkeitsreaktionen oder Multipler Sklerose beobachtet werden.
- Verminderte B-Lymphozyten treten häufig bei psychischen Stresszuständen, länger anhaltenden Schmerzzuständen und starker körperlicher Belastung auf.

Zustände und Erkrankungen mit veränderter Anzahl von T-Helfer- (CD-4)- und T-Suppressor (CD-8)-Zellen

T-Helfer- (CD-4)-Zellen
Akut erhöht
- Multiple Sklerose
- Allergien
- Allergische Hautreaktionen (Atopie)
- Chronische Gelenkentzündungen (chronische Polyarthritis)
- Bakterien- und Pilzinfektionen
- Autoimmunerkrankungen (Crohn-, Sjögren-, Lupus-Krankheit)

Akut vermindert
- Lymphkrebs (Non-Hodgkin-Lymphome)
- AIDS-Vollerkrankung

- Bösartige Tumoren
- Immunsuppression (Bestrahlung, Chemotherapie, immunsuppressive Arzneimittel)
- Akute Sarkoidose

Ständig vermindert
- Tuberkulose
- Jugendliche rheumatoide Gelenkentzündung
- Immunschwäche-Syndrom
- Immunsuppression (Bestrahlung, Chemotherapie)
- T-Helferzellen-Antikörper

T-Suppressor (CD-8)-Zellen
Akut erhöht
- Virusinfektionen

Ständig erhöht
- Antikörpermangel-Syndrom
- Transplantat-Abstoßungsreaktionen
- Lymphkrebs (Hodgkin-, Non-Hodgkin-Lymphome)

Vermindert
- Lupus-Krankheit
- Sklerodermie
- Rheumatische Erkrankungen (Polymyalgia rheumatica)
- Umschriebener Haarausfall (Alopezia areata)

Immunglobuline

Als Immunglobuline werden Antikörper bezeichnet, die der Körper zur Abwehr von Fremdstoffen bildet. Immunglobuline werden von Plasmazellen produziert, die von den B-Lymphozyten abstammen.

Man unterscheidet fünf verschiedene Klassen von Immunglobulinen (IgA-/G-/M-/ D-/ E-Antikörper) mit unterschiedlichen Abwehrfunktionen. Dabei kann es auf bestimmte Störungen, Erkrankungen

---

Normalwerte – Immunglobuline

Immunglobulin G (IgG)	6,80–15,3 g/l		Immunglobulin E (IgE)	< 0,24 x 10-3 g/l
Immunglobulin M (IgM)	0,40–1,88 g/l		Immunglobulin D (IgD)	0,02–0,04 g/l
Immunglobulin A (IgA)	0,75–3,74 g/l			

Laborprobe: Venenblut

---

oder Abwehrphasen hinweisen, wenn sich die Anteile der Antikörper verändern.

Immunglobulin-Klassen

- Immunglobulin-A-Antikörper sind für die Abwehrfunktion der Schleimhäute zuständig. Bei Entzündungen einer Schleimhaut (Nase, Darm) ist vermehrt IgA nachweisbar.
- Immunglobulin-G-Antikörper stehen in ständiger Abwehrbereitschaft zum Schutz des Körperinneren.
- Immunglobulin-M-Antikörper reagieren als erste und sehr rasch auf den Kontakt mit Erregern und Fremdstoffen.
- Immunglobulin-E-Antikörper übernehmen die Abwehr gegen schädliche Mikroorganismen (Parasiten) und spielen für die Diagnose von akuten allergischen Reaktionen eine große Rolle.

Erhöhte Werte

Bei stark erhöhten Werten einzelner Immunglobulinklassen kann eine Erkrankung des Lymphozyten produzierenden Systems vorliegen (lymphoproliferative Erkrankung).

Zustände und Erkrankungen mit erhöhten Immunglobulinwerten

IgM
- Überschießende IgM-Produktion (Hyper-IgM-Syndrom)

IgA
- Schleimhautinfektionen
- Lebererkrankungen
- Leberzirrhose

IgE
- Typ-I-Allergien

IgG und IgM
- Chronische Entzündung
- Lebererkrankungen

IgA und IgM
- Kortison-Therapie
- Bestrahlung

IgG, IgA und IgM
- Autoimmunerkrankungen

Verminderte Werte

Bei jeder schweren Erkrankung kann ein Immunglobulin-Antikörpermangel auftreten. Immunglobulinmangel führt in der Regel zu hartnäckigen Infektionen, besonders der Schleimhäute des oberen Atemwegsystems (Mittelohrentzündung, Lungenentzündung), des Darmes und des Auges.

Zustände und Erkrankungen mit verminderten Immunglobulinwerten

IgG
- Stoffwechselerkrankungen (Zuckerkrankheit, Nierenschwäche)
- Rauchen
- Blutkrebs (Leukämie)
- Nierenerkrankungen mit Eiweißverlust (nephrotisches Syndrom)

IgA
- Verletzungen und Operationen

gA und IgG
- Chronischer Stress
- Allergien

IgG und IgM
- Abheilungsphase nach Infektionen

IgA, IgG und IgE
- Therapie mit Zytostatika
- Bestrahlung

Alle Immunglobuline
- Therapie mit Abwehr schwächenden Mitteln (Kortison, Immunsuppressiva)
- Milzentfernung

Unterschiedliche Immunglobuline
- Virusinfektionen
- Tumorerkrankungen

Allergien

Als Allergie bezeichnet man eine unangemessene und überschießende Reaktion des Abwehrsystems auf einen eigentlich harmlosen Reiz. Allergien beruhen auf einer Fehlfunktion des Immunsystems, wobei nach einem ersten Kontakt (Sensibilisierung) mit einem Reizstoff (Allergen, Antikörper) Immunzellen (Plasmazellen) aktiviert und hochspezifische Antikörper gebildet werden. Bei einem erneuten Kontakt mit dem Reizstoff kommt es dann zu einer häufig sehr starken Abwehrreaktion des Körpers – wer an Heuschnupfen oder Neurodermitis leidet,

> **Umgebungsfaktoren**
>
> Bei einem Menschen, der eine Allergieveranlagung hat, können allergische Reaktionen durch Umgebungsfaktoren – beispielsweise die Wohnsituation – verstärkt werden.

kennt die Symptome: tränende Augen, Schnupfen oder Hautausschläge (Ekzem). Man unterscheidet vier Arten von allergischen Reaktionen:

Typ-I-Allergie – Allergie vom Soforttyp: Bei diesem Allergietyp ist die B-Zellenfunktion (Immunglobulin-E-Bildung) gestört. Im Blut befinden sich sehr viele Antikörper, die nach dem Kontakt mit dem Allergie auslösenden Stoff innerhalb von Sekunden heftige Reaktionen verursachen: Hautausschlag, Kreislaufstörung, Schwellung der Schleimhäute, Atemnot, Durchfall oder tränende Augen.

Typ-II-Allergie – Immunglobulin-G-/-M-bedingte Allergie: Körpereigenes Gewebe wird vom Abwehrsystem als »fremd« eingestuft und angegriffen. Dies passiert beispielsweise bei der Blutgruppenunverträglichkeit oder bei einer Transplantatabstoßung mit Blutzerfall (hämolytische Anämie).

Typ-III-Allergie – Arthus-Reaktion – zytotoxischer Allergietyp: Stunden nach dem Kontakt mit dem Allergie auslösenden Stoff kann es zu schweren Entzündungsreaktionen mit Gewebeuntergang kommen. Einer solchen Reaktion geht die allergische Sensibilisierung (Nahrungs-, Arzneimittel) voraus.

Typ-IV-Allergie – Allergie vom Spättyp – verzögerter Allergietyp: Dieser allergische Reaktionstyp wird durch T-Zellen vermittelt und tritt bis zu 72 Stunden nach dem Allergenkontakt auf. Bekanntestes Beispiel ist die so genannte Kontaktallergie, die zu Hautausschlägen führt. In einem solchen Fall ist die Ursache meist schwer herauszufinden.

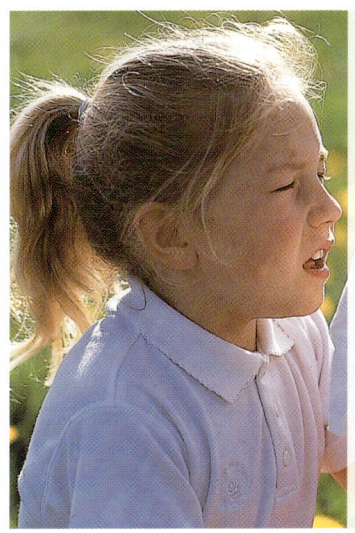

Blütenpollen sind das häufigste Allergen. Vor allem Menschen mit Heuschnupfen leiden im Frühjahr an hartnäckigen Schleimhautreizungen.

Volkskrankheit Allergie

Fast jeder vierte Deutsche ist Allergiker und leidet unter anderem an Heuschnupfen, allergischem Asthma oder allergischem Ekzem (Neurodermitis). Allergische Erkrankungen nehmen besonders bei Kindern und Jugendlichen weltweit zu. Allergien entstehen vermutlich auf der Grundlage einer erblichen Veranlagung, doch auch durch Einflüsse aus der Umwelt und aus der direkten Umgebung können Allergien entstehen oder gefördert werden. Studien zeigten, dass Kinder ab dem dritten Lebensjahr für allergene Einflüsse besonders anfällig sind. In Deutschland sind die häufigsten Ursachen für Allergien erbliche Veranlagung, Haustiere, Milben, Kuhmilchprodukte bei Säuglingen, Rauchen und Umweltschadstoffe wie Autoabgase.

Zunahme von Allergien

Man hat festgestellt, dass in den vergangenen 70 Jahren ein deutlicher Anstieg von Allergien zu verzeichnen war. Man kann davon ausgehen, dass sich diese

> ## Nahrungsmittel, die bei Kindern häufig allergische Hautreaktionen verursachen
>
> - Fisch
> - Hühnereier
> - Kuhmilch
> - Nüsse
> - Soja
> - Erdbeeren

Entwicklung in den kommenden Jahrzehnten weiter fortsetzen wird.

- Von 1969 bis 1982 nahm die Häufigkeit von Allergien bei Kindern um 70 Prozent zu.
- Von 1968 bis 1981 nahm die Häufigkeit von Allergien bei Kleinkindern um 30 Prozent und bei Jugendlichen um 12 Prozent zu.
- Von 1973 bis 1988 nahm die Häufigkeit von allergisch bedingtem Asthma um 100 Prozent, die von Ekzemen um 150 Prozent und die von Heuschnupfen um 70 Prozent zu.
- Von 1926 bis 1986 nahm die Häufigkeit von Heuschnupfen um 1200 Prozent zu.

> ### Atopie
>
> Als Atopie bezeichnet man die Bereitschaft des Körpers, auf Substanzen der natürlichen Umwelt wie Pollen, Hausstaub oder Nahrungsmittel überempfindlich zu reagieren.

Laboruntersuchungen bei Allergien

Bei Verdacht auf allergische Reaktionen stehen verschiedene Untersuchungsverfahren zur Verfügung. Hinweise auf möglicherweise Allergie auslösende Substanzen können aus der Selbstbeobachtung, speziellen Hauttests und Untersuchungen des Blutes gewonnen werden.

- Durch Selbstbeobachtung erhält man vor allem wichtige Informationen über bestimmte Nahrungsmittelallergien oder -unverträglichkeiten, die zusammen mit Laborbefunden eine genauere Beurteilung ermöglichen.
- Häufig werden Hauttests wie der Prick-Test (Hautstichtest) an der Innenseite des Unterarms und der Epikutantest am Rücken durchgeführt. Bei diesen Hauttests werden allergieverdächtige Stoffe oder Testsubstanzen mit der Haut in Kontakt gebracht. Entsprechende Hautreaktionen (Rötung, Schwellung) können auf die Allergie auslösenden Stoffe hinweisen.
- Sinnvolle Laboruntersuchungen bei Allergieverdacht sind das Blutbild, die Blutkörperchensenkungsgeschwindigkeit (BSG), die eosinophilen Leukozyten und Immunglobulin-E-Untersuchungsverfahren (RAST-Test).

Immunglobulin E (IgE)

Immunglobulin E wird unter dem Einfluss von T-Helferzellen von Plasmazellen produziert. Normalerweise liegt die gesamte IgE-Menge im Blutserum in der geringsten Konzentration im Vergleich zu den anderen Immunglobulinen vor. Allergische Erkrankungen, insbesondere des atopischen Formenkreises (Heuschnupfen, Neurodermitis, Asthma bronchiale) führen zu einem starken Anstieg der Immunglobulin-E-Werte. Die Höhe des Gesamt-IgE-Wertes weist auf den Schweregrad der Allergie hin.

Erhöhte Werte
Bei erhöhten Immunglobulin-E-Werten kann man in aller Regel davon ausgehen, dass eine allergische Reaktion vorliegt.

> **Vorsicht**
> Normale Immunglobulin-E-Werte schließen eine Allergie nicht aus!

Zustände und Erkrankungen mit erhöhten Immunglobulin-E-Werten
- Allergische Reaktionen (Heuschnupfen, Neurodermitis, Asthma bronchiale)
  - Hautekzeme
  - Parasitenbefall (Würmer, Trichinen)
  - Ausgedehnte Verbrennungen
  - Hals-Nasen-Ohren-Tumoren

Spezifischer Immunglobulin-E-Test
Der Radio-Allergen-Sorbent-Test (RAST oder CAP-RAST) dient dazu, die Intensität einer allergischen Reaktion in Schweregrade von null bis sechs einzuteilen. Mit dem Test kann geprüft werden, ob der Kontakt mit bestimmten Allergenen zu einer erhöhten Produktion von Immunglobulin-E (IgE) führt, wobei die gegen diese Allergene gerichtete spezifische IgE-Menge gemessen wird.

Normalwerte – Immunglobulin E

Erwachsene	< 25 U/ml	Allergie unwahrscheinlich
	> 100 U/ml	Allergie wahrscheinlich
Kinder		
1. Lebensjahr	> 10 U/ml	Allergie möglich
	> 50 U/ml	Allergie wahrscheinlich
2.–10. Lebensjahr	< 20 U/ml	Allergie möglich
	> 50 U/ml	Allergie wahrscheinlich

Laborprobe: Blutserum; Blutplasma

Allergievorbeugung von A bis Z

Autofahren Allergiker fühlen sich im Auto wohler, wenn die Belüftung auf Rezirkulation gestellt ist.

Bau- und Einrichtungsmaterial Benutzen Sie schadstoff- und allergenarmes Material im Haus. Manche Stoffe in Baumaterial, Farben, Lacken, Fußbodenbelägen und Möbeln können die Schleimhäute reizen, Allergien begünstigen oder allergische Erkrankungen verschlechtern.

Hausputz Wenn Sie Ihre Wohnung putzen, sollten Sie besonders sorgfältig vorgehen: Putzen Sie vor und hinter Möbeln, die oberen Türkanten, Fensterrahmen, Türschwellen, Stufen und Schrankbretter, Beleuchtungskörper und alle Gegenstände, die in der Wohnung auf dem Boden oder auf Regalen frei herumstehen. Benutzen Sie vorzugsweise ein feuchtes Tuch und keinen Trockenstaubwedel – für den Boden einen feuchten Mopp. Falls möglich, lassen Sie Ihre Räume von Fachleuten reinigen – Sie sollten dann nicht zu Hause sein.

Lüftung Regelmäßiges Lüften bekämpft die ständig entstehende Feuchtigkeit in Innenräumen wirksam. Öffnen Sie mehrmals täglich kurze Zeit Ihre Fenster. Sie sparen dadurch mehr Energie als bei Dauerlüftung und verringern die Atemluftbelastung mit Staub, Schadstoffen und Allergenen.

Pollenschutz Halten Sie Ihre Räume während der Heuschnupfen-Periode so häufig wie möglich geschlossen. Zumindest die Schlafzimmertüre sollte stets geschlossen sein, um Staub und Pollen abzuhalten.

Rauchverbot Sorgen Sie dafür, dass in Ihrem Haushalt nicht geraucht wird und dass kein Rauch von Ölbrennern entstehen kann. Allergiker sollten sich auch von Insektensprays fernhalten.

Sonnenschutz Bräunen Sie sich vor einem Sonnenurlaub zu Hause im Solarium vorsichtig vor. Halten Sie sich öfters im Schatten auf, meiden Sie die pralle Sonne der Mittagszeit. Benutzen Sie wirksame allergenarme Sonnenschutzmittel, am besten mit einem Schutzfaktor von mindestens 15. Sonnenschutz für Kinderhaut ist besonders wichtig – so verringern Sie das Hautkrebsrisiko Ihrer Kinder!

Staubschutz Versuchen Sie eine Behandlung mit Produkten, die Staub abweisend wirken. Möbel, Bodenbeläge und Autopolster können damit besprüht oder abgewischt werden. Vorsicht: Solche Produkte können

Gefährliche Atemluft

Allergen Nummer eins sind Gräserpollen, dann folgen Allergene, die von Katzen, Hunden, Hausstaubmilben, Bäumen, Wildkräutern, Pferden und Schimmelpilzen stammen.

selbst auch allergen wirken. Empfehlenswert ist es, zweimal wöchentlich Staub zu saugen – und zwar einschließlich Mobiliar, Bodenbeläge, Vorhänge, Kissen und Polster.

Temperatur Milben und Pilze mögen es warm. Im Schlafzimmer sollten Temperaturen von 18 °C nicht überschritten werden.

Trockenheit Schimmelpilze und Hausstaubmilben lieben feuchtes Klima. Sie brauchen zur Vermehrung eine Luftfeuchtigkeit von 70 bis 80 Prozent. Die Luftfeuchte im Haus sollte deshalb nicht höher als 70 Prozent sein. Mit einem Hygrometer können Sie die Luftfeuchte in Ihren Wohnräumen kontrollieren.

Entzündungen

Entzündungen sind eine Abwehrreaktion des Organismus bei Schädigungen durch Umwelteinflüsse (Hitze, Kälte), Verletzung oder Infektionen. Die äußerlich bemerkbaren Entzündungszeichen sind vor allem Schmerz, Rötung und Schwellung betroffener Körperstellen. Sie können als Akutreaktion (Immunreaktion, Allgemeinreaktion), als allergische Reaktion (Sofortreaktion), als Reaktion von Antikörpern (zytotoxische Antikörper) und als Reaktion spezialisierter Entzündungszellen (Lymphozyten, Makrophagen) vorkommen.

Laboruntersuchungen bei Entzündungen

Bei Entzündungen können die Laborwerte des Blutes, des Eiweißhaushaltes, des Immunsystems und bestimmter Entzündungsmarker (C-reaktives Protein)

untersucht werden. Folgende Untersuchungen sind sinnvoll:

- Messung der Körpertemperatur
- Blutkörperchensenkungsgeschwindigkeit (BSG)
- Kleines Blutbild (Entzündungszellen: Leukozyten, Lymphozyten, Makrophagen, Granulozyten)
- Bluteiweiß-Zusammensetzung (Serumeiweiß-Elektrophorese)
- C-reaktives Protein (CRP)
- Rheumafaktoren zur diagnostischen Orientierung

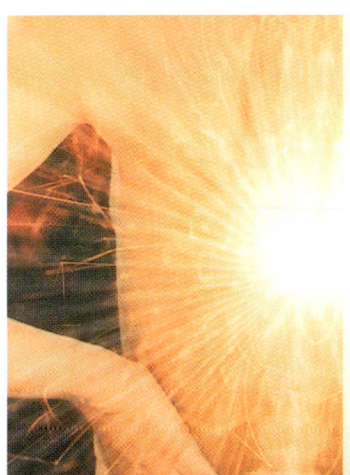

Rheumatische Erkrankungen verursachen entzündliche Veränderungen an den Gelenken. Mit speziellen Laboruntersuchungen kann Entzündungsaktivität im Körper nachgewiesen werden.

Entzündungszeichen

- Schmerz
- Rötung
- Schwellung

- Lokale Überwärmung
- Lokaler Funktionsverlust
- Eitrige Flüssigkeitsabsonderung

Fieber bei Entzündung

Eine erhöhte Körpertemperatur kann auf eine vorliegende Entzündung hinweisen. Die Messung der Körpertemperatur mit dem Fieberthermometer verschafft Klarheit. Bei unklaren länger bestehenden Fieberzuständen sollte immer ein Arzt aufgesucht werden.

Serumeiweiß-Elektrophorese

Als Serumeiweiß-Elektrophorese wird ein Verfahren bezeichnet, mit dessen Hilfe die Anteile bestimmter Bestandteile des Eiweißstoffes Albumin sichtbar gemacht werden können. Die wichtigsten Bestandteilgruppen umfassen Albumin selbst sowie α1-, α2-, β- und γ-Globuline. Mit Hilfe von Elektrizität spalten sich Serumeiweißstoffe auf einer Trägerfolie in einzelne Eiweißbausteine auf. Entsprechend den unterschiedlichen Mengen der Eiweißbausteine entsteht eine charakteristische Wellenform. Ein Beispiel für eine solche Welle finden Sie in dem auf Seite 21 abgebildeten Laborbefundbogen. Veränderungen dieser Wellenform können bestimmten Erkrankungen zugeordnet werden – insbesondere zum Nachweis akuter und chronischer Entzündungsreaktionen.

Erhöhte Werte

Bei zahlreichen, insbesondere entzündlichen Erkrankungen sind bestimmte Eiweißkörper in der Eiweiß-Elektrophorese vermehrt nachweisbar.

Normalwerte – Eiweiß-Elektrophorese
(Amidoschwarz-Methode)

Albumin	60,6–68,6 %	β-Globulin	7,0–10,4 %
α1-Globulin	1,4–3,4 %	γ-Globulin	12,1–17,7 %
α2-Globulin	4,2–7,6 %		

Laborprobe: Blutserum

Entzündungszustände mit veränderten Eiweiß-Elektrophoresewerten

α1- und α2-Globuline

- Frühphase akuter Entzündungen (Infektionen, Gewebeuntergang, Verbrennungen, bösartige Tumoren)

α2- und γ-Globuline

- Spätphase akuter Entzündungen (Lungen-, Hirnhaut-, Nierenentzündung, Blutvergiftung)

α1-, α2- und γ-Globuline

- Chronisch aktive Entzündungen (Leber-, rheumatische Gelenk-, Herzinnenhautentzündung, Lupus-Krankheit)

γ-Globuline

- Chronische Entzündungen (chronische Infektionen, rheumatische Erkrankungen, Kollagenosen, Leberzirrhose)

C-reaktives Protein (CRP)

Das C-reaktive Protein (CRP) gilt als bester Maßstab einer im Labor nachweisbaren Entzündungsreaktion. CRP kennzeichnet vor allem die entzündliche Akutphase und ist für die Diagnose sowie Therapiekontrolle bakteriell verursachter Entzündungen am besten geeignet. Die CRP-Bestimmung hilft, möglicherweise vorliegende, akute organische Erkrankungen (Infektion, Infarkt, Thrombose) abzuklären, sie kann zur Therapiekontrolle bei Anwendung von Antibiotika eingesetzt werden und erlaubt eine schnelle Diagnose, wenn bei einer Intensivbehandlung oder nach Operationen unklare Infektionen auftreten. Für die Beantwortung folgender Fragestellungen ist die Bestimmung des CRP-Wert besonders wichtig:

- Diagnose akuter Entzündungen
- Unterscheidung viraler und bakterieller Infektionen
- Beurteilung der Wirksamkeit von Antibiotika
- Unterscheidung einer Colitis ulcerosa und einer Crohn-Krankheit (entzündliche Darmerkrankungen)

Entzündung durch Bakterien- oder Virusinfektion?

Mit Hilfe der CRP-Bestimmung kann man rasch unterscheiden, ob eine Virus- oder Bakterieninfektion mit Entzündungserscheinungen vorliegt. Da CRP kaum

Normalwerte – CRP
0,068–8,2 mg/l

Laborprobe: Blutserum; Blutplasma

auf Viren reagiert, kann auch die Frage, ob Antibiotika gegen Bakterien wirksam sind, mit Hilfe des CRP-Laborwerts beantwortet werden.

Erhöhte Werte

Bei akuten Entzündungsreaktionen steigt der CRP-Wert innerhalb von 24 Stunden an und fällt danach rasch wieder ab. Die Höhe des CRP-Wertes entspricht dem Schweregrad der Entzündungsreaktion:
- 5–10 mg/l = Entzündungsverdacht
- 10–50 mg/l = leichte bis mäßige Entzündung
- > 50 mg/l = schwere bakterielle Entzündung

Zustände und Erkrankungen mit erhöhten CRP-Werten
- Bakterielle Infektionen
- Gelenkentzündungen (Arthritis)
- Entzündliche Darmerkrankung (Crohn-Krankheit)
- Blutvergiftung (Sepsis)
- Hirnhautentzündung (Meningitis)
- Herzinfarkt
- Bösartige Tumorerkrankungen
- Fieber

Tumoren

Geschwülste (Tumoren) entstehen in der Regel durch unkontrollierte und übermäßige Zellvermehrung mit Gewebewachstum im Körper. Man unterscheidet gutartige und bösartige Tumoren.

Gutartige Tumoren wachsen meist langsam und wirken in der Regel nicht zerstörend auf umliegendes Gewebe ein.

Bösartige Tumoren werden auch als Krebsgeschwülste bezeichnet und neigen zu schnellem und aggressivem Wachstum, das häufig mit einer Zerstörung von umliegendem gesundem Körpergewebe verbunden ist.

Tochtergeschwülste (Metastasen) entstehen aus Zellen bösartiger Tumoren, die meist mit dem Blut in andere Körperregionen oder Organe gelangen und dort ebenfalls ungehemmt wachsende Krebsgeschwülste erzeugen. Metastasen kommen häufiger in der Leber und den Knochen vor.

Tumormarker zur Therapiekontrolle

Einen zuverlässigen, frühzeitigen und eindeutigen Nachweis von Krebserkrankungen nur mit Hilfe von Laboruntersuchungen gibt es nicht. Der Verlauf, die weitere Entwicklung (Prognose) und die Therapiekontrolle können jedoch mit Hilfe von Tumormarkern beurteilt werden.

Zur Vorbeugung gegen Krebserkrankungen – vor allem im höheren Lebensalter – wird dringend dazu geraten, die kostenlosen Krebsvorsorgeuntersuchungen in Anspruch zu nehmen. Insbesondere Männer sollten nicht aus falscher Scham auf die einfache, schnelle und unkomplizierte Vorsorgeuntersuchung verzichten – Prostatakrebs ist die dritthäufigste und Dickdarmkrebs die fünfthäufigste Krebsart bei Männern!

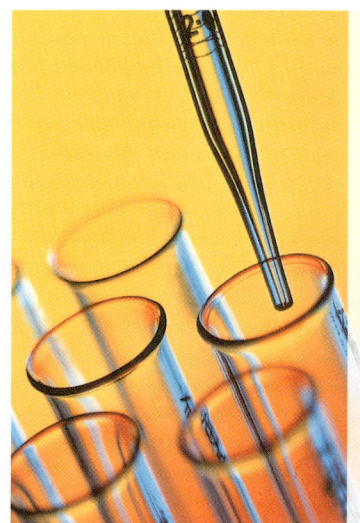

Mit speziellen und aufwendigen Laborverfahren können Tumormarker im Blut bestimmt werden. Tumormarker geben Hinweise auf Krebserkrankungen und werden zur Therapiekontrolle benutzt.

Tumormarker

Als Tumormarker werden von Tumoren produzierte Antigene, Hormone oder Enzyme bezeichnet, deren – meist im Blut nachweisbare – Konzentrationsänderungen die Verlaufsbeurteilung einer bösartigen Tumorerkrankung zulassen. Tumormarker-Bestimmungen sind vor allem bei bereits bekannter Tumorerkrankung, zur Therapiekontrolle, zur Nachsorge und zur Verlaufsbeurteilung bei Krebspatienten sinnvoll.

Die gefundenen Tumormarker-Konzentrationen sind schwierig zu interpretieren, da auch bei Menschen ohne Krebserkrankung erhöhte Werte gefunden werden und andererseits bei normalen Tumormarkerwerten eine Krebserkrankung nicht mit Sicherheit ausgeschlossen werden kann. Alle bisher bekannten Tumormarker eignen sich nicht für ein Krebs-Screening, die Krebsvorsorge oder -früherkennung.

Tumormarker im Labor

Die Bestimmung von Tumormarkern im Labor ist keine Routineuntersuchung, sondern wird bei einem entsprechenden Krankheitsverdacht oder bei Risikopersonen vom behandelnden Arzt veranlasst. Häufig werden bestimmte Kombinationen von Tumormarkern untersucht, um die Wahrscheinlichkeit einer zutreffenden Diagnose für ein bestimmtes Krebsleiden zu erhöhen. Bei Krebspatienten, die ärztlich behandelt werden, werden Tumormarker zur Kontrolle des Krankheitsverlaufs in regelmäßigen Abständen gemessen – monatlich, vierteljährlich oder halbjährlich. Die hier angegebenen Normalwerte beziehen sich auf die Tumormarker-Konzentrationen im venösen Blut.

227

Die zehn häufigsten Krebsarten in Deutschland (1995)

Rang	Männer		Frauen	
1	Lungenkrebs	19,5 %	Brustkrebs	20,5 %
2	Hautkrebs	19,2 %	Hautkrebs	17,1 %
3	Prostatakrebs	8,1 %	Dickdarmkrebs	9,2 %
4	Magenkrebs	5,9 %	Magenkrebs	5,0 %
5	Dickdarmkrebs	5,8 %	Gebärmutterkrebs	4,4 %
6	Blasenkrebs	4,9 %	Enddarmkrebs	4,2 %
7	Enddarmkrebs	3,9 %	Lungenkrebs	4,0 %
8	Pankreaskrebs	2,1 %	Eierstock-, Eileiterkrebs	3,6 %
9	Harnwegkrebs	2,1 %	Gallenblasenkrebs	3,0 %
10	Lymphknotenkrebs	2,1 %	Gebärmutterhalskrebs	2,8 %

Tumormarker bei bestimmten Krebserkrankungen

Krebserkrankung	Tumormarker
Bauchspeicheldrüsenkrebs	CA 19-9, CEA, TPA
Brustkrebs	CA 15-3, CEA, MCA, TPA
Dickdarm-Enddarmkrebs	CEA, TPA
Eierstockkrebs	CA 19-9, CA 72-4, CA 125
Gebärmutterkrebs (und Chorionkarzinom)	CEA, hCG, SCC, TPA
Hals-Nasen-Ohren-Krebs	CEA, TPA
Harnblasenkrebs	CYFRA 21-1, TPA
Hodenkrebs	AFP, CEA, hCG, SCC, TPA
Leberkrebs	AFP, CEA, TPA
Lungenkrebs	CEA, CYFRA 21-1, NSE, SCC, TPA
Magenkrebs	CA 19-9, CA 72-4, CEA
Prostatakrebs	PSA, TPA
Schilddrüsenkrebs	CEA, hCT, NSE, TPA
Speiseröhrenkrebs	CEA, SCC, TPA

AFP (Alpha-Fetoprotein)

Normalwerte

Nicht schwangere Erwachsene
und Kinder (ab 1. Lebensjahr)   < 10 µg/l

Bei einem Verdacht auf bösartige Tumoren der Leber (Leberzellkarzinom) und der Keimzellen (Hoden, Eierstöcke) kann die AFP-Bestimmung wertvolle diagnostische Hinweise liefern. Die AFP-Bestimmung ist nicht geeignet für die allgemeine Suche nach Tumorerkrankungen.

Erhöhte Werte
Stetig ansteigende AFP-Werte begründen einen Tumorverdacht. Der AFP-Wert kann nützlich sein als Zusatzwert zur Kontrolle von Patientengruppen mit erhöhtem Risiko für Leberzellkrebs oder Krebserkrankungen der Keimdrüsen (Eierstöcke, Hoden).

CA 15-3

Normalwerte

≤ 40 U/ml

Dieser Tumormarker eignet sich insbesondere zur Kontrolle des Krankheitsverlaufs einer Brustkrebserkrankung mit Tochtergeschwülsten (metastasierendes Mammakarzinom). Bei etwa 80 % der Brustkrebserkrankungen sind erhöhte CA-15-3-Werte nachweisbar.

Erhöhte Werte
Bei Brustkrebserkrankungen, aber auch in geringerem Umfang bei Lungen- oder Eierstockkrebs, können erhöhte Werte auftreten.

CA 19-9, GICA (Gastrointestinales Krebsantigen)

Normalwerte

≤ 40 U/ml

Dieser Tumormarker ist vor allem zur Diagnose von Bauchspeicheldrüsen-, Gallengang- und Magenkrebserkrankungen geeignet.

Erhöhte Werte
Erhöhte CA-19-9-Werte werden häufig bei Bauchspeicheldrüsen-, Gallenweg-, Magen-, Dickdarm- und Leberzell-Krebserkrankungen gefunden. In 10 bis 30 Prozent der Fälle von Eierstock-, Speiseröhren-, Lungen- und Brustkrebs kann dieser Tumormarker gleichfalls erhöht sein.

CA 72-4 (TAG-72)

Normalwerte

≤ 6 U/ml

Dieser Tumormarker wird eingesetzt, um die Therapie und den Verlauf einer

Magenkrebserkrankung zu kontrollieren – meist in Verbindung mit CEA oder CA 19-9.

Erhöhte Werte

Erhöhte Werte sind bei zahlreichen gutartigen Erkrankungen (Bauchspeicheldrüse, Leber, Lungen, Eierstöcke, rheumatische Erkrankungen) nachweisbar. Vor allem bei Magen- und Dickdarm-Enddarm-Krebserkrankungen können die CA-72-4-Werte ansteigen.

CA 125 (Krebsantigen)

Normalwerte
0–35 U/ml
Bei gutartigen Erkrankungen   0–65 U/ml

CA-125 ist als Tumormarker insbesondere zur Kontrolle des Verlaufs und der Prognose einer Eierstockkrebserkrankung (primäres Ovarialkarzinom) geeignet.

Erhöhte Werte

Wenn der CA-125-Wert wieder ansteigt, nachdem ein Eierstocktumor entfernt wurde, ist das Risiko einer erneuten Krebserkrankung beziehungsweise von Tochtergeschwülsten (Metastasen) erhöht.

CA 549

Dieser Tumormarker eignet sich wie CA 15-3 zur Kontrolle des Krankheitsverlaufs

Normalwerte
≤ 12 U/ml

einer Brustkrebserkrankung mit Tochtergeschwülsten (metastasierendes Mammakarzinom).

Erhöhte Werte

Erhöhte Werte kündigen mit großer Wahrscheinlichkeit eine klinisch nachweisbare Brustkrebsaktivität innerhalb von zwei Monaten an.

CEA (Carcinoembryonales Antigen)

Normalwerte
methodenabhängig
1,5–5,0 µg/l

Dieser Tumormarker eignet sich vor allem zur Kontrolle der Tumorentwicklung nach operativer Therapie von Dickdarm-Enddarm-Krebserkrankungen (kolorektale Karzinome). Darüber hinaus können bestimmte Arten von Lebertumoren mit Hilfe von CEA unterschieden werden.

Erhöhte Werte

Am häufigsten ist der CEA-Wert bei Darm- und Bauchspeicheldrüsenkrebs erhöht. Mit einer Häufigkeit 20 bis 50 Prozent werden auch bei Brust-, Lungen-, Gallenweg-, Magen-, Speiseröhren-

und Eierstockkrebserkrankungen erhöhte CEA-Werte beobachtet.

CYFRA 21-1 (Cytokeratin-19-Fragmente)

Normalwerte
< 2,0 ng/ml
Bei gutartigen Lungenerkrankungen < 3,3 ng/ml

Cytokeratine sind Eiweißstoffe zur Stützung des Zellskeletts. Dieser Tumormarker besitzt große Bedeutung bei einem Verdacht auf Lungenkrebserkrankungen (Bronchialkarzinom). Darüber hinaus kann die Wirksamkeit einer Therapie und der Nachsorge bei nicht kleinzelligen Bronchialkarzinomen kontrolliert werden. CYFRA 21-1 ermöglicht auch die Verlaufskontrolle aggressiver Formen von Harnblasenkrebs.

Erhöhte Werte

Wenn bei Geweberundherden unklarer Ursache in den Lungen ein Anstieg von CYFRA 21-1 auf mehr als 30 Nanogramm pro Milliliter gemessen wird, liegt mit großer Wahrscheinlichkeit ein Bronchialkarzinom vor.

hCG (Humanes Choriongonadotropin)

Humanes Choriongonadotropin ist ein Hormon, das die Produktion von Gelbkörperhormon stimuliert. Der Tumormarker eignet sich vor allem zur Diagnose und zur Verlaufs- und Therapiekontrolle von bösartigen Tumoren der Keimzellen (Hoden, Plazenta, Eierstöcke).

Normalwerte	
Männer	< 5 IU/l
Frauen vor der Menopause	< 5 IU/l
Frauen nach der Menopause	< 10 IU/l

Erhöhte Werte

Ansteigende hCG-Werte können ein wichtiger Zusatzhinweis auf einen bösartigen Hodentumor liefern. Wenn nach einer Hodenentfernung (Orchiektomie) hohe hCG- und AFP-Werte gemessen werden, muss mit einem erneuten Tumorwachstum oder Tochtergeschwülsten gerechnet werden.

hCT (Humanes Calcitonin)

Normalwerte
Frauen < 2–10 pg/ml
Männer < 2–48 pg/ml

Kalzitonin ist ein Hormon, das in den so genannten C-Zellen der Schilddrüse produziert wird, und eignet sich als Tumormarker für die Diagnose und Verlaufskontrolle von Schilddrüsenkrebs (medulläres Schilddrüsenkarzinom, C-Zell-Karzinom).

Erhöhte Werte

Erhöhte Werte sinken nach der Entfernung eines Schilddrüsenkarzinoms ab. Bleiben die Werte nach einer Operation weiterhin erhöht, sind wahrscheinlich noch Schilddrüsenkrebszellen im Körper oder es liegen Tochtergeschwülste vor.

MCA (Mucinartiges krebsassoziiertes Antigen)

Normalwerte
≤ 15 U/ml

Dieser Tumormarker eignet sich vor allem zur Kontrolle des Verlaufs und der Therapie einer Brustkrebserkrankung.

Erhöhte Werte

Am häufigsten finden sich stark erhöhte MCA-Werte bei Patientinnen mit Brustkrebs.

NSE (Neuronenspezifische Enolase)

Normalwerte	
Erwachsene	≤ 10 ng/ml
Kinder 1 Jahr	≤ 25 ng/ml
1–5 Jahre	≤ 20 ng/ml
6–8 Jahre	≤ 18 ng/ml

Dieser Tumormarker eignet sich vor allem zur Kontrolle des Verlaufs und der

Therapie bei Patienten mit kleinzelligem Lungenkarzinom und bösartigen Nerventumoren (Neuroblastome).

Erhöhte Werte

Erhöhungen dieses Tumormarkers erlauben eine gute Einschätzung des Krankheitsstadiums und -verlaufs der speziellen Tumoren.

PSA (Prostataspezifisches Antigen)

Normalwerte
≤ 4 ng/ml

Dieser Tumormarker ist für die Beurteilung der Entwicklung einer Prostatakrebserkrankung und des Krankheitsverlaufs von großer Bedeutung.

Erhöhte Werte

Normalerweise sind im Blut nur niedrige PSA-Konzentrationen nachweisbar – sie können jedoch bei Prostatakrebs stark ansteigen. Nicht jeder erhöhte PSA-Wert bedeutet aber, dass man an Prostatakrebs erkrankt ist: PSA kann auch bei einer Vorsteherdrüsenentzündung (Prostatitis) oder gutartigen Prostatavergrößerung (BPH) erhöht sein.

Die PSA-Kontroverse

Derzeit ist unbestritten, dass die PSA-Bestimmung ein sinnvoller Beitrag zur Prostatakrebsdiagnose ist. Die Medizin schreckte bislang jedoch davor zurück, PSA-Tests als Vorsorgemaßnahme für alle Männer zu empfehlen: Da sich Prostatakrebs sehr langsam entwickelt, könnten durch regelmäßige PSA-Tests viele Prostatakarzinome entdeckt werden, die überhaupt keine Beschwerden verursachen. So bestünde die Gefahr, dass sehr viele Operationen durchgeführt würden, die ohne PSA-Test nicht stattgefunden hätten – weil die Betroffenen bereits an anderen Ursachen gestorben wären.

SCC (Squamös-zelluläres Krebsantigen)

Normalwerte
≤ 3 ng/ml

Der SCC-Tumormarker kann zur Kontrolle der Therapie und des Verlaufs von Plattenepithel-Krebserkrankungen (Plattenepithelkarzinome) bestimmter Organe gemessen werden (Gebärmutterhals, Lungen, Speiseröhre, Analkanal).

Erhöhte Werte

Erhöhte SCC-Werte sind bei zahlreichen Krebserkrankungen nachweisbar. Bei Plattenepithel-Tumoraktivität steigen die SCC-Werte in der Regel deutlich an.

TPA (Gewebe-Polypeptid-Antigen)

Normalwerte
≤ 60 U/l
Tumorpatienten ohne Tumoraktivität ≤ 95 U/l

TPA kann zur Diagnose zahlreicher bösartiger Tumorerkrankungen – insbesondere der Harnblase – sowie zur Langzeitüberwachung von Tumorerkrankungen eingesetzt werden.

Erhöhte Werte

Bei zahlreichen gutartigen sowie bei bösartigen Tumorerkrankungen werden häufig erhöhte TPA-Werte nachgewiesen.

Obere Grenzwerte von Tumormarkern

Marker	Grenzwert	Marker	Grenzwert
AFP	9 IU/ml	CYFRA 21-1	2 µg/ml
CA 15-3	25 U/ml	hCG	2 IU/ml
CA 19-9	37 U/ml	NSE	10 IU/ml
CA 72-4	4 U/ml	PSA	4 µg/ml
CA 125	35 U/ml	SCC	1,5 µg/ml
CEA	3 µg/ml	TPA	≤ 120 U/l

Normalwerte des Körpers

Für einen Arzt, der zum ersten Mal einen Patienten untersucht, sind nicht nur verschiedene Laborwerte von Bedeutung, sondern auch allgemeine Messgrößen des Körpers wie die Körpergröße, das Körpergewicht sowie die so genannten Vitalzeichen, zu denen die Körpertemperatur und Messgrößen der Herz-Kreislauffunktion (Puls, Blutdruck) gehören.

Schnelle Hinweise auf Erkrankungen

Schon die Bestimmung dieser einfachen Messgrößen können dem Arzt wichtige Hinweise auf Erkrankungen oder die Ursache von Beschwerden geben. Manche Abweichungen von den Normalwerten sind bereits mit bloßem Auge sichtbar (Körpergröße, Körpergewicht). Abweichungen anderer Kenngrößen können sich nur durch Symptome, etwa Schwindel oder Kopfschmerz bei Puls- oder Blutdruckunregelmäßgkeiten, bemerkbar machen.

Eine erhöhte Körpertemperatur weist auf Fieberzustände hin, in Notfallsituationen sollten zunächst die Atmung, die Pulsfrequenz und der Blutdruck kontrolliert werden.

> **Basismessgrößen des Körpers**
> - Körpergröße
> - Körpergewicht
> - Körpertemperatur
> - Puls
> - Blutdruck
> - Atmung

Körpergröße

Die Körpergröße wird bei Erwachsenen in aufrecht stehender Position gemessen. Als Messwert gilt der Abstand vom Scheitel, das heißt die waagrechte Ohr-Augen-Ebene, bis zu den Fußsohlen. Die durchschnittlichen beziehungsweise normalen Körpergrößen können bei unterschiedlichen Rassen und Völkern verschieden sein. Abweichungen von der altersentsprechenden Norm der Körpergröße werden als Minderwuchs oder Riesenwuchs bezeichnet – diese Abweichungen können Ausdruck einer Normvariante oder einer Erkrankung sein. Insbesondere in den westlichen Industriestaaten wird seit Jahrzehnten eine Zunahme der durchschnittlichen Körpergröße beobachtet. Man führt dies unter anderem darauf zurück, dass gegenüber der Vergangenheit der Wachstumsschub beider Geschlechter mit der Pubertät früher einsetzt.

Erhöhte Werte

Von Riesenwuchs spricht man:

- Wenn eine Frau größer als 1,87 Meter ist.
- Wenn ein Mann größer als zwei Meter ist.

Riesenwuchs kann proportioniert sein und ist dann meist erblich bedingt. Er kann aber auch unproportioniert auftreten, wobei bestimmte Körperteile (Kinn, Hände, Füße) besonders auffallend vergrößert sind. Ein solcher Riesenwuchs ist als Folge einer Drüsenfunktionsstörung (Akromegalie) nicht ungewöhnlich.

Verminderte Werte

Ist die Körpergröße für das Alter zu gering, spricht man von Minderwuchs, wobei folgende Formen von Minderwuchs unterschieden werden:

- Kleinwuchs: 1,30 Meter bis 1,50 Meter
- Zwergwuchs: 80 Zentimeter bis 1,30 Meter

Zwergwuchs kann regional (Berggegenden, Süditalien, Zentralafrika) bedingt und als Normvariante ohne Krankheitswert vorkommen. Zwergwuchs kann aber auch durch Knorpelbildungsstörungen, Drüsenstörungen oder Erbkrankheiten verursacht sein. Ist der Zwergwuchs infolge einer hormonalen Schilddrüsen-

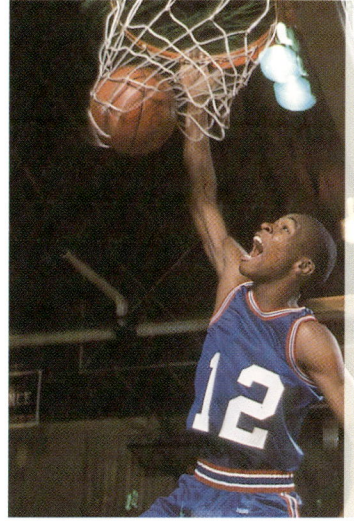

Menschen mit überdurchschnittlicher Körpergröße müssen in ihrem Lebensalltag außergewöhnlich anpassungsfähig sein, um nicht überall »anzustossen« – Vorteile bietet Riesenwuchs beim Basketball.

funktionsstörung entstanden, kommt es zusätzlich zu Defiziten der geistigen Entwicklung (mentale Retardation, Kretinismus). Minderwuchs ohne Intelligenzdefizit kann durch eine Störung der Hormonausschüttung der Hirnanhangsdrüse (Hypophyse) entstehen. Häufig gehen Wachstumsstörungen auf Mangel an Wachstumshormon (GH) während der körperlichen Wachstumsphase zurück. Auch Minderwuchs kann proportioniert oder unproportioniert sein.

Die Körpergrösse von Frauen ist im Vergleich zu Männern deutlich verringert. Frauen sind durchschnittlich etwa zehn Zentimeter kleiner als Männer.

Normalwerte

Erwachsene   150–190 cm

Körpergewicht

Der gegenwärtige Zeitgeist favorisiert die jugendlich-dynamische Körperform, weshalb einem normalen Körpergewicht und einer ausgewogenen Körperfettverteilung große Bedeutung zugesprochen wird. Das individuelle Körpergewicht ist von zahlreichen Faktoren abhängig – dem Geschlecht, dem Alter, der Körpergröße, der Ernährung, dem aktuellen Körperstoffwechsel und dem Knochenbau. Das Körpergewicht wird mit einer Waage gemessen. Größere Abweichungen vom normalen Körpergewicht sind in der Regel gesundheitsschädlich – insbesondere Übergewicht und Fettsucht (Adipositas), die eigenständige Risikofaktoren für zahlreiche Erkrankungen, vor allem Herz-Kreislauf-Erkrankungen sind.

Das aktuelle Körpergewicht kann mit unterschiedlichen Methoden beurteilt werden. Man kann pauschal das Normalgewicht ermitteln oder den so genannten Körpermasse-Index (Body-Mass-Index = BMI) feststellen. Darüber hinaus gibt auch die Art der Fettvertei-

---

Normalwerte

Frauen Normalgewicht (kg) = Körpergröße (cm) minus 100 minus 10 %

Männer Normalgewicht (kg) = Körpergröße (cm) minus 100

---

lung (Hüfte-Taille-Verhältnis) Auskunft über den Krankheitswert von abweichendem Körpergewicht.

Normalgewicht

Das Normalgewicht für Erwachsene wird mit Hilfe der so genannten Broca-Formel festgestellt. Ab dem 50. Lebensjahr ist diese Methode der Abschätzung des Körpergewichts jedoch nicht mehr zuverlässig.

Früher hat man mit der Broca-Formel auch das so genannte Idealgewicht bestimmt, welches das optimale Körpergewicht in Bezug auf die Lebenserwartung sein sollte. Dazu wurde vom Normalgewicht noch mal zehn Prozent abgezogen. Heute weiß man, dass diese Werte nicht stimmen, denn ein so ermitteltes »Idealgewicht« liegt schon an der Grenze zum Untergewicht.

Erhöhte Werte

Übersteigt das Körpergewicht mehr als zehn Prozent des Normalgewichtes, kann

Gesunde ausgewogene Ernährung und regelmäßige Bewegung beugen Übergewicht vor – Übergewicht ist einer der wichtigsten Risikofaktoren für zahlreiche Erkrankungen.

eine Gesundheitsgefährdung, insbesondere für Herz-Kreislauf-Erkrankungen vorliegen. Sind die Werte mehr als 20 Prozent höher als der Normalwert, wird angenommen, dass Übergewicht vorliegt, das abgebaut werden sollte.

Verminderte Werte

Liegt das Körpergewicht um 15 Prozent unter dem Normalgewicht, spricht man von Untergewicht. Das persönliche Wohlfühlgewicht, das man in der Regel mit einer vernünftigen Ernährung und regelmäßiger körperlicher Bewegung halten kann, liegt bei den meisten Menschen im Bereich von plus/minus 10 Prozent des Normalgewichts.

Body-Mass-Index (BMI)

Der Body-Mass-Index (Körpermasse-Index) gibt an, wie schwer ein Mensch bezogen auf seine Körpergröße ist, und lässt darüber hinaus auch Rückschlüsse auf den Fettgehalt des Körpers zu. Mit folgender Formel kann der BMI berechnet werden:

$$BMI = \frac{\text{Körpergewicht (kg)}}{\text{Körpergröße (m)}^2}$$

Ob jemand Normal-, Unter- oder Übergewicht hat, kann mit Hilfe des BMI genau festgestellt werden. Der BMI steigt mit dem Alter an, ohne dass krankhafte Veränderungen vorliegen müssen.

Erhöhte Werte

Bei einem BMI von mehr als 30 sollte man ernsthaft darüber nachdenken, das Körpergewicht mit entsprechenden, am besten ärztlich kontrollierten Maßnahmen zu verringern. Gleiches gilt für BMI-Werte von 25–30, wenn Risikofaktoren wie eine Zuckerkrankheit, Bluthochdruck oder Fettstoffwechselstörungen vorliegen. Bis zum BMI-Wert von 25 sind medizinische Maßnahmen nicht

---

Objektiv

Der Body-Mass-Index (BMI) ist eine Kenngröße für das »gesündeste« Gewicht – und nicht für das Gewicht, das subjektiv die »beste« Figur ausmacht!

Normalwerte

Wünschenswerter BMI von Erwachsenen entsprechend der höchsten Lebenserwartung nach Altersgruppen:

19–24 Jahre	19–24	45–54 Jahre	22–27
25–34 Jahre	20–25	55–64 Jahre	23–28
35–44 Jahre	21–26	älter als 65 Jahre	24–29

sinnvoll – dennoch verbessert wahrscheinlich eine Gewichtsreduzierung die körperliche Gesundheit.

Verminderte Werte

Liegt der Body-Mass-Index unter einem Wert von 18,5, spricht man von Untergewicht, das auf unterschiedliche Ursachen zurückgehen kann.

Ihr persönlicher Body-Mass-Index

Ihren aktuellen BMI-Wert können Sie in der Tabelle ablesen, wenn Sie die Werte für Ihre Körpergröße (waagrecht) und Ihr Körpergewicht (senkrecht) suchen. Bei Zwischenwerten können Sie auf- oder abrunden. Sie sollten aber bei Körpergröße und Gewicht in die gleiche Richtung runden, sonst wird Ihr Ergebnis verfälscht. In der Auswertung erfahren Sie, ob Sie unter-, normal- oder übergewichtig sind. Beachten Sie jedoch auch die Differenzierung nach Altersgruppen (→ Seite 237).Der BMI-Wert ist die derzeit beste Möglichkeit, das »gesündeste« Gewicht abzuschätzen.

Ihr persönlicher Body-Mass-Index

	1,50 m	1,55 m	1,60 m	1,65 m	1,70 m	1,75 m	1,80 m	1,85	1,90 m	1,95 m	2 m
30 kg	13,3	12,5	11,7	11,0	10,4	9,8	9,3	8,8	8,3	7,9	7,5
35 kg	15,6	14,6	13,7	12,9	12,1	11,4	10,8	10,2	9,7	9,2	8,8
40 kg	17,8	16,6	15,6	14,7	13,8	13,1	12,3	11,7	11,1	10,5	10,0
45 kg	20,0	18,7	17,6	16,5	15,6	14,7	13,9	13,1	12,5	11,8	11,3
50 kg	22,2	20,8	19,5	18,4	17,3	16,3	15,4	14,6	13,9	13,1	12,5
55 kg	24,4	22,9	21,5	20,2	19,0	18,0	17,0	16,1	15,2	14,5	13,8
60 kg	26,7	25,0	23,4	22,0	20,8	19,6	18,5	17,5	16,6	15,8	15,0
65 kg	28,9	27,1	25,4	23,9	22,5	21,2	20,1	19,0	18,0	17,1	16,3
70 kg	31,1	29,1	27,3	25,7	24,2	22,9	21,6	20,5	19,4	18,4	17,5
75 kg	33,3	31,2	29,3	27,5	26,0	24,5	23,1	21,9	20,8	19,7	18,8
80 kg	35,6	33,3	31,3	29,4	27,7	26,1	24,7	23,4	22,2	21,0	20,0
85 kg	37,8	35,4	33,2	31,2	29,4	27,8	26,2	24,8	23,5	22,4	21,3
90 kg	40,0	37,5	35,2	33,1	31,1	29,4	27,8	26,3	24,9	23,7	22,5
95 kg	42,2	39,5	37,1	34,9	32,9	31,0	29,3	27,8	26,3	25,0	23,8
100 kg	44,4	41,6	39,1	36,7	34,6	32,7	30,9	29,2	27,7	26,3	25,0
105 kg	46,7	43,7	41,0	38,6	36,3	34,3	32,4	30,7	29,1	27,6	26,3
110 kg	48,9	45,8	43,0	40,4	38,1	35,9	34,0	32,1	30,5	28,9	27,5
115 kg	51,1	47,9	44,9	42,2	39,8	37,6	35,5	33,6	31,9	30,2	28,8
120 kg	53,3	49,9	46,9	44,1	41,5	39,2	37,0	35,1	33,2	31,6	30,0

Normal-, Unter- und Übergewicht

- Untergewicht: BMI 10–18,5
- Normalgewicht: BMI 19–25
- Übergewicht: BMI 25,5–30
- Fettsucht: BMI 30,5–40
- Schwere Fettsucht: BMI 40,5–60

Hüfte-Taille-Verhältnis

Nicht nur das Körpergewicht allein, auch die Fettverteilung am Körper kann auf eine Gesundheitsgefährdung hinweisen. Ein mögliches Risiko wird mit Hilfe des Hüfte-Taille-Verhältnisses ermittelt. Man unterscheidet prinzipiell zwei Fettverteilungsformen:

- »Apfelförmige« Körper haben mehr Fett um die Taille herum.
- »Birnenförmige« Körper haben mehr Fett an den Hüften.

Wissenschaftliche Untersuchungen haben gezeigt, dass das Risiko für Herzerkrankungen, Zuckerkrankheit und andere Stoffwechselerkrankungen deutlich höher ist, wenn im Verhältnis zu den Extremitäten (Arme und Beine) mehr Fett in der Bauchregion gespeichert ist (»Apfelform«).

Messen Sie Ihr Hüfte-Taille-Verhältnis

- Messen Sie mit dem Maßband die engste Stelle der Taille bei entspanntem Magen.

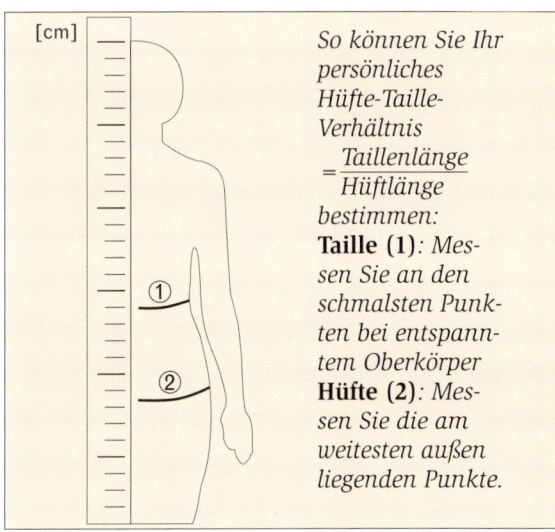

So können Sie Ihr persönliches Hüfte-Taille-Verhältnis

$$= \frac{\text{Taillenlänge}}{\text{Hüftlänge}}$$

bestimmen:
Taille (1): *Messen Sie an den schmalsten Punkten bei entspanntem Oberkörper*
Hüfte (2): *Messen Sie die am weitesten außen liegenden Punkte.*

- Messen Sie mit dem Maßband die weiteste Stelle der Hüften.

$$\frac{\text{Hüfte-Taille-}}{\text{Verhältnis}} = \frac{\text{Taillenlänge (cm)}}{\text{Hüftlänge (cm)}}$$

Erhöhte Werte

Bei erhöhten Werten sollte man mit dem Arzt über Möglichkeiten sprechen, das Körpergewicht zu verringern.

Wer sich bewusst, ausgewogen und vollwertig ernährt und sich ausreichend und regelmäßig bewegt, sollte keine Gewichtsprobleme haben. Dass man im Alter etwas fülliger wird, ist normal.

Normalwerte	
Frauen	≤ 0,8
Männer	≤ 0,95

Gewichtsabnahme setzt »im Kopf« an!

Zieht man den Body-Mass-Index (BMI) zur Beurteilung heran (testen Sie Ihren BMI mit der diesem Buch beiliegenden Scheibe), zeigt sich, dass etwa jeder fünfte Bundesbürger zu dick ist (etwa 16 Millionen Übergewichtige). Insbesondere bei einem über 30 liegenden BMI-Wert sind Diätprogramme allein zur Senkung des Körpergewichts wirkungslos. Übergewicht gilt als Risikofaktor für Zuckerkrankheit und Bluthochdruck. Seit kurzem steht in Deutschland ein wirksames Arzneimittel zur Verfügung: Reductil® mit dem Wirkstoff Sibutramin wirkt »im Kopf« dort, wo das Essverhalten gesteuert wird, beeinflusst die Botenstoffe Serotonin und Noradrenalin im Gehirn und hilft dabei, ungesunde Ernährungsweisen umzustellen. Sibutramin führt dazu, dass das Sättigungsgefühl früher eintritt und pro Mahlzeit weniger gegessen wird, wobei sich gleichzeitig die Energiestoffverbrennung im Körper erhöht. Die ärztlich kontrollierte Behandlung mit Reductil® erwies sich als wirksam und gut verträglich und ermöglicht über einen Zeitraum von mehreren Monaten eine mäßige, aber dauerhafte Gewichtsabnahme von etwa fünf bis zehn Prozent.

> ### Abnehmen mit Erfolg
>
> **Hauptziel ist nicht der schnelle und starke Gewichtsverlust, sondern ein auf Dauer verringertes Körpergewicht! Die Behandlung mit Reductil® ist besonders wirksam, wenn sie mit einem Diät- und Bewegungsprogramm kombiniert wird.**

Körpertemperatur

Der Körper regelt seine Temperatur dadurch, dass er nach Bedarf Wärmeproduktion und -verlust ausgleichen kann. Selbst im Ruhezustand erzeugt der Organismus durch verschiedene Körperfunktionen (Blutkreislauf, Leber- und Muskeltätigkeit) ununterbrochen Wärme. Der Körper verfügt auch über die Fähigkeit, seine Temperatur automatisch innerhalb eng definierter Grenzen zu regeln, wobei Temperaturschwankungen nicht immer eine Krankheit anzeigen müssen.

Temperaturschwankungen

- Die Körpertemperatur ist morgens am niedrigsten und abends am höchsten.
- In heißem Klima ist die Körpertemperatur in Ruhelage meist etwas erhöht.
- Nach einem heißen Bad oder Belastung kann die Körpertemperatur erhöht sein.

> ### Normalwerte
>
> Normalpersonen   36,4–37,2 °C

- Bei Frauen ist die Körpertemperatur nach dem Eisprung meist um 0,4 °C erhöht.

Erhöhte Werte

In der Regel ist die erhöhte Körpertemperatur Zeichen einer sinnvollen Abwehrreaktion des Körpers. Wenn die Körpertemperatur über das normale Maß ansteigt, erweitern sich die Blutgefäße und mehr Blut wird in Richtung Haut transportiert. Der Körper strahlt Wärme ab und produziert Schweiß, der durch Verdunstung zusätzlich abkühlend wirkt – Schüttelfröste können auftreten.

Folgende Abstufungen erhöhter Werte der Körpertemperatur werden unterschieden:

- Erhöhte Temperatur: 37–38 °C
- Fieber: 38–41 °C
- Abnorm erhöhte Temperatur: > 41 °C

Wenn die Körpertemperatur 24 Stunden lang konstant über 37 °C liegt, wird von Fieber oder erhöhter Temperatur gesprochen. In diesem Fall sollte man über eine mögliche Ursache nachdenken und am besten einen Arzt zu Rate ziehen. Steigt die Temperatur über 41 °C (Hyperpyrexie) muss sofort ein Arzt aufgesucht werden!

Verminderte Werte

Wenn die Körpertemperatur unter 35 °C fällt (Hypothermie), versucht der Körper mit allen Mitteln, Wärme zu bewahren. Die Blutgefäße verengen sich dann automatisch, um weitere Wärmeverluste zu verhindern. Die Haut wird fahl und bleich und ist trocken, weil kein Schweiß mehr abgesondert wird.

Folgende Abstufungen verminderter Werte der Körpertemperatur werden unterschieden:

- Untertemperatur: 36,6 °C oder niedriger
- Abnorm erniedrigte Temperatur: 35 °C oder niedriger

Bei einer solchen abnorm niedrigen Temperatur muss dem Körper durch verstärkte innere Aktivierung wie Verdauungsprozesse oder Muskelbewegung oder von außen Wärmeenergie zugeführt

Erkältungs-Fieber

Die meisten Menschen kennen Fieber in der Form, die bei gewöhnlichen Infektionen der Atemwege auftritt. Der Beginn einer Erkältung macht sich durch Frösteln bemerkbar, dann ist dem Kranken ein, zwei Tage hindurch heiß und er schwitzt viel. Schließlich klingt das Fieber nach und nach ab. Neben diesem "normalen Fieber" gibt es noch das so genannte Rückfallfieber, das kommt und geht, manchmal mehrmals pro Tag. Typisch für Malaria ist "intermittierendes Fieber". Damit bezeichnet man besonders heftige Fieberschübe, die mehrere Stunden lang anhalten und sich mit fieberfreien Stunden oder Tagen abwechseln können.

werden – sonst kühlt sich die Körpertemperatur so stark ab, dass es lebensgefährlich werden kann.

Messung der Körpertemperatur

Es gibt drei verschiedene Methoden, die Körpertemperatur zu messen: die Messung im Mund, die Messung in der Achselhöhle oder Leiste sowie die Messung im After. Jede Methode liefert unterschiedliche Temperaturwerte – am genauesten ist die Messung der Körpertemperatur im After.

Temperaturmessung im Mund (orale Messung)

Die Messung im Mund wird mit einem einfachen Thermometer durchgeführt, das aus einem Glaszylinder besteht, der eine Quecksilbersäule enthält. Das Thermometer sollte so lange unter der Zunge bleiben, bis die Temperatur abgelesen werden kann. Moderne Thermometer zeigen an, wie lange sie an Ort und Stelle bleiben müssen. Es lohnt sich, ein Thermometer zu kaufen, dessen Quecksilbersäule unter 35 °C geschüttelt werden kann, da gelegentlich Untertemperaturen auftreten. Solch niedrige Körpertemperaturen sind insbesondere bei älteren Menschen festzustellen. Während der Messung muss der Patient die Lippen fest um das Thermometer schließen und darf nicht sprechen, da durch den Luftstrom im Mund dann zu niedrige Werte gemessen werden. Die Messergebnisse der oralen Temperaturmessung sind immer etwas höher als bei Messungen in der Achselhöhle oder in der Leistengegend – und etwas niedriger als bei einer rektalen Messung.

Temperaturmessung in der Achselhöhle oder Leiste

Da bei Kindern eine orale Messung oft schwierig ist, empfiehlt es sich, die Temperatur in der Achselhöhle oder im Leistenbereich zu messen. Das Thermometer wird in die oberste Rundung der Achselhöhle eingelegt und der Arm fest nach unten an die Brustseite gedrückt. Soll die Temperatur in der Leistengegend gemessen werden, wird das Thermometer in die Leistenbeuge geschoben und der Oberschenkel fest gegen den Bauch gedrückt. Mit dieser Art der Messung kann echtes Fieber festgestellt werden, wenn man das Thermometer lang genug an Ort und Stelle belässt. Grundsätzlich ist das Messergebnis aber immer um etwa 0,4 °C niedriger als bei einer oralen Messung.

> ### Kinder
> Für die Fiebermessung bei Kindern ist die Achselhöhle oder die Leiste besser geeignet als die Messung im Mund.

Temperaturmessung im After (rektale Messung)

Für diese genaueste Methode der Temperaturmessung benötigt man ein spezielles Rektalthermometer, das die innere Temperatur des Körpers anzeigt. Das Ergebnis dieser Messung ist meist um 0,4 °C höher als bei einer oralen Messung. Es gibt elektronische Thermometer mit digitaler Anzeige und spezielle Fieberstreifen aus Plastik, die für den Alltagsgebrauch ausreichen und einfach zu bedienen sind.

Puls

Als Puls (Pulsfrequenz) wird die Anzahl der Herzaktionen pro Zeiteinheit (Minute) bezeichnet – die Pulsaktion entspricht in der Regel der so genannten Herzfrequenz. Die Herzfrequenz wird vom übergeordneten automatischen Impulsgeber des Herzens (Sinusknoten) vorgegeben. Die Herzfrequenz variiert mit der Atemaktion und ist von zahlreichen Faktoren abhängig (Alter, Geschlecht, körperlicher Belastungsgrad, Körpertemperatur, Blutdruck). Der Puls kann am Handgelenk (Radialispuls) oder am Hals (Jugularispuls) am besten getastet werden und mit Hilfe einer Uhr gemessen werden.

Erhöhte Werte

Liegt die Herzfrequenz bei Erwachsenen konstant über 100 Schlägen pro Minute, spricht man von Tachykardie. Eine erhöhte Herzfrequenz kann, muss aber nicht auf Erkrankungen hinweisen.

Verminderte Werte

Liegt die Herzfrequenz bei Erwachsenen konstant unter 60 Schlägen pro Minute, spricht man von Bradykardie. Eine verminderte Herzfrequenz kann auf viele Ursachen zurückgehen. Chronische Bradykardien werden häufig mit Herzschrittmachern behandelt.

Normalwerte		
Erwachsene		
Frauen		75 Schläge/min
Männer		62–70 Schläge/min
Kinder	2 Jahre	120 Schläge/min
	4 Jahre	100 Schläge/min
	10 Jahre	90 Schläge/min
	14 Jahre	85 Schläge/min
Neugeborene		140 Schläge/min

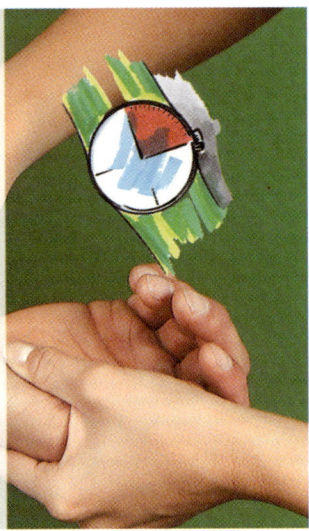

Die Pulskontrolle am Handgelenk ist einfach: Tasten Sie mit drei Fingern sanft den Puls der Armarterie und zählen Sie 15 Sekunden lang die Pulsschläge. Multiplizieren Sie das Ergebnis mit vier, und Sie bekommen den Puls pro Minute.

Zustände und Erkrankungen mit abnormer Herzfrequenz

- Veranlagung
- Sportliche beziehungsweise körperliche Belastungen
- Infektionskrankheiten (Grippe, Meningitis)
- Hirndrucksteigerung
- Gelbsucht
- Herzerkrankungen (koronare Herzkrankheit, Herzinfarkt, Erregungsleitungsstörungen, Herzklappenerkrankungen)
- Arzneimittel (Digitalisglykoside, Antiarrhythmika, Anästhetika, Antidepressiva)
- Drüsenfunktionsstörungen (Schilddrüse)

Bei konstant erhöhten oder verminderten Pulswerten in Ruhelage sollte vom Arzt ein Elektrokardiogramm angefertigt werden, um die Ursache herauszufinden.

Pulskontrolle

Pulskontrolle am Handgelenk

Die Pulskontrolle am Handgelenk kann in der Regel von jedermann sehr einfach durchgeführt werden.

Mit den Fingerkuppen des Zeige-, Mittel- und Ringfingers tastet man den Puls der Armarterie (Arteria radialis) an der Innenseite des Handgelenks, wobei die drei Fingerkuppen in einer Linie mit dem Daumen liegen. Die Fingerkuppen liegen ohne größeren Druck an der Handgelenksinnenseite auf, und man spürt nach kurzer Zeit den feinen Pulsschlag in den Fingerkuppen. Am besten zählt man die Pulsschläge mit Hilfe des Sekundenzeigers einer Uhr während 15 Sekunden – anschließend multipliziert man die ermittelte Zahl mit dem Wert vier und erhält dann die Pulszahl pro Minute.

> **Lebenszeichen**
>
> Die Pulstastung ist eine der wichtigsten diagnostischen Erste-Hilfe-Maßnahmen bei Unfallopfern und gibt über die lebenswichtige Herz-Kreislauffunktion Auskunft.

Pulskontrolle am Hals

Gelegentlich ist der Puls am Handgelenk schwer zu tasten, etwa bei bewusstlosen Unfallopfern oder Säuglingen. In diesem Fall kann der Puls auch an der Halsschlagader getastet werden. Mit zwei Fingerkuppen tastet man sehr vorsichtig an einer Halsseite seitlich des Kehlkopfes langsam nach außen, bis der Pulsschlag fühlbar wird. Auf keinen Fall darf größerer Druck ausgeübt werden, da sich der Puls sonst reflektorisch gefährlich verlangsamen kann!

Trainingspuls

Um einen optimalen Effekt für den Körper während eines Ausdauertrainings zu erzielen, sollte der so genannte Trainingspuls durchgehend erreicht und gehalten – aber nicht überschritten – werden. Der Trainingspuls wird mit folgender Faustregel bestimmt:

Trainingspuls = 180 – Lebensalter

Blutdruck

Unter dem Begriff Blutdruck versteht man den Druck, den das Blut in arteriellen Blutgefäßen auf die Gefäßwand ausübt (= arterieller Blutdruck). Der Blutdruck wird in Millimeter (mm) einer Quecksilbersäule (Hg) gemessen. Man unterscheidet zwei Blutdruckmesswerte: Der systolische (obere) Blutdruckwert entspricht der Pumpkontraktion des Herzens, der diastolische (untere) Wert der Erschlaffungsphase des Herzmuskels.

Erhöhte Werte
Wenn der Blutdruck längere Zeit über

> ### Nasenbluten
> Häufiges Nasenbluten kann – vor allem bei älteren Menschen – auf eine starke Erhöhung des Blutdrucks hinweisen.

den Normalwerten liegt, kann ein Bluthochdruck (Hypertonie) vorliegen. Die Diagnose einer Bluthochdruckerkrankung (Hypertonie) wird von einem Arzt nach mehrfacher Blutdruckkontrolle über einen längeren Zeitraum gestellt. Man unterscheidet verschiedene Schweregrade einer Hypertonie:

Leichte Hypertonie

systolisch   140–180 mmHg
diastolisch   90–105 mmHg

Mittelschwere Hypertonie

systolisch   180–210 mmHg
diastolisch   105–115 mmHg

> ### Normalwerte
>
> Systolischer (oberer) Wert   110–140 mmHg
> Diastolischer (unterer) Wert   60–90 mmHg

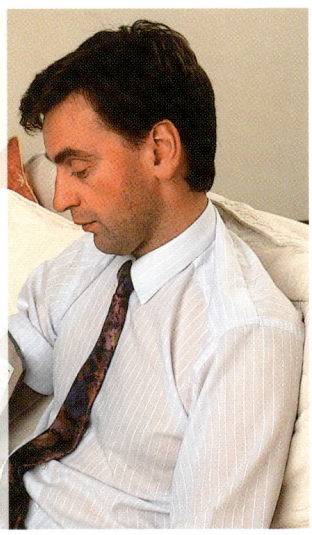

Mit Hilfe von kleinen automatisierten Blutdruckmessgeräten können Sie Ihre Blutdruckwerte rasch und einfach selbst kontrollieren.

Betroffenen nichts von ihrer Krankheit wissen. Nur ein Viertel wird ausreichend, ein Achtel erfolgreich und ein weiteres Achtel der Betroffenen ungenügend behandelt. Bei mehr als der Hälfte aller Hochdruckkranken liegt zum Zeitpunkt der Diagnose bereits eine nachweisbare Herzschwäche (Herzinsuffizienz) vor.

Die Therapie der Hochdruckkrankheit ist eine Dauerbehandlung. Viele wirksame Arzneimittel mit unterschiedlichen blutdrucksenkenden Wirkstoffen (Diuretika, Betablocker, Calciumantagonisten, ACE-Hemmer) stehen zur Verfügung. Die Kontrolle und Behandlung der Hochdruckkrankheit gehört in die Hand des Arztes.

Schwere Hypertonie

systolisch   > 210 mmHg
diastolisch   > 115 mmHg

Chronisch erhöhter Blutdruck schädigt die Gefäßwände und leitet arteriosklerotische Umbauvorgänge in den Gefäßen ein. Jeder sollte über seine Blutdruckwerte Bescheid wissen und jede Gelegenheit zur Blutdruckmessung – beim Apotheker, Hausarzt, in Schulen oder durch Selbstmessung – nutzen.

Gefäßrisiken vermeiden!

Häufig trägt ein ungesunder Lebensstil zur Entwicklung einer Hochdruckkrankheit wesentlich bei:

- Zu viel psychischer und körperlicher Stress
- Zu wenig Bewegung
- Zu reichliches und schlecht verträgliches Essen
- Übergewicht
- Zu viel Alkohol
- Rauchen

Risiko des Bluthochdrucks

Für den Schlaganfall und den Herzinfarkt gilt Bluthochdruck als wichtigster Risikofaktor – fast 300 000 Menschen in Deutschland sterben jährlich an den Folgen von Bluthochdruck. Es gibt sechs bis acht Millionen Hochdruckkranke in Deutschland, wobei etwa die Hälfte der

Verminderte Werte

Die vorübergehende oder dauerhafte Senkung des systolischen Blutdrucks auf Messwerte von weniger als 100 mmHg wird als Hypotonie bezeichnet. Eine Hypotonie geht häufig auf eine Regulationsstörung des Herz-Kreislauf-Systems zurück und verursacht Blutverteilungsstörungen. Die Beschwerden bei vermindertem Blutdruck können sehr vielfältig sein und reichen von allgemeinem Unwohlsein über Schwindelzustände und Sehstörungen bis hin zu Ohnmacht und Bewusstlosigkeit. Die Ursachen solcher Beschwerden sollten von einem Arzt abgeklärt werden.

Blutdruckmessung

Der Blutdruck kann mit unterschiedlich arbeitenden Blutdruckmessgeräten gemessen werden. Bei Blutdruckmessgeräten, die mit einer Quecksilbersäule oder einem Federmanometer arbeiten, muss zusätzlich ein Hörrohr (Stethoskop) benutzt werden, um die beiden Blutdruckwerte zu bestimmen. Es gibt jedoch auch elektronische Messgeräte, die mikrophonisch oder oszillometrisch arbeiten und weitgehend automatisch die Blutdruck- und Pulswerte liefern. Zur Blutdruck-Selbstmessung sind sicherlich automatisierte Messgeräte, deren Man-

schette am Oberam angelegt wird, am besten geeignet – ihre Zuverlässigkeit sollte jedoch mit Hilfe eines Messwertvergleichs bei Ihrem Arzt sichergestellt sein. In der Regel wird der Blutdruck in Ruhe und im Sitzen gemessen. Wie Sie Ihren Blutdruck selbst messen können, erfahren Sie auf den Seiten 251/252.

Fünf Empfehlungen für gesunde Blutdruckwerte
- Versuchen Sie, Übergewicht zu reduzieren und sich regelmäßig körperlich zu bewegen.
- Probieren Sie, weniger Alkohol zu trinken und mit dem Rauchen aufzuhören.
- Achten Sie auf vernünftige Ernährung, die bei normaler Nierenfunktion reich an Kalium und arm an Cholesterin und Salz sein sollte.
- Nach Möglichkeit sollten chronische psychische Belastungen und Stress abgebaut werden.
- Messen Sie nach Absprache mit Ihrem Arzt regelmäßig und stets zur gleichen Zeit Ihren Blutdruck.

Atmung

Die Atemtätigkeit versorgt den Menschen mit lebenswichtigem Sauerstoff. Normalerweise atmen wir durch die Nase ein und durch Mund oder Nase aus. Ein junger Erwachsener führt 14 bis 16 Atembewegungen pro Minute aus, ein Kind

atmet 24- bis 30-mal, ein Neugeborenes 40- bis 50-mal pro Minute. Mit zunehmendem Alter steigt die Anzahl der Atembewegungen wieder leicht an. Die Anzahl der Atembewegungen pro Minute wird Atemfrequenz genannt.

Brust- und Bauchatmung

Man unterscheidet zwei Arten der Atmung: die Brustatmung und die Bauchatmung. Die eine oder die andere Art der Atmung kann individuell – von Person zu Person verschieden – überwiegend eingesetzt werden. Die Bauchatmung ist für Kinder typisch: Das Zwerchfell bewegt sich, während die Rippen fast unbeweglich bleiben. Bei Frauen findet die Atmung dagegen vorwiegend im Bereich der Brust statt – der Brustkorb und besonders sein oberer Teil bewegen sich. Unter bestimmten Bedingungen verändern sich die Atembewegungen. Bei großen körperlichen Anstrengungen muss die Atmung beispielsweise unterbrochen werden. Andere Abweichungen von normalen Atembewegungen sind Gähnen (tiefe Einatmung), Schluckauf (kurze und krampfartige Einatmung, die von dem Zwerchfell ausgelöst wird), Husten, Niesen und Lachen. Bestimmte Atemtechniken können sehr wirksam zur Behandlung von Beschwerden oder Krankheiten benutzt werden.

> ### Mehr Luft
> Nur bei der Bauchatmung wird das Lungenvolumen voll ausgeschöpft. Darum üben beispielsweise Sänger und Blasmusiker die Bauchatmung für einen »langen Atem«.

Erhöhte Werte

Zu einer erhöhten Atemfrequenz (Hyperventilation) kann es aus unterschiedlichen Gründen kommen. Am häufigsten tritt bei psychischer Erregung eine Beschleunigung der Atembewegungen auf. Nach einigen Minuten kann es zu einer nervalen Übererregbarkeit, zu Schwindelgefühl, Brustbeklemmungen und Hirndurchblutungsstörungen mit Ohnmachtsgefühl kommen. Diese Beschwerden werden durch eine Veränderung der Blutbeschaffenheit (pH-Wert) verursacht, weil der Kohlendioxid-Partialdruck unter den Normalwert absinkt. Als Erste-Hilfe-Maßnahme zur Normalisierung der Atemfrequenz atmet man eine Zeitlang in eine an den Mund gehaltene Plastiktüte ein und aus. Dadurch wird das Sauerstoff-Kohlendioxid-Gleichgewicht im Blut wieder normalisiert.

Zustände und Erkrankungen mit erhöhter Atemfrequenz
- Psychische Erregung, Schmerzen (psychogene Hyperventilation)

Normalwerte

Neugeborene	40–50 Atemzüge/min	Schulkinder	16–20 Atemzüge/min
Säuglinge	30–40 Atemzüge/min	Jugendliche	14–16 Atemzüge/min
Kleinkinder	20–30 Atemzüge/min	Erwachsene	10–14 Atemzüge/min

- Erhöhte Körpertemperatur, Fieber, Schilddrüsenüberfunktion, Bakteriämie (erhöhter Stoffwechsel)
- Schädigung des Atemzentrums des zentralen Nervensystems (Thrombose, Schlaganfall, Meningitis, Kopfverletzung)
- Diabetisches Koma, Blutvergiftung
- Hormone und Arzneimittel (Progesteron, Noradrenalin, Adrenalin, Salicylate, Analeptika)

Verminderte Werte

Eine abgeflachte und verlangsamte Atmung wird als Hypoventilation bezeichnet. Ist die Belüftung der Lungen mangelhaft, steigt der Kohlendioxid-Partialdruck im Blut an. Beispielsweise kann es bei einem Asthmaanfall zu einer Hypoventilation kommen.

Zustände und Erkrankungen mit verminderter Atemfrequenz

- Veranlagung (Undine-Syndrom)
- Schädigung des Atemzentrums des zentralen Nervensystems (Thrombose, Schlaganfall, Meningitis, Kopfverletzung)
- Lähmung der Atemmuskulatur (Arzneimittel, Drogen)
- Chronische Lungenerkrankungen (Asthmaanfall)

Was kosten Laboruntersuchungen?

In der Regel entstehen für jeden einzelnen Messwert einer Laboruntersuchung Kosten. Diese betragen derzeit für die am häufigsten bestimmten Messwerte DM 0,50 beziehungsweise DM 0,80 pro Messung. Spezielle Laboruntersuchungen können jedoch im Einzelfall sehr viel teurer sein. Die folgende Übersicht gibt Anhaltspunkte über die für Laboruntersuchungen anfallenden Kosten.

Test	DM	Test	DM
■ Teststreifenuntersuchung beim Arzt	0,95	■ Immunglobulin-Elektrophorese	1,65
■ Bestimmung von Laborwerten (Blutwerte, Enzyme, Mineralstoffe)	0,50/0,80	■ Bestimmung der Schilddrüsenwerte	9,00
■ Bestimmung von mindestens sechs Blutwerten	3,05	■ Spurenelemente	12,00–21,00
		■ Vitamine	40,00
■ Blutkörperchensenkungsgeschwindigkeit (BSG)	0,50	■ Hormone	12,00–90,00
		■ Tumormarker	17,00–50,00
■ Blutgerinnungsuntersuchungen	1,20/1,65	■ Blutgerinnungsfaktoren	25,00–65,00
		■ Allergentest (im Blut)	35,00
■ Blut im Stuhl (drei Proben)	2,85	■ Antikörper	12,00–100,00
		■ HIV-Antikörper-Test	70,00
		■ Viren-Untersuchungen	10,00–180,00

Selbst messen – Selbst testen

Zahlreiche Laborwerte und Normalwerte des Körpers können auch selbst bestimmt werden. Dies ist vor allem dann eine Erleichterung, wenn dadurch häufige und zeitintensive Arztbesuche für routinemäßige Kontrolltests vermieden werden können. In Kaufhäusern oder Apotheken sind mittlerweile Testsysteme und Messgeräte erhältlich, die auch zu Hause benutzt werden können.

Körpergröße

Die Bestimmung der Körpergröße ist vor allem bei Kindern und Jugendlichen sinnvoll, wenn ein Verdacht auf Wachstumsstörungen vorliegt. Zur Messung können Sie ein flexibles Maßband oder einen schlichten Zollstock (bis 200 cm) verwenden.

Körpergewicht

Über das aktuelle Körpergewicht kann man sich in der Regel mit Hilfe einer preisgünstigen Waage orientieren. Diese Geräte arbeiten jedoch meist nicht sehr genau und müssen gelegentlich nachjustiert werden. Ob Sie Übergewicht haben oder nicht, das lässt sich am besten mit dem Body-Mass-Index (BMI) beurteilen (→ Seite 238). Bestimmen Sie Ihren persönlichen BMI-Wert.

Messergebnisse notieren

Auch für Selbstmessungen gilt in aller Regel, dass einzelne Messwerte kaum eine sinnvolle Antwort auf bestimmte Fragestellungen geben können. Messen Sie – falls erforderlich – regelmäßig und notieren Sie die gefundenen Werte (Blutdruck, Blutzuckerpass, Puls, Temperaturkurven). Sie bekommen dann ein deutlicheres Bild von der Entwicklung Ihrer Körperwerte oder dem Verlauf von Krankheiten.

Körpertemperatur

Die Körpertemperatur wird nach den in diesem Buch beschriebenen Methoden mit Hilfe spezieller Fieberthermometer, die man in der Apotheke oder Sanitätshäusern kaufen kann, bestimmt. Es gibt Thermometer, die mit einer Quecksilbersäule arbeiten, elektronische Thermometer mit digitaler Anzeige sowie spezielle Fieberstreifen aus Plastik, die für den Alltagsgebrauch ausreichen und einfach zu handhaben sind.

Zuerst die Gebrauchsanleitung lesen!

Wenn Sie Messgeräte und Testsysteme zu Hause verwenden, sollten Sie vor der Anwendung immer die Gebrauchsanweisung lesen und die Anwendungsvorschriften genau beachten!

Puls

Die Pulskontrolle am Handgelenk kann in der Regel von jedermann ganz problemlos durchgeführt werden. Man benötigt nur eine Uhr mit Sekundenzeiger. Am besten zählt man die Pulsschläge während 15 Sekunden – anschließend multipliziert man die ermittelte Zahl mit dem Wert vier und erhält dann die Pulszahl pro Minute (= 60 Sekunden). Es gibt jedoch auch teure elektronische Geräte, die wie eine Armbanduhr getragen werden und die aktuelle Herzfrequenz (Puls) anzeigen: Sie wird von an der Brust befestigten Signalaufnehmern (Elektroden wie beim EKG) per Funk übermittelt – Tip für gesundheitsbewus-

ste Sportler. Bei Erwachsenen liegt der Puls (Herzfrequenz) normalerweise im Bereich von 62 bis 75 Herzschlägen pro Minute.

Blutdruck

Für die Blutdruckkontrolle zu Hause sind vor allem vollautomatische elektronische, oszillometrisch arbeitende Messgeräte zu empfehlen, die mit einer am Oberarm angelegten Blutdruckmanschette verbunden sind. Diese Geräte zeigen nach der Messung den oberen (systolischen) und unteren (diastolischen) Blutdruckwert sowie meist auch den Puls an. Ein entsprechendes Blutdruckmessgerät am Handgelenk kann man verwenden, wenn die Messung am Oberarm nicht möglich oder erschwert ist.

> ### Kaffee
> Kreislaufanregend und schwach blutdruckerhöhend wirkt Koffein – eine Tasse Kaffee enthält 0,1 Gramm Koffein.

Blutdruck-Selbstmessung am Oberarm

Oszillometrisch arbeitende, weitgehend automatisierte elektronische Oberarm-Blutdruck-Messgeräte sind für die Blutdruck-Selbstmessung am besten geeignet.

- Messen Sie Ihre Blutdruckwerte nach Möglichkeit immer zur gleichen Tageszeit (morgens, abends, vor einer Mahlzeit).

251

Geräte für die Blutdruck-Selbstmessung

- Blutdruck-Selbstmessgeräte mit Hörrohr (Stethoskop) und Feder-manometer
- Elektronische Blutdruck-Selbstmessgeräte mit Mikrophon

- Oszillometrisch arbeitende elektro-nische Oberarm-Blutdruck-Selbst-messgeräte
- Oszillometrisch arbeitende elektro-nische Handgelenk-Blutdruck-Selbstmessgeräte

---

- Setzen Sie sich auf einen Stuhl und sitzen Sie dort etwa drei bis fünf Minuten in Ruhe. Legen Sie dann den Unterarm entspannt auf die Tischplatte – mit der Handfläche nach oben. Die Mitte des Oberarms sollte sich dann etwa in Herzhöhe befinden.
- Legen Sie dann die Oberarmmanschette am Oberarm an, der untere Manschettenrand sollte dabei etwa 2,5 Zentimeter über der Ellenbeuge liegen – oder beachten Sie die Benutzerhinweise für Ihr Gerät. Drücken Sie dann den Startknopf an Ihrem Messgerät und die Manschette füllt sich mit Luft.
- Nach einiger Zeit erscheinen auf automatisierten Geräten dann die Werte für den systolischen und diastolischen Blutdruck sowie die Herzfrequenz (Puls).
- Tragen Sie die gemessenen Werte in Ihren Blutdruckpass ein.

Mit der Blutdruck-Selbstmessung können Sie sich in Zweifelsfällen oder bei Beschwerden rasch über die Höhe Ihres aktuellen Blutdrucks orientieren oder eine Therapie mit blutdrucksenkenden Arzneimitteln selbst kontrollieren. Darüber hinaus gibt die Aufzeichnung Ihrer persönlichen Blutdruckwerte dem Arzt wichtige Hinweise auf den Verlauf einer Erkrankung oder den Erfolg einer Therapie.

Blutdruck

Bei Erwachsenen betragen die Blutdruckwerte normalerweise systolisch (oberer Wert) 110–140 mmHg und diastolisch (unterer Wert) 60–90 mmHg.

Blutzucker

Die regelmäßige Blutzuckerbestimmung ist für Diabetiker – vor allem Diabetiker, die mit dem Zuckerhormon Insulin behandelt werden – lebenswichtig. Nur ein langfristig stabiler Zuckerstoffwechsel kann den zahlreichen Spätschäden der Zuckerkrankheit (Diabetes mellitus) wirksam vorbeugen. Bei einer schlecht eingestellten Zuckerkrankheit erhöht sich die Gefahr für Nieren-, Gefäß und Nervenschäden sowie zahlreiche Folgeerkrankungen. Zur Prüfung des Blutzuckers stehen derzeit wirksame, meist weitgehend automatisierte Analysesysteme zur Heimanwendung zur Verfügung. Als Laborprobe wird ein Tropfen Blut benötigt, der meist durch einen kleinen Stich in die Fingerbeere gewonnen wird.

Blutzucker-Teststreifenmessung

Bei einem einfachen Blutzuckermesssystem wird ein Teststreifen, nachdem der erste Blutstropfen abgewischt wurde, nach einer Minute mit Blut benetzt. Anschließend kann der Blutzuckerwert abgelesen werden, indem man die Farbveränderung des Teststreifens mit den bestimmten Blutzuckerwerten entsprechenden Farben auf der Packung vergleicht. Das Testsystem erfasst Blutzuckerwerte von 20 bis 300 Milligramm pro Deziliter nach zwei Minuten und von 300 bis 800 Milligramm pro Deziliter nach drei Minuten.

Automatisierte Blutzuckermessung

Wesentlich bedienungsfreundlicher sind die weitgehend automatisierten elektronischen Blutzuckermessgeräte zur Heimanwendung. Die meisten Blutzuckerkontrollgeräte verwenden spezielle Teststreifen, die dann vom mitgelieferten Messgerät automatisch ausgewertet werden und die Glukosekonzentration im Vollblut zuverlässig anzeigen. Es gibt aber auch Geräte mit integrierter Blutentnahme ohne Teststreifen, wobei ein Blutentnahme-Sensor selbstständig die benötigte Blutmenge absaugt und den jeweiligen Blutzuckerwert bestimmt.

> ### Große Hilfe
> Für Diabetiker, die häufig und regelmäßig ihren Blutzucker bestimmen müssen, sind die elektronischen Blutzuckermessgeräte eine große Erleichterung.

Blutzucker richtig messen!

Um gefürchteten Spätfolgen eines Zuckerkrankheit (Nieren-, Nerven-, Augenschäden) vorzubeugen, ist eine möglichst konstante Einstellung der Blutzuckerwerte von größter Bedeutung. Untersuchungen haben nachgewiesen, dass bei etwa zwei Dritteln aller Diabetiker häufiger Fehlbestimmungen des Blutzuckers vorkommen, wobei sich dann auch die Gefahr einer falschen Dosierung von Insulin erhöht.

Cholesterin

Manche Blutzuckermessgeräte bestimmen zusätzlich auch den Cholesterinwert. Die Cholesterinmessung dauert etwa drei Minuten.

Milchsäure (Laktat)

Mit der Bestimmung des Laktatwerts (Milchsäurewert) wird vor allem der Trainingszustand und Trainingsfortschritt von Athleten beurteilt. Die Messung erfolgt mit Hilfe eines Messgeräts, das den Laktatgehalt im Blut bestimmt. Die Blutabnahme wird mit einer speziellen Einstechhilfe weitgehend schmerzfrei am Ohr durchgeführt. Das But wird auf den Teststreifen gegeben und sofort innerhalb von 60 Sekunden automatisch im Gerät ausgewertet.

> **Anwendung**
>
> Wenn Sie Mess- und Testsysteme zu Hause verwenden, sollten sie immer die Gebrauchsanweisung lesen und die Anwendungsvorschriften beachten.

Harntestsysteme

Für die Messung von Laborwerten im Urin stehen Teststreifensysteme zur Selbstanwendung zur Verfügung, die einzelne oder mehrere Laborwerte prüfen. Die Teststreifen sind einfach anzuwenden und erfassen zahlreiche Laborwerte.

Allgemeiner Harntest

Mit einem preiswerten kombinierten Harnteststreifen-System können folgende Laborwerte beurteilt werden: Leukozyten, Nitrit, pH-Wert, Eiweiß, Glukose (Zucker), Ketone, Urobilinogen, Bilirubin, Blut und Blutfarbstoff (Hämoglobin). In der Regel taucht man den Teststreifen kurz in den Urin, streift ihn ab und vergleicht nach etwa 60 Sekunden die Verfärbungen der Testfelder mit den auf der Packung abgebildeten, den jeweiligen Werten entsprechenden Farbabstufungen – für das Ablesen des Leukozytenwerts muss man etwas länger (60–120 Sekunden) warten.

pH-Wert

Man kann aber auch mit einem speziellen Färbepapier (Indikatorpapier, Indikatorstäbchen) nur den pH-Wert im Urin (pH 1–14) bestimmen. Je nachdem, ob der Urin eher sauer oder basisch beziehungsweise neutral (pH-Wert 7) ist,

Laborwerte des Harnteststreifens

- Leukozyten
- Nitrit
- pH-Wert
- Eiweißausscheidung
- Glukose (Zucker)
- Ketone
- Urobilinogen
- Bilirubin
- Blut
- Blutfarbstoff (Hämoglobin)

kommt es dann zu einer anderen Färbung. Der pH-Wert kann sich durch Ernährung, Erkrankungen oder Arzneimittel bedingt ändern.

Nierenwerte

Zur Kontrolle der Nierenfunktion oder zur Gesundheitsvorsorge kann ein spezielles Harntesttreifensystem sinnvoll sein. Das Testsystem prüft die Laborwerte Eiweiß, Blut, Glukose (Zucker) und Nitrit im Urin. Diese Nieren-Teststreifen werden in ähnlicher Weise angewendet und ausgewertet wie die Teststreifen des allgemeinen Harnteststreifensystems.

Laborwerte des Nieren-Harnteststreifens

- Nitrit
- Eiweißausscheidung
- Glukose (Zucker)
- Blut

Speicheltestsystem zur Hormonmessung

Hormone sind Botenstoffe des Körpers, die lebenswichtige Organfunktionen steuern. Krankheits-, Alterungs-, Verschleiß- und Abbauprozesse in Geweben und Organen äußern sich häufig durch meßbare Veränderungen des Hormonhaushaltes. Mit Hilfe des Speicheltestsystems ANT.OX können zahlreiche Hormone, deren Aktivität sich altersabhängig verändert, bestimmt werden. Während im Blut die Gesamtwerte aktiver und inaktiver Hormone erfaßbar sind, lassen sich im Speichel die Laborwerte der biologisch aktiven Hormone messen. Die Gewinnung der Speichelprobe ist einfach und kann selbst durchgeführt werden: Ein Watteröllchen wird (wie beim Zahnarzt) in den hinteren Kieferwinkel zwischen Zahnfleisch und Lippe geschoben und dort einige Zeit belassen. Hat sich das Watteröllchen mit

---

pH-Normalwerte

pH-Wert 4,5–8,0

pH-Wert 7 = neutral

pH-Wert niedriger als 7 = sauer

pH-Wert höher als 7 = alkalisch (basisch)

Laborwerte des Speicheltestsystems für Hormone

- Dehydroepiandrosteron (DHEA) (»Alterungshormon«)
- Melatonin (»Schlafhormon«)
- Testosteron (Androgen, männliches Sexualhormon)
- Kortisol (»Streßhormon«)
- Östradiol (Östrogen, weibliches Sexualhormon)
- Progesteron (Gestagen, weibliches Sexualhormon)

genügend Speichel vollgesaugt, wird es herausgenommen und in ein spezielles verschließbares Plastikröhrchen gegeben. Die Speichelprobe wird anschließend in einem Labor analysiert. Das ANT.OX-Speicheltestsystem erlaubt die Kontrolle folgender Hormone:

Dehydroepiandrosteron (DHEA), ein Nebennierenrindenhormon, gilt als Schlüsselhormon des Alterungsprozesses.

Kortisol, das wichtigste Nebennierenrindenhormon, gilt als Streßhormon, wobei entsprechend der tageszeitlichen Hormonschwankungen Speichelproben von vier verschiedenen Zeitpunkten (früh, mittags, nachmittags, abends) ausgewertet werden.

Melatonin, ein Zirbeldrüsenhormon, kontrolliert den Wach-Schlaf-Rhythmus. Die Melatoninmessung kann unter anderem bei Schlafstörungen sinnvoll sein. Die Speichelprobe wird zwischen 2.00 und 4.00 Uhr nachts entnommen, dem Zeitpunkt der maximalen Hormonaktivität.

Testosteron ist das wichtigste männliche Sexualhormon und ist an einer Vielzahl biologischer Prozesse beteiligt (Sexualfunktion, Muskelaufbau, Stimmungslage, Knochenstoffwechsel).

Östradiol, ein Östrogen und das wichtigste weibliche Sexualhormon, ist vor allem bei Frauen nach den Wechseljahren in deutlich geringerem Umfang aktiv, wobei das Risiko für Erkrankungen bestimmter Organe (Herz,

Kreislauf, Knochenskelett, Sexualorgane) ansteigt.

Progesteron, ein weibliches Sexualhormon (Gestagen), ist vor allem für die Gesundheit der weiblichen Brust und der Fortpflanzungsorgane von Bedeutung.

Die Hormonkontrolle mit Hilfe des Speicheltests kann insbesondere dann sinnvoll sein, wenn etwa ergänzend Hormone wie DHEA oder Melatonin regelmäßig eingenommen werden, wenn eine Hormonersatztherapie bei Frauen nach den Wechseljahren durchgeführt wird, oder wenn unklare Störungen der Sexualfunktion (Potenzstörungen, Unfruchtbarkeit) vorliegen. Das Speicheltestsystem ANT.OX kann telefonisch angefordert werden (089-54 37 98 82).

Empfängnisverhütung

Veränderungen von Körperwerten können auch für die Empfängnisverhütung nutzbar gemacht werden. Misst man regelmäßig die Körpertemperatur oder bestimmte Hormone im Körper, kann damit der Zeitpunkt des Eisprungs ermittelt werden – nur einige Tage vor und einen Tag nach dem Eisprung ist der weibliche Organismus empfängnisbereit.

Basaltemperaturmessung

Unter dem Einfluss von Gestagenen steigt die Körpertemperatur einige Zeit vor und einen Tag nach Eisprung von etwa 36,5 °C um 0,5 °C auf etwa 37 °C an und bleibt bis zum Eintritt der nächsten Blutung erhöht. Anschließend fällt die Körpertemperatur wieder auf den Normalwert ab.

Messung der Körpertemperatur Als »Basaltemperatur« gilt die morgendliche »Aufwachtemperatur« – sie muss täglich vor dem Aufstehen, möglichst immer zur gleichen Zeit gemessen werden. Die Temperaturmessung im After oder in der Vagina liefert die genauesten Ergebnisse.

Beobachtung der vaginalen Schleimsekretion Da der genaue Tag des Eisprungs mit der Basaltemperaturmethode nicht bestimmt werden kann, wird diese Methode in der Regel mit der Beobachtung des Schleims des Gebärmutterhalses (Zervix) kombiniert. Vor der Eisprungphase verändern sich die Menge und die Beschaffenheit (Konsistenz, Elastizität) des Zervixschleims unter dem Einfluss ansteigender Östrogenkonzentrationen im Blut. Während der Eisprungphase wird mehr und dünnflüssigerer Schleim gebildet (»fruchtbare Tage«) als während der übrigen Zykluszeit (»unfruchtbare Tage«).

Selbstdisziplin

Nicht nur eine intensive Kenntnis des eigenen Körpers und Disziplin beim Messen macht die Temperaturmethode sicher. Man muss auch an den fruchtbaren Tagen auf den Geschlechtsverkehr konsequent verzichten oder mit mechanischen Hilfsmitteln verhüten.

Nur die Kombination der regelmäßigen Temperaturmessung und der Schleimbeobachtung bietet ausreichende Sicherheit vor ungewollter Schwangerschaft und hinreichende Informationen über die fruchtbaren beziehungsweise unfruchtbaren Tage der Frau. Eine erfolgreiche »natürliche« Verhütung ist demzufolge nur dann zu erwarten, wenn die Körperdaten mit Selbstdisziplin und Motivation konsequent gemessen und aufgezeichnet werden. Zu diesem Zweck müssen folgende Daten in einem speziellen Datenblatt aufgezeichnet werden: Datum und Uhrzeit der Temperaturmessung, Körpertemperatur, Zyklustage, Schleimempfindung und -aussehen, Einflussfaktoren (Erkrankungen, Fieber, Schlafstörungen) und das Datum des Geschlechtsverkehrs. Die Messbedingungen sollten in jedem Fall immer gleich sein, um falschen Messwerten vorzubeugen:

- Immer das gleiche Thermometer benutzen
- Immer den gleichen Messort benutzen (Vagina oder After)
- Temperaturmessung mindestens fünf Minuten lang nach mindestens sechsstündigem Schlaf
- Thermometer schon am Vorabend der Messung auf Nullwert schütteln

Hormonmessung im Urin

Eine neue Art der »natürlichen« Empfängnisverhütung ist die vollautomatische Analyse von Hormonstoffen im Urin (Persona-System). Dieses Testsystem erfasst Veränderungen der Hormone Östrogen (E3g) und Luteinisierungshormon (LH), die das Zyklusgeschehen im weiblichen Körper steuern. Mit Hilfe eines Teststäbchens, das in den ersten Morgenurin getaucht wird, erstellt ein kleines computergesteuertes Gerät mit Monitor zunächst während einer 16-tägigen Testanwendung das individuelle Zyklusprofil der Frau – anschließend muss noch an acht Tagen des Monatszyklus ein Test durchgeführt werden. Für sichere Tage gibt das System »grünes Licht«, an »roten Tagen« sollte Geschlechtsverkehr nur mit mechanischen Verhütungsmethoden (zum Beispiel ein Kondom) durchgeführt werden. Dieses Testsystem ist nur für Frauen geeignet, die eine Zykluslänge von 23 bis 35 Tagen haben.

Wie sicher sind Empfängnisverhütungsmethoden?

Die Zuverlässigkeit von Methoden zur Empfängnisverhütung wird mit dem so genannten Pearl-Index (PI) angegeben.

Wie sicher sind Empfängnisverhütungsmethoden?

Methode	Pearl-Index (PI)
Sterilisation	0
Antibabypille (Ovulationshemmer)	0,5
Spirale (Intrauterinpessar)	1–2,7
Kondom	3
Basaltemperaturmessung plus Scheidensekretbeobachtung	3
Hormonmessung (Östrogen, LH) im Urin	6,4
Portioklappe (Verschluss des Scheidenanteils des Gebärmutterhalses)	7
Basaltemperaturmessung	1–15
Test der Scheidensekret-Elastizität (Billings-Test)	15
Chemische Mittel (Scheidentabletten, -gel, -zäpfchen, -schaum)	3–25
Scheidendiaphragma (Gummiabdeckung des Scheidenausgangs)	4–30
Knaus-Ogino (Kalendermethode, »Tage zählen«)	15–35

Er gibt an, wieviel ungewollte Schwangerschaften bei Anwendung einer bestimmten Verhütungsmethode pro Anwendungsjahr bei 100 Frauen auftreten. Je niedriger der Pearl-Index ist, desto zuverlässiger ist die Verhütungsmethode.

Schwangerschaft

Ob sie schwanger ist, kann jede Frau mit Hilfe einfacher Schwangerschaftstests aus der Apotheke überprüfen. Solche Testsysteme können bereits ab dem Fälligkeitstag der Monatsblutung verwendet werden. Diese Schwangerschaftstests messen den Anteil des Schwangerschaftshormons humanes Choriongonadotropin (hCG) im Urin, das vom Körper unmittelbar nach der Einnistung eines befruchteten Eis vermehrt produziert wird. Die Testsysteme arbeiten in der Regel mit sehr großer Zuverlässigkeit. Die Einnahme hCG-haltiger Arzneimittel kann jedoch fälschlicherweise zu einem positiven Ergebnis führen.

Apotheke

Schwangerschaftstests sowie alle anderen Heimtestsysteme wie etwa Harnteststreifen sind in Apotheken erhältlich.

Blutgerinnung

Patienten, die langfristig mit blutgerinnungshemmenden Arzneimitteln behandelt werden, müssen regelmäßig die Blutgerinnungsfunktion kontrollieren lassen. Um die Belastung durch häufige Arztbesuche zu verringern, können betroffene Patienten den Quickwert (Thromboplastinzeit) mit kleinen Messgeräten auch zu Hause oder auf Reisen selbst bestimmen. Zur Prüfung des Quickwertes wird etwas Blut aus der Fingerbeere entnommen und auf ein Testträgersystem aufgebracht. Die Auswertung erfolgt dann mit Hilfe eines automatisierten Messgerätes innerhalb von zwei bis vier Minuten. Dieser Test arbeitet sehr genau und kann zur zuverlässigen Kontrolle der Blutgerinnung benutzt werden. Betroffene Patienten sollten sich jedoch für die richtige Anwendung des Systems schulen lassen, damit zuverlässig hinreichend genaue Werte gemessen werden.

Quickwert selbst bestimmen

Der Quickwert beträgt normalerweise 70 bis 130 Prozent. Wenn eine Therapie mit gerinnungshemmenden Substanzen (Cumarin, Heparin) durchgeführt wird, sollte der Quickwert bei 15 bis 25 Prozent liegen.

HIV-Tests

Der Wunsch nach einer frühzeitigen HIV- beziehungsweise AIDS-Diagnostik rückt auch die Frage von Schnelltests und Heimdiagnostik in den Vordergrund. Bei den so genannten Schnelltests ist nicht die Geschwindigkeit der Testmethode ausschlaggebend, sondern die Einfachheit und Sicherheit der Durchführung (ohne aufwendige Geräte, mit wenig geschultem Personal). Ein solcher Test, wie er in der Arztpraxis durchgeführt werden könnte, steht in Deutschland und der Schweiz noch nicht zur Verfügung. Bei der HIV-Heimdiagnostik unterscheidet man Tests, die zu Hause von jedermann selbst durchgeführt werden können, und Tests, bei welchen nur die Materialentnahme (Urin, Speichel oder ein Bluttropfen) zu Hause stattfindet und das Material zur Testung in ein Labor geschickt wird. Die aktuelle Situation bei HIV-Tests sieht folgendermaßen aus:

- HIV-Testsysteme zur Heimdiagnostik einer HIV-Infektion stehen noch nicht zur Verfügung.
- HIV-Heimentnahmetests sind in den USA zugelassen, bei uns bisher nicht. Denn es ist noch nicht geklärt, wie das

Ergebnis unter Wahrung des Datenschutzes mitgeteilt werden soll und wie man den Einsender bei positiven Befunden betreuen kann.

Der wichtigste Labortest zur Diagnose einer HIV-Infektion ist der Nachweis von HIV-Antikörpern im Blutserum. Die Antikörperbildung kann vier bis zwölf Wochen nach der Infektion nachgewiesen werden. Darüber hinaus gibt es noch Labortestsysteme zum Nachweis von HIV-Antigenen.

Grundregeln für HIV-Tests

- Für alle HIV-Testverfahren gilt als oberste Regel: Es müssen grundsätzlich zwei getrennt genommene Blutproben untersucht werden. Durch diese Gegenkontrolle sollen technische Irrtümer im Arbeitsablauf von der Blutentnahme über die HIV-Testung bis zum abschließenden Laborbefund ausgeschlossen werden.
- Ein positives Antikörpertest-Ergebnis, das heißt der Nachweis einer HIV-Infektion, sollte dem Betroffenen erst dann mitgeteilt werden, wenn zwei weitere Untersuchungen zur Bestätigung durchgeführt worden sind.

HIV-Labortestsysteme

- Immunoblot (Western-Blot, ELISA)
- Radioimmunpräzipitationsassay –
- Indirekte Immunfluoreszenz
- p24-Antigen-Test
- Virusisolierung in Zellkulturen
- Molekularbiologie – Polymerase Chain Reaction (PCR), Nuklein-Säure-basierte Amplifikation (NASBA)

Die 15 häufigsten Laborwerte

Normalwerte

Blutzucker

Nüchternblutzuckerwert

Erwachsene		70–100 mg/dl
Kinder (1–6 Jahre)		74–127 mg/dl
Kinder (7–19 Jahre)		70–106 mg/dl

Cholesterin

Frauen und Männer		≤ 200 mg/dl

Eisen

im Serum

Frauen	25 Jahre	37–165 µg/dl
	40 Jahre	23–134 µg/dl
	60 Jahre	39–149 µg/dl
Männer	25 Jahre	40–155 µg/dl
	40 Jahre	35–168 µg/dl
	60 Jahre	40–120 µg/dl

GGT

Frauen	9–36 U/l
Männer	12–46 U/l
Kinder	2–42 U/l

GOT

Frauen	≤ 15 U/l
Männer	≤ 19 U/l
Kinder über 1 Jahr	5–22 U/l

GPT

Frauen	≤ 19 U/l
Männer	≤ 23 U/l
Kinder	5–21 U/l

Harnsäure

Frauen		2,3–6,1 mg/dl
Männer		3,6–8,2 mg/dl
Kinder	5–11 Jahre	3,0–6,4 mg/dl
	12–17 Jahre	3,2–8,1 mg/dl

Harnstoff

Erwachsene		17–43 mg/dl
Kinder	1–3 Jahre	11–36 mg/dl
	4–13 Jahre	15–36 mg/dl
	14–19 Jahre	18–45 mg/dl

HDL-Cholesterin

Frauen und Männer	≤ 35 mg/dl

Kalium

Erwachsene	3,6–4,8 mmol/l
Kinder	
(älter als ein Jahr)	3,3–4,6 mmol/l

Kalzium

Erwachsene	2,20–2,65 mmol/l
Kinder	2,15–2,66 mmol/l

Kreatinin

Frauen		0,57–1,17 mg/dl
Männer		0,67–1,36 mg/dl
Kinder	1 Jahr	0,25–0,62 mg/dl
	2–6 Jahre	0,28–0,72 mg/dl
	7–13 Jahre	0,30–1,00 mg/dl
	14–17 Jahre	0,26–1,20 mg/dl

LDL-Cholesterin

Idealbereich	< 155 mg/dl

Natrium

Erwachsene	135–145 mmol/l
Kinder	
(älter als ein Jahr)	134–143 mmol/l

Triglyzeride

Frauen und Männer	≤ 200 mg/dl

Fachbegriffe

Addison-Krankheit
Bronzehautkrankheit durch Nebennieren-rinden-Schwäche

Adrenogenitales Syndrom
Durch Überproduktion körpereigener männlicher Geschlechtshormone (Androgene) entstehendes Krankheitsbild

Alkaptonurie
Gutartige, angeborene erbliche Enzymstörung mit Störung des Aminosäurenstoffwechsels, wobei vermehrt Alkapton mit dem Urin ausgeschieden wird. Es kommt zu Gelenkentzündung und einer Neigung zu Kalkablagerung und Nierensteinbildung im Körper.

Amöbiasis
Tropische Infektionskrankheit, die zu Darminfektionen führt und durch einzellige Parasiten verursacht wird

Anämie
Blutarmut beziehungsweise Verminderung der Anzahl und/oder des Blutfarbstoffgehaltes der roten Blutkörperchen

Anamnese
Frühere Krankheiten eines Patienten, die als Vorgeschichte der aktuellen Beschwerden vom Arzt erfragt und notiert werden

Antioxidanzien
Substanzen, die die bei oxidativen Vorgängen im Körper stoffwechselbedingt frei werdenden so genannten Sauerstoffradikale »abfangen« und vor deren schädlichen Wirkungen in Körpergeweben schützen

Arteriosklerose
»Arterienverkalkung« ist eine der häufigsten Erkrankungen des arteriellen Gefäßsystems, führt durch Ablagerung von Fettstoffen zu Veränderungen der Gefäßwände (Atherosklerose) und verursacht zahlreiche Erkrankungen (koronare Herzkrankheit, Schlaganfall).

Bartter-Syndrom
Erbliche Erkrankung des Nierenmarks mit ungeregelter Sekretion von antidiuretischem Hormon (ADH) und überschießender Produktion des Hormons Aldosteron, wobei Kaliumverluste durch Ausscheidung von unkonzentriertem Harn, Muskelschwäche und Kreislaufstörungen auftreten können

Biopsie
Entnahme von Körpergewebe für Laboruntersuchungen mit Hilfe kleiner Zangen oder Stanzen

Boeck-Krankheit
Gutartige Wucherung von Lymph- und Knochengewebe im ganzen Körper unbekannter Ursache

Brucellose
Fieberhafte Infektion durch bestimmte Stäbchenbakterien (Brucella) nach dem Genuss infizierter tierischer Produkte oder dem Kontakt mit infiziertem tierischen Material

Cholangitis
Entzündliche Veränderungen an den in der Leber gelegenen Gallengängen

Cholestase
»Gallestauung« in den Gallenwegen innerhalb oder außerhalb der Leber mit Galleabflussbehinderung

Cholesterinester
Aus Cholesterin und höheren Fettsäuren

abspaltbare Fettbestandteile (HDL-, LDL-Cholesterin)

Colitis ulcerosa
Entzündliche Dickdarmerkrankung unbekannter Ursache

Crohn-Krankheit
Entzündliche Darmerkrankung unbekannter Ursache

Cushing-Syndrom
Krankheitsbild durch ein Überangebot an Kortisonen im Blut: Vollmondgesicht, Stammfettsucht, Bluthochdruck, Knochenschwund, Leistungsstörungen, Sexualstörungen

Dialyse
Künstliche Blutwäsche zur Entfernung von Giftstoffen aus dem Blut bei Nierenschwäche oder Nierenversagen

Dysmenorrhö
Ungewöhnlich starke Beschwerden und Schmerzen bei der Menstruation

Elektrolyte
Substanzen, die in wässriger Lösung als geladene Teilchen (Ionen) vorliegen (Beispiele: Natrium + , Chlorid- im Blut)

Elektrophorese
Wanderung elektrisch geladener Teilchen in flüssigen Medien im elektrischen Feld

Enzym
Ferment beziehungsweise ein Eiweißkörper, bei dessen Anwesenheit Stoffwechselprozesse aktiviert werden

Epithelzellen
Deckgewebezellen in einer oder in mehreren Schichten zur Auskleidung von Hohlorganen (Gallenblase, Harnblase) oder Körperhöhlen (Schleimhäute)

Epstein-Barr-Virus
Verursacht lebenslang bestehende Infektionen, meist ohne Beschwerden, und spielt bei Pfeifferschem Drüsenfieber und Erkrankungen des Lymphsystems eine Rolle

Ewing-Sarkom
Bösartiger Knochenkrebs, vor allem bei Jugendlichen

Gonorrhö
Tripper beziehungsweise durch infektiöse Mikroorganismen übertragene Geschlechtskrankheit

Hämatokrit
Feste Bestandteile des Blutes, insbesondere Volumenanteil aller roten Blutzellen

Hämostase
Spontane oder künstlich herbeigeführte Blutstillung

Hartnup-Krankheit
Erblich bedingte Erkrankung des Aminosäurenstoffwechsels in den Nieren und im Dünndarm mit erhöhter Lichtempfindlichkeit und Störungen des zentralen Nervensystems

Hodgkin-Krankheit
Bösartige Erkrankung der Lymphozyten (Lymphgranulomatose) beziehungsweise Lymphkrebs (Lymphom)

Hyperaldosteronismus
Aldosteronismus beziehungsweise Zustand mit übermäßiger Ausschüttung des Hormons Aldosteron, meist durch eine gutartiges Nebennierenrindenwachstum (Adenom)

Immunglobuline
Eiweiß-Antikörper des spezifischen körpereigenen Abwehrsystems. Man unterscheidet folgende Immunglobuline: IgG, IgM, IgA, IgE und IgD.

Kapillarblut
Blut der kleinsten Haargefäße des Körpers, das zur Blutzuckeranalyse meist aus der Fingerbeere oder dem Ohrläppchen entnommen wird

Korsakow-Syndrom
Psychosyndrom mit Verwirrtheit, Gedächtnisschwund und Konfabulationen, das insbesondere bei Unterzuckerung (Hypoglykämie) und chronischem Alkoholismus auftreten kann

Kupferspeicherkrankheit
Wilson-Krankheit beziehungsweise erbliche Stoffwechselerkrankung mit übermäßiger Kupferablagerung im Körpergewebe

Leberzirrhose
Krankhafter Umbau des Lebergewebes zu funktionslosem Bindegewebe, der häufig durch Alkoholismus oder Leberentzündungen (Hepatitis) verursacht wird

Leukämie
Sammelbezeichnung für bösartige Entartung und Reifestörungen der weißen Blutzellen (»Blutkrebs«)

Libido
Sexualtrieb

Liddle-Syndrom
Seltene erbliche Nierenerkrankung mit Tendenz zu ungenügender Natriumausscheidung und Kaliumverlust sowie Bluthochdruck, die nicht durch eine Störung der körpereigenen Kortisone verursacht wird (Pseudohyperaldosteronismus)

Lues
Syphilis beziehungsweise infektiöse Geschlechtskrankheit

Lupus-Krankheit
Lupus erythematodes (LE) beziehungsweise Autoimmunerkrankung mit Bildung von Autoantikörper gegen Antigene der Zellkerne, Blutzellen oder anderes Körpergewebe

Malabsorption
Ungenügende Nährstoffaufnahme aus dem Verdauungstrakt, insbesondere aus dem Dünndarm

Menkes-Kinky-Hair-Krankheit
Ahornsirupkrankheit beziehungsweise Kraushaarsyndrom, vermutlich durch eine erblich bedingte Kupferaufnahmestörung im Darm verursacht

Menopause
Wechseljahre der Frau

Mukoviszidose
Erbliche Störung der Drüsenausscheidungen mit zystisch-faserigen Veränderungen der Bauchspeicheldrüse und der Bronchien, die aufgrund einer Enzymstörung zu einer hochgradigen Zähflüssigkeit der Drüsensekrete führt

Muskeldystrophie
Nicht durch Nervenstörungen bedingte Muskelschwunderkrankung

Myxödem
Verdickung der Beine durch Anhäufung schleimartiger Substanzen in den Beinen, insbesondere bei Schilddrüsenunterfunktion

Nephrotisches Syndrom
Erhöhte Eiweißausscheidung durch die Nieren als Folge einer erhöhten Durchlässigkeit der Filterkörperchenmembranen bei entzündlichen und degenerativen Nierenerkrankungen

Non-Hodgkin-Krankheit
Bösartige Lymphozytenerkrankung (Lymphom) mit Ausnahme der Lymphogranulomatose (Hodgkin-Lymphom)

Oligomenorrhö
Seltene Menstruationsblutung

Osteomalazie
Knochenerweichung aufgrund einer Mineralisationsstörung der Knochengrundsubstanz

Osteopathie
Durch unterschiedliche Grunderkrankungen (etwa Knochenstoffwechselstörungen) hervorgerufene Knochenerkrankung (Osteoporose, Osteomalazie)

Osteoporose
Knochenschwund aufgrund einer Verminderung der Knochenmasse, häufig nach den Wechseljahren.

Paget-Krankheit
Deformierende Knochenschwunderkrankung unbekannter Ursache

Parvoviren
Kleinste DNS-Viren, die bevorzugt bei Kindern Durchfallerkrankungen auslösen

Pellagra-Erkrankung
Durch Mangel an Nikotinsäure-Vitamin verursachte Erkrankung mit Entzündungserscheinungen an der Haut und den Schleimhäuten

Phäochromozytom
Gutartige oder bösartige Neubildungen im Nebennierenmark

Plasmozytom
Bösartige Vermehrung der Plasmazellen im Knochenmark mit erhöhter Eiweißproduktion

Pleuramesotheliom
Seltene, meist einseitig, nach dem 50. Lebensjahr auftretende Krebserkrankung der Lungenhülle (Pleura)

Poikilozytose
Vermehrt im peripheren Blut auftretende, abnorm geformte rote Blutkörperchen, vor allem bei Knochenmarksschädigung und Blutarmut (perniziöse Anämie)

Polyglobulie
Vermehrt im peripheren Blut auftretende rote Blutkörperchen (erhöhte Erythrozytenzahl) bei meist normalem Blutplasmavolumen

Polyzythämie (Polycythaemia vera)
Vermehrt im peripheren Blut auftretende rote (erhöhte Erythrozytenzahl), aber auch andere Blutkörperchen

Prostata
Vorsteherdrüse des Mannes, die für die Bildung und den Auswurf der Samenflüssigkeit (Ejakulat) zuständig ist

Protozoen
Einzeller mit klar abgegrenztem Zellkern (Amöben, Trichomonaden, Trypanosomen, Plasmodien, Leishmania-Protozoen)

Referenzbereich
Normalbereich beziehungsweise Normalwerte

Sarkoidose
Besnier-Boeck-Schaumann-Krankheit beziehungsweise gutartige meist chronische und systemische Erkrankung des Lymphsystems (Lymphogranulomatosis benigna) unbekannter Ursache

Sichelzellanämie
Bei Schwarzhäutigen und im Mittelmeerraum vorkommende erbliche Erkrankung der Blutfarbstoffbildung mit sichelförmigen roten Blutzellen (Hämoglobinopathie)

Simmonds-Syndrom
Hypophysenvorderlappenschwäche unterschiedlicher Ursache (Hypophysen-Tumor)

Sklerodermie
Vermutliche Autoimmunerkrankung des Bindegewebes

Sjögren-Syndrom
Insbesondere bei Frauen während der Wechseljahre oder bei Eierstockschwäche vorkommende Erkrankung unklarer Ursache mit exkretorischer Drüsenstörung und vermehrter Austrockung der Haut und Schleimhäute

Szintigraphie
Untersuchungsverfahren mit schwach radioaktiven Substanzen, die sich in bestimmten Geweben (etwa der Schilddrüse) anreichern, die dadurch bildlich dargestellt werden können

Trichomonaden
Erreger einer durch Geschlechtverkehr übertragenen Infektion mit starkem vaginalem Juckreiz

Tumormarker
Substanzen, meist Antigene gegen bestimmte Tumorzellen, die bei bestimmten Tumorarten vermehrt im Blut nachweisbar sein können und zur Verlaufs- und Therapiekontrolle benutzt werden.

Undine-Syndrom
Störung der zentralen Atemregulation mit periodischem Atemstillstand

Waldenström-Krankheit
Makroglobulinämie mit vermehrter Bildung von Immunglobulin M durch eine Lymphozytenwachstumsstörung im Knochenmark und Vermehrung der Gewebemastzellen

Wernicke-Enzephalopathie
Pseudoencephalitis haemorrhagica superior beziehungsweise Stammhirnerkrankung bei chronischem Alkoholismus

Whipple-Krankheit
Fieberhafte, vermutlich bakteriell verursachte Erkrankung mit Malabsorption, Durchfall, Fettstühle und Gelenksentzündungen meist in mittlerem Alter

Willebrand-Syndrom
Erblich bedingte Blutgerinnungsstörung beziehungsweise Bluterkrankheit mit verlängerter Blutungszeit aufgrund einer Fehlfunktion des Blutgerinnungsfaktoren-Systems

Xanthinurie
Angeborener Enzymdefekt des Purinstoffwechsels mit erhöhter Ausscheidung von Xanthin

Der Autor

Dr. med. Eberhard J. Wormer, geboren 1951, studierte Germanistik, Geschichte, Sozialwissenschaften und Medizin. Er arbeitet seit Jahren als Medizin- und Wissenschaftsjournalist und veröffentlichte zahlreiche populärwissenschaftliche Ratgeber und Handbücher sowie medizinische Biographien. Dr. Wormer lebt und arbeitet in München.

Haftungsausschluss

Die Inhalte dieses Buches sind sorgfältig recherchiert und erarbeitet worden. Dennoch können weder der Autor noch der Verlag für die Angaben in diesem Buch eine Haftung übernehmen.

Bildnachweis

Focus Photo- und Presse Agentur GmbH, Hamburg: 2/170 (Victor Habbick Visions/Science Photo Library), 3/152 Pasieka/Science Photo Library), 4/131 (Bavosi/Science Photo Library), 5/236 (Burriel/Latin Stock/Science Photo Library), 28 (Polliack/Science Photo Library), 42 (Meckes/Eye of Science), 82 (Pasieka/Science Photo Library), 99 (Michler/Science Photo Library), 117 (GJLP-CNRI/Science Photo Library), 125 (Bavosi/Science Photo Library),165 (Parker/Science Photo Library), 177 (Kulyk/Science Photo Library), 201 (Bavosi/Science Photo Library), 208 (Brain/Science Photo Library), 219 (Lovegrove/Science Photo Library), 223 (Kulyk/Science Photo Library), 227 (Tek Image/Science Photo Library), 246 (Saturn Stills/Science Photo Library); Food Archiv, München: 55 (Fischer); Image Bank Bildagentur GmbH, München: 235 (Upitis); PhotoDisc, Seattle/Hamburg: 183; Premium. Stock Photography GmbH, Düsseldorf: 134 (Stock Image); Tony Stone Associates GmbH, München: 3/150 (Burkey) 72 (Lund); Studio für Illustration und Fotografie Sascha Wuillemet, München: 5/49, 25, 53, 58, 68, 244; U.L.M. Umweltmedizinisches Labor, München: 20/1; Dr. Eberhard J. Wormer, München: 212, 239

Titelbild: Focus Photo- und Presse Agentur GmbH, Hamburg, Fond:(Tek Image/Science Photo Library), Einklinker: Mauritius Die Bildagentur GmbH, Mittenwald (Glamour Intern.),
U 4: Bavaria Bildagentur GmbH & Co. KG, Gauting/München (VCL)

Literatur

Braun, Wolfgang: Laborwerte im Klartext. Humboldt-Taschenbuchverlag. München 1995
Dormann, Arno/Wege, Thomas: Lightfaden Laborwerte. Gustav Fischer Verlag. Stuttgart 1997
Jäger, Gerhard: Lexikon der Laborwerte. TITAN Verlag. München 1996
Lohmann, Maria: Lexikon der Normalwerte. Midena Verlag. Augsburg 1998
Müller, Katharina/Müller, Sönke: Laborwerte verständlich gemacht. TRIAS-Thieme Hippokrates Enke. Stuttgart 1998

Impressum

Es ist nicht gestattet, Abbildungen und Texte dieses Buches zu digitalisieren, auf PCs oder CDs zu speichern oder auf PCs/Computern zu verändern oder einzeln oder zusammen mit anderen Bildvorlagen/ Texten zu manipulieren, es sei denn mit schriftlicher Genehmigung des Verlages.

Midena Verlag, Augsburg
© 1999 Weltbild Verlag GmbH, Augsburg
Alle Rechte vorbehalten

Redaktion:
Annette Gillich

Inhaltliche Prüfung des Textes:
Dr. med. Arne Helios

Bildredaktion:
Susanne Allende

Umschlag:
Beatrice Schmucker

Layout:
Kl-Grafik, München

DTP/Satz:
Klaus Lutsch, München

Reproduktion: Uhl & Massopust GmbH, Aalen

Druck und Bindung:
Franz Spiegel Buch GmbH, Ulm

Gedruckt auf chlorfrei gebleichtem Papier

Printed in Germany

ISBN 3-310-00559-3

Abkürzungen

ACTH = Adrenokortikotropes Hormon
ADH = antidiuretisches Hormon
AFP = Alpha-Fetoprotein
AP = alkalische Phosphatase
ASS = Acetylsalicylsäure
AST = Aspartat-Aminotransferase

BMI = Body-Mass-Index

CA 15-3 = Krebsantigen 15-3
CA 19-9 GICA = gastrointestinales Krebsantigen
CA 72-4 = Krebsantigen 72-4
CA 125 = Krebsantigen 125
CA 549 = Krebsantigen 549
Ca = Kalzium
CEA = Carcinoembryonales Antigen
ChE = Cholinesterase
CK = Kreatinkinase
CK-BB = Isoenzym der Kreatinkinase
CK-MB = Isoenzym der Kreatinkinase
CK-MM = Isoenzym der Kreatinkinase
Cl = Chlorid
Co = Kobalt
Cr = Chrom
CRP = C-reaktive Protein
CT = Kalzitonin
Cu = Kupfer

CYFRA 21-1 = Cytokeratin-19-Fragmente

DHEA = Dehydroepiandrosteron
DHEAS = Dehydroepiandrosteron-Sulfat
DNA = Desoxyribonukleinsäure

Ery = Erythrozyten

F = Fluor
Fe = Eisen
FSH = Follikelreifungshormon

GGT = Gamma-Glutamyl-Transferase
GH = Wachstumshormon (growth hormone)
GLDH = Glutamat-Dehydrogenase
GOT = Glutamat-Oxalacetat-Transaminase
GPT = Glutamat-Pyruvat-Transaminase

HAV = Hepatitis-A-Virus
Hb = Hämoglobin
HbA1c = Hämoglobin A1C
HBV = Hepatitis-B-Virus
hCG = humanes Choriongonadotropin
hCT = humanes Kalzitonin
HCV = Hepatitis-C-Virus
HDL = high density lipoproteins (Fetteiweiß hoher Dichte)
HDV = Hepatitis-D-Virus
HEV = Hepatitis-E-Virus

HIV = humanes Immundefizienz-Virus (AIDS-Virus)
Hk = Hämatokrit

IgA = Immunglobulin A
IgD = Immunglobulin D
IgE = Immunglobulin E
IgG = Immunglobulin G
IgM = Immunglobulin M
iPTH = intaktes Parathormon

J = Jod

K = Kalium
KHK = koronare Herzkrankheit

LDH = Lactat-Dehydrogenase
LDL = low density lipoproteins (Fetteiweiß niedriger Dichte)
LH = Luteotropin

MCA = mucinartiges krebsassoziiertes Antigen
MCH = mittlerer zellulärer Hämoglobingehalt
MCHC = mittlere zelluläre Hämoglobinkonzentration
MCV = mittleres Zellvolumen
Mg = Magnesium
Mn = Mangan
Mo = Molybdän
MSH = melanotropes Hormon

Na = Natrium

P = Phosphor
PI = Pearl-Index
PSA = prostataspezifisches
  Antigen
PTH = Parathormon
PTT = Partielle Thrombo-
  plastinzeit

RAST = Radio-Allergen-
  Sorbent-Test
RDW = Erythrozyten-
  verteilungsbreite

RNA = Ribonuklein-
  säure

SCC = squamös-zelluläres
  Krebsantigen
Se = Selen
STH = Somatotropin
  (Wachstumshor-
  mon)

T3 = Trijodthyronin
T4 = Thyroxin

TPA = Gewebe-Polypeptid-
  Antigen
TPZ = Thromboplastinzeit,
  Quickwert
TSH = Thyreotropin

VLDL = very low density
  lipoproteins (Fettei-
  weiß sehr niedriger
  Dichte)

Zn = Zink

Stichwortverzeichnis

Teststreifen für Zucker im Urin

Diesem Buch liegen zwei in Folie eingeschweißte Teststreifen mit Farbvergleichsfeld zum Schnellnachweis von Zucker (Glukose) im Urin bei (Medi-Test Glucose PN), die Sie als Suchtest zur Früherkennung einer Zuckerkrankheit (Diabetes mellitus) einsetzen können. Der Teststreifen besitzt ein **Farbvergleichsfeld** (oben) und ein **Testfeld** (unten) für Zucker im Urin. So wird es gemacht:

- Etwa zwei Stunden nach dem Frühstück testen; Teststreifen entnehmen und Testfeld nicht berühren.
- Testfeld kurz in den Urinstrahl halten oder in den in ein sauberes Gefäß aufgefangenen Urin tauchen. Überschüssigen Urin abschütteln.
- Nach etwa 30 Sekunden Farbänderung des Testfeldes mit dem Farbfeld vergleichen – Farbänderungen nach mehr als 60 Sekunden haben keine Bedeutung.

Ergebnis:

1 → Testfeld **bleibt Gelb** = kein Zucker im Urin nachweisbar

2 → Testfeld **verfärbt sich schwächer als oder gleich Grün** wie das Farbvergleichsfeld = Zucker in normales Konzentration im Urin

3 → Testfeld **verfärbt sich intensiv oder stärker Grün** als das Farbvergleichsfeld = Zucker in erhöhter Konzentration im Urin – Suchen Sie einen Arzt auf!

Weitere Informationen finden Sie in den Abschnitten über Urintests (→ Seite 54 bis 67) und Zuckerstoffwechsel (→ Seite 148 bis 156).

Mess-Scheibe für den Body-Mass-Index

Diesem Buch liegt eine Mess-Scheibe bei, mit der Sie rasch und zuverlässig Ihren aktuellen Body-Mass-Index-Wert (BMI) bestimmen können – der BMI ist die zuverlässigste Methode zur Beurteilung des Körpergewichtes. Weitere Informationen zum Body-Mass-Index finden Sie auf Seite 237.